BKS 아헹가
YOGA for SPORTS
요가와 스포츠

건강과 치유에 이르는 길

BKS 아헹가

YOGA for SPORTS
요가와 스포츠

건강과 치유에 이르는 길

westland ltd

61, II Floor, Silverline Building, Alapakkam Main Road, Maduravoyal, Chennai 600 095
93, I Floor, Sham Lal Road, Daryaganj, New Delhi 110 002

First published by westland ltd 2015

Copyright@BKS Iyengar 2015

All rights reserved

10 9 8 7 6 5 4 3 2 1

ISBN: 978-93-85152-58-0

Design: Seema Sethi {design}

Printed at Thomson Press (India) Ltd.

한국어 초판 발행 | 2017년 11월 3일

지은이 | B.K.S 아헹가
옮긴이 | 玄天
펴낸이 | 정문수
펴낸곳 | 도서출판 선요가
편   집 | 밝은사람들
표지 일러스트 | 양수빈
전   화 | 대구센터 053)753-3550 / 서울센터 02)599-8150 / 부산센터 051)526-5262
등록일 | 2004년 2월 13일
등록번호 | 제342-2004-000020호
홈페이지 | www.iyengar.co.kr
ISBN | 979-11-86270-17-2
값 | 35,000원

구루는 창조의 신 브라흐마이시고

구루는 유지의 신 비슈누이시고

구루는 파괴의 신 시바이십니다

구루는 최고의 브라흐마 그 자체이십니다

그러한 구루 앞에 엎드려 절합니다

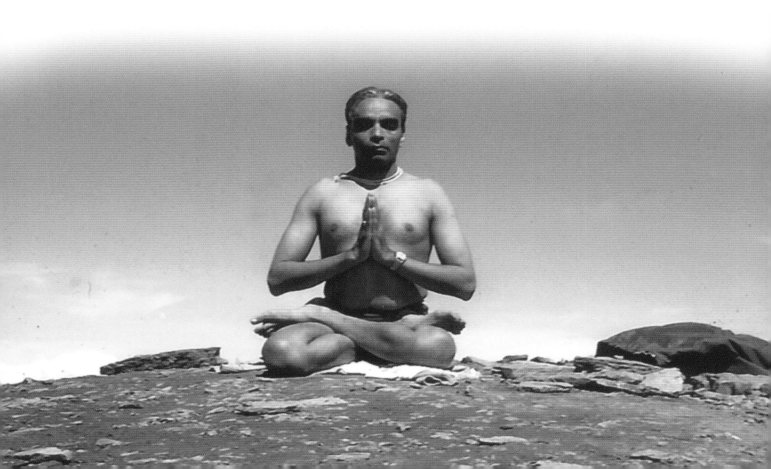

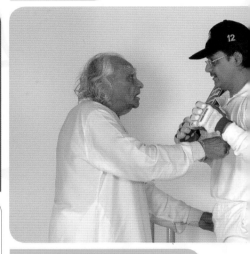
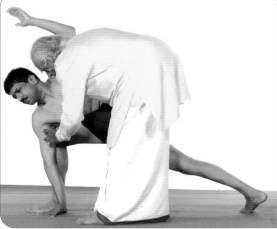
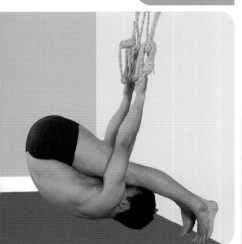

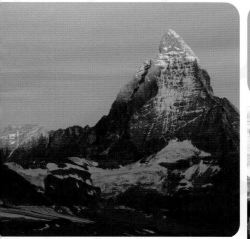
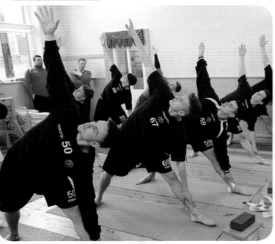
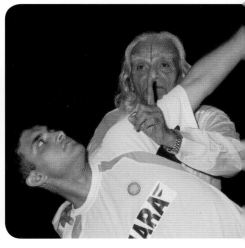

추 천 사

크 리켓이라는 스포츠는 다른 어떤 나라보다도 인도에서 국민 정서 전반에 걸쳐 깊숙이 뿌리박혀 있습니다. 언제 어디서 경기를 치르든 간에 국가 대표 팀의 성과는 늘 뉴스 헤드라인을 차지합니다. 한쪽에서는 유명 선수의 실적이나 부상이 국가적 논쟁거리에 맞먹는 사안이 되기도 합니다. 따라서 선수들에게 처방되는 훈련 프로그램이라면 필요한 모든 요소를 충분히 종합적으로 아울러서 선수가 최상의 컨디션으로 실전에 대비해 만반의 준비를 끝내게 하는 것이 대단히 중요합니다. 저로서는 이 책의 추천사를 쓰게 된 것이 큰 영광입니다. 5년 간 인도 최고 크리켓 선수들의 건강 및 체력 단련의 향상과 관련된 일을 하면서 저는 인도 크리켓을 위해 선수 훈련과 컨디션, 부상을 관리할 새로운 방안을 제시하라는 기대에 부응해야 했습니다. 이 점에 있어서 제가 색다른 접근을 시도한 결과 누구도 실망시키지 않았기를 바랍니다. 제가 끊임없이 용기를 낼 수 있었던 것은 인도의 열정과 요가 수련의 혜택에 대한 확신 때문이었습니다. 여러 시행착오를 거치고 이 책의 저자와 같은 전문가들과 오래 논의한 끝에 전통 요가의 특정 테크닉들을 크리켓에 맞춰 도입하게 되었습니다.

흔히 요가 수련에 통달이란 있을 수 없다고들 합니다. 하지만 존경받는 요가 스승 BKS 아헹가 선생 덕분에 어떤 선수를 위한 훈련 프로그램에도 요가 수련을 포함시키기가 훨씬 수월해 졌습니다. 그 세부 사항들은 이 책에 읽기 쉽도록 자세히 설명되어 있습니다. 요가 수련에 나이 제한은 없으므로 어린 주니어 선수들과 상급 시니어 선수들 모두 같은 혜택을 누릴 수 있습니다. 특히 다양한 스포츠의 각기 다른 신체적, 생리적 요구에 맞춰 전통적인 아사나들을 활용한 점에서 저는 그 업적을 높이 삽니다.

요가 수련 시 값비싼 장비를 갖출 필요가 없습니다. 실내나 실외에서, 체육관이나 탈의실에서도 요가 수련은 가능합니다. 회복의 수단으로, 또는 준비 운동으로 요가를 수련할 수도 있습니다. 심지어 경기 중 휴식 시간에 정신을 가다듬기 위해 해볼 수 있는 특별한 테크닉들도 있습니다. 부상 예방과 치료의 효과에 관해서는 말할 것도 없습니다. 이 책에 이 모든 것이 담겨 있습니다.

건강 조절 및 단련법으로서 요가가 서구에서 일으킨 돌풍은 좀처럼 그치지 않고 있습니다. 이에 우리는 이미 수세기 전부터 인도인들이 알았던 바를 오늘날 다시금 확인하게 되었습니다. 즉, 요가로 얻을 수 있는 혜택은 너무나 커서 요가를 일상으로 하지 않을 수 없다는 점입니다. 더구나 이제 그 요가를 스포츠에 딱 맞춰 놓기까지 했으니, 그 혜택은 훨씬 더 확실해졌습니다. 스포츠를 위해 자신의 육체 단련 수준을 한 단계 더 높이고자 하는 사람들에게 이 책을 적극 추천합니다.

앤드루 리퍼스
인도 크리켓 국가 대표 팀 물리치료사 (1999년–2004년)

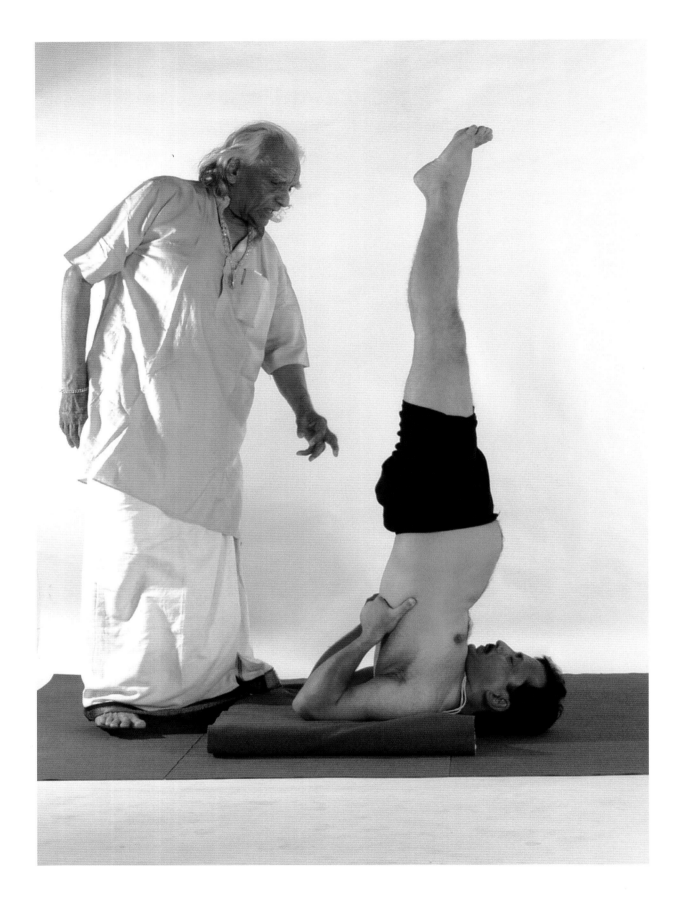

서 문

지금껏 제 생애를 통틀어 탁월한 재능을 지닌 두 분을 만났습니다. 사친 텐둘카르, 그리고 존경받는 요가 스승인 BKS 아헹가 선생이 바로 그들입니다. 이 두 분의 확실한 특징은 각자의 전문 분야에 대한 지칠 줄 모르는 열정과 강하면서도 더없이 섬세한 기술에 정통함, 그리고 완벽을 향한 끝없는 탐구입니다.

존경받는 요가 스승인 아헹가 선생과 그 분의 수행법 및 지혜를 접한 것은 제가 몹시 힘든 상황에 처해 있을 때였습니다. 1994년 초 저는 지독한 현기증 때문에 몸이 극도로 쇠약한 상태였습니다. 걷는 것은 둘째 치고 침대 위에서 똑바로 앉는 것조차 힘들었습니다.

뭄바이에 있는 유명 병원의 의사들의 진단은 하나같이 불길했습니다. 어떤 의사는 당장 스테로이드를 투여하라고 처방하기도 했습니다.

비참하게 누워만 지내던 중, 언젠가 인도 조간신문 「선데이 미드데이 Sunday Mid-Day」에 요가차리야 아헹가 선생에 관한 글을 의뢰한 사실이 별안간 떠올랐습니다. 당시 저는 그 신문의 편집을 맡고 있었습니다. 저는 그 특집기사를 쓴 기자에게 전화를 걸어 제가 푸네까지 갈 수 없는 처지이니, 뭄바이에 있는 아헹가 요가 센터에 예약을 해달라고 부탁했습니다.

하루만에 저는 수업을 듣게 되었습니다. 놀랍게도, 그리고 끔찍하게도 제가 해야 했던 첫 아사나는 밧줄 하나에 의지한 채 거의 15분 동안 창턱 아래에 거꾸로 매달리는 것이었습니다. 똑바로 서지도 못하는 저로서는 도저히 할 수 없을 것 같아서 무척 겁이 났습니다.

제가 가장 먼저 느낀 변화는 자신감의 회복이었고 그 후 3일 간 도움을 받으며 다양한 동작들을 하고 나니 불안감 없이 걸을 수 있었습니다. 일주일쯤 더 지나서는 스쿼시 코트에 서게 되었습니다. 이 일이 있은 후부터 요가차리야 아헹가 선생은 제 삶에 없어서는 안 되는 존재로 자리잡았습니다.

구루지와의 첫 만남은 그가 워낙 유명한 분이시다 보니 좀더 시간이 흐른 뒤에야 이뤄졌습니다. 한눈에도 그 분은 당당하고 카리스마가 대단했습니다. 눈빛은 날카로웠고 화법은 직선적이었습니다. 자신만만하고 열정적이어서 94세에 이르는 평생

그는 수십 년은 더 젊어 보였습니다 (구루지는 2014년 96세로 타계). 그의 가치관과 관습은 전통에 잘 부합했지만 그는 누구보다도 현대적인 분이었습니다.

지난 몇 년 간, 구루지는 자신의 푸네 연구소에서 국가 대표 크리켓 선수들 여럿을 훈련시켰고 그 과정에서 현대 경기를 위해 심신이 갖춰야 할 점들을 더 잘 이해하게 되었습니다.

이 책은 스포츠를 예로, 주제의 근원을 파고들어 해결책을 찾고 임기응변하는 아헹가 선생의 놀라운 능력을 보여주는 증거입니다. 70년 넘도록 구루지는 몸과 마음이 완벽히 균형을 이루는 법을 모색했습니다. 그는 고전적 기술을 현대적 요구에 맞춰 조정하면서 전통과 혁신을 통합했습니다. 운동선수들은 침착함과 스피드, 민첩함과 균형감, 그리고 자기 실력의 정점에 다다를 수 있도록 확고한 토대가 필요합니다. 또한 시시때때로 변하는 상황에 거의 본능적이라 할 만큼 재빨리 반응하는 능숙한 기량도 필요합니다. 정신적 강인함과 집중력, 마음의 평정은 말할 것도 없습니다. 육체적 기량만 가지고선 안 되고 정신도 부지런히 작용하되, 예리해야 합니다. 순간의 판단 능력을 기르고 몸을 최대한 효율적으로 사용하려면 재능 있는 선수들조차도 훈련과 연습이 필요합니다. 운동선수들을 위해 특별히 고안된 이 책의 요가 아사나들은 이런 기술들을 연마하도록 도와 줍니다. 심신에 두루 혜택을 주는 핵심 역량과 힘을 기르는 데는 요가가 효과적입니다.

흔히 관중들의 눈에 본능적인 것처럼 보이는 운동 선수들의 자질은 실은 다년간의 노력을 기울인 세심한 연습과 기술이 극치에 달한 결과입니다. 존경받는 요가 스승 아헹가 선생이 집대성한 이 책의 아사나들은 바로 이 노력의 과정에서 대단히 유용할 것입니다.

아야즈 메몬은 유명한 인도 크리켓 전문 스포츠 기자다. 주로 뭄바이에서 활동하는 그는 현재 비즈니스 일간지 「민트 Mint」의 칼럼니스트이며, 인도의 영자 신문 「타임즈 오브 인디아 The Times of India」의 국가 대표팀 담당 기자와 일간지 「디엔에이 DNA」의 선임 편집자를 역임했다.

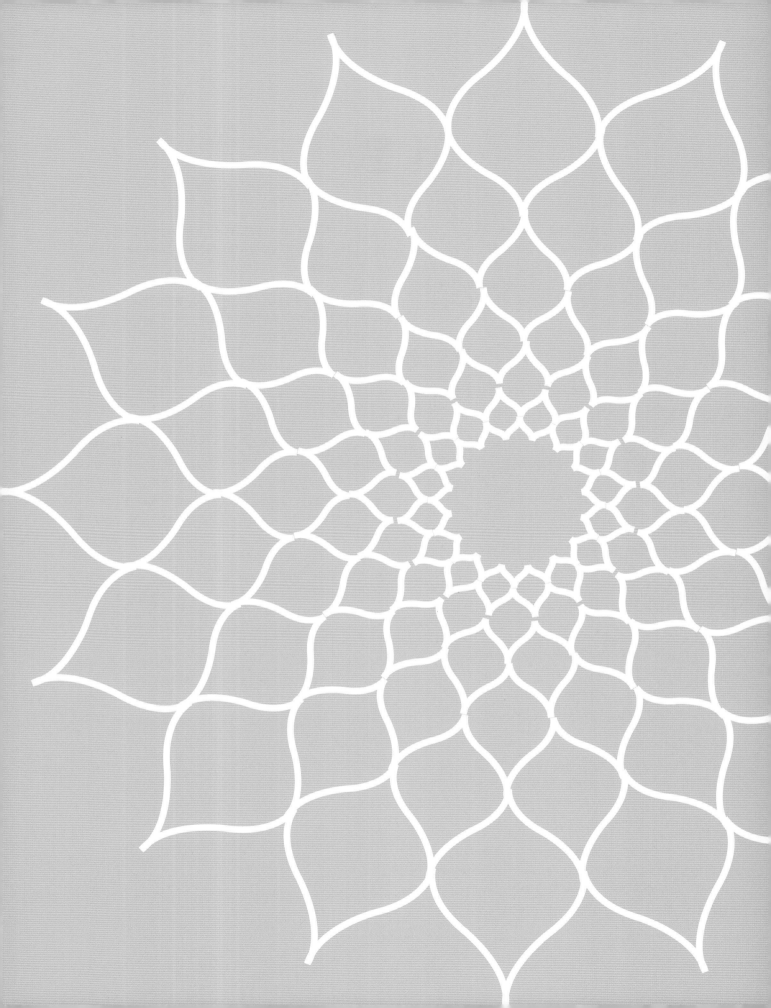

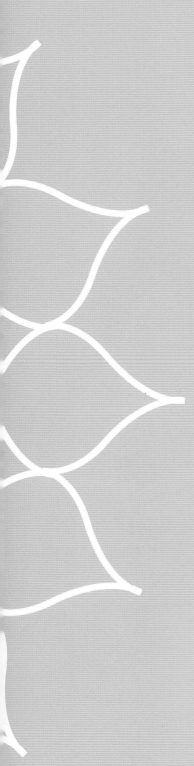

머리말

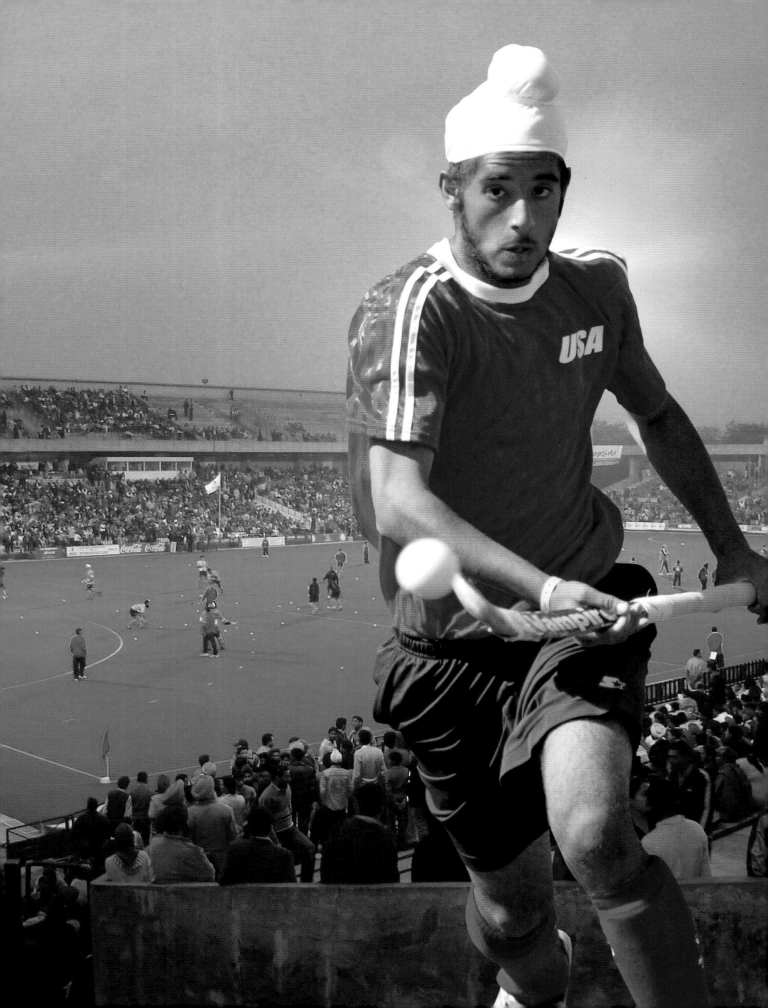

> "요가는 인간 고유의 능력과 혁신적인 역량을 개발한다. 요가 수련은 **몸을 훈련시키고 인간의 각각의 세포 속에 힘과 지구력을 길러 주며 자신감을 불어넣어 주고 지성의 명료함을 발달**시킨다."

'요가와 스포츠'라 하면 그 조합이 영 어색할 것이다. 스포츠는 오락을 목적으로 경쟁을 벌이는 활동인 반면, 요가는 삶을 이끄는 심신 통합적 방법에 관한 철학이다. 그러니 이 고대 인도 철학과 스포츠 세계 사이에 어떤 공통점이 있는가 하는 의문이 생길 것이다.

이 책은 바로 그 공통점을 모색하고 선수들의 기량 향상에 요가가 어떤 중요한 역할을 하는지 설명한다. 요가가 부상 방지와 치료에 어떤 도움을 주는지, 경쟁 심한 스포츠에서 빚어지는 감정의 기복을 요가로 어떻게 다스려서 신체적, 정신적, 감정적, 지적 기능의 연마를 도모할 수 있는지도 알려준다.

운동선수는 선수 생활 중 많은 도전에 직면하는데, 궁극의 도전은 바로 활발했던 스포츠 활동에서 은퇴해 지내는 것이다. 바로 이 시점에 꼭 필요한 정신적, 육체적 힘을 모으는 데 요가가 활용될 수 있다. 즉, 요가는 운동선수의 훈련 프로그램을 보완하고 선수의 기량을 더욱 높일뿐더러 선수가 인간으로서 전반적인 행복감을 갖는 데에도 크게 기여한다.

요가의 철학은 과학이자, 예술이다. 과학으로서 요가가 몸과 마음의 작용에 관한 이해를 제공하는 한편, 예술로서 요가는 한 인간의 직관력과 창의력이 드러나도록 돕는다.

과학으로서 요가는 마음의 요구에 맞춰 몸을, 그리고 몸의 요구에 맞춰 마음을 어떻게 조정할 것인지에 대해 독창적인 해석을 내린다. 요가는 몸과 마음의 균형을 이루어줌으로써 압력과 힘이 고루 퍼지게 하는 독특한 기능이 있다. 이와 더불어, 몸의 좌우를 포함하여 팔다리와 몸통, 근육, 세포 조직, 관절, 인대, 섬유질과 연골을 어떻게 올바로 정렬하는지를 가르쳐 육체적 부조화를 막아준다. 또한 요가는 예리한 지성으로 마음을 적절히 활용하는 법도 알려준다.

예술로서 요가는 인간 고유의 능력과 혁신적인 역량을 개발한다. 요가 수련은 몸을 훈련시키고 인간의 각각의 세포 속에 힘과 지구력을 길러 주며 자신감을 불어넣어 주고 지성의 명료함을 발달시킨다.

운동선수의 삶에서 요가의 기능을 이해하려고 하기에 앞서, 우선 운동선수도 한 인간이라는 점을 기억해야 한다. 인간이라면 누구나 개인적, 직업적, 사회적인 면에서 즐겁고 평탄하고 성공적인 삶을 바라는 욕망을 자연히 품는다. 그렇지만 모든 인간은 살면서 수많은 난관에 부딪친다.

이러한 난관들로 자신의 목표에 대한 집중이 흐트러짐으로써 결국 인간은 앞으로 더 나아가지 못한다. 과학으로서 요가는 삶의 개인적, 직업적인 부분에 두루 통하는 8가지 주요 장애를 이야기한다. 이 장애들은 다음과 같다. 브야디(vyādhi 육체적 질병)와 스티아나(styāna 정신적 나태함과 인내 부족), 삼사야(saṁśaya 의심), 프라마다(pramāda 태만과 경솔함)와 알라스야(ālasya 신체적 게으름)와 아비라티(avirati 삶에서 자기 절제를 유지하지 못함), 브란티다르샤나(bhrāntidarśana 착각 속에 사는 것), 아랍다부미카트바(alabdhabhūmikatva 한 번 성취한 것을 계속 유지하지 못함), 아나바스티타트바(anavasthitatva 동요하는 마음). 이 난관들은 심리적 장애물이 되어 몸과 마음의 부정적인 자질, 즉 마음과 지성에 또 다른 한계를 설정하도록 부채질하는 불안정함, 거칠고 고르지 못한 호흡, 낙담과 체념 등이 드러나게 한다. 기억할 것은 이 방해물들이 오랫동안 모습을 드러내지 않을 수 있다는 점이다. 일시적으로 약화되기도 하고 중지되기도 하며, 마음껏 활개를 치기도 할 것이다.

> " 다른 많은 것들은 차치하고 승자와 패자가 경기에 쏟아 붓는 각자의 **기량과 지식, 재능, 훈련, 노력**의 차이는 아주 근소할 것이지만 결국 **승자는 시상대에 올라서고 패자는 실의에 빠진다.** "

요가의 장점은 우리가 선택한 목표를 향해 나아가는 데 있어서 장애가 되는 것들에 대해 주의를 줄뿐더러, 우리의 발전을 막는 그 방해물들을 뛰어넘을 방법을 제시해 준다는 데 있다. 요가는 우리가 삶에서 육체적, 도덕적, 정신적, 지성적 차원의 균형을 이루도록 이끌어 준다. 바깥 상황에 관계없이 마음의 평정을 유지할 수 있는 방법도 가르쳐 준다. 결국 쾌락과 고통, 성공과 실패, 기쁨과 슬픔, 낙관과 비관은 늘 함께하기 마련이다. 운동선수들은 이러한 사실을 그 누구보다도 더 잘 안다. 실력이 얼마나 뛰어나든, 스스로 얼마나 뛰어나다고 믿든 간에 실패를 피할 수 없는 시기는 항상 있을 것이다. 성공과 실패는 동전의 양면과 같다. 운동선수는 성공의 순간이 영원할 수 없음을 안다.

요가는 실패를 견디는 마음의 용기와 실패의 원인과 해결책을 찾는 명료함을 길러서 몸과 마음을 재정비·재조정하고 결점들을 고칠 수 있게 해 준다. 또한 성공에 너무 도취되지 않도록 도와 준다.

80년대 유명 팝그룹 아바(ABBA)의 어느 노래에는 운동선수의 삶에 관한 매우 단순한 진리와 통하는 아주 현실적인 가사가 들어 있다. '승자는 다 갖고 패자는 초라해. 이처럼 단순하고 분명하지. 불평이 다 무슨 소용이야?'

이 얼마나 꼭 맞는 말인가! 승자들이 영광의 순간을 화려하게 기억하면서 사는 동안 패자들은 되새길 때마다 씁쓸하다. 우승과 패배를 가르는 선이 굉장히 미세한 경우가 많지만 승자냐, 패자냐에 있어서는 바로 그 미세한 차이가 무척 중요한 판가름을

한다. 다른 많은 것들은 차치하고 승자와 패자가 경기에 쏟아 붓는 각자의 기량과 지식, 재능, 훈련, 노력의 차이는 아주 근소할 것이지만 결국 승자는 시상대에 올라서고 패자는 실의에 빠진다.

역사는 이 같은 사건들에 대한 증인이다. 1983년 프루덴셜 월드컵에서 우승한 인도 크리켓 팀은 여전히 대중의 찬사를 받는다. 짐바브웨를 상대로 한 예선전에서 175런을 득점한 카필 데브의 공로는 지금도 회자되며, 결코 잊혀지지 않을 결승전에서 막강한 서인도제도 팀과 겨룬 83년 출전 팀은 계속 빛나는 영광의 순간을 살고 있다.

인도 육상 선수로서는 처음으로 올림픽 결승전의 출전 자격을 얻은 밀카 싱에 대한 기억도 오래도록 생생하긴 하나, 마냥 유쾌한 기억이라고는 볼 수 없다. 그는 100분의 1초 차이로 올림픽 금메달을 놓쳤다. 만약 그가 100분의 1초만 더 빨랐더라면 이야기가 얼마나 달라졌겠는가! '100분의 1초만' 하고 바라는 것이 그렇게 지나친 요구일까? 동메달리스트와 견주면 그의 기록이 나쁘다곤 할 수 없지만 그 당시 중요한 것은 그가 금메달을 따지 못했다는 사실이다.

산악인 기안 싱 대령은 에베레스트 산 정상에 도달하지 못하고 세계 최고봉을 15미터 앞둔 채 발길을 돌려야 했다. 그는 원정대를 이끌고 에베레스트 정상에 오른 최초의 인도인이 될 수도 있었다. 9,000미터 가까이 산을 오른 뒤에 '15미터만 더' 하고 바란다면 그게 무리한 요구일까? 요가 수련은 마음에 생기와 에너지를 돌게 해서 패배는 차분히 받아들이고 우승에는 도취되지 않도록 한다.

스포츠는 삶에 활기를 보탠다. 선수들과 관중 모두 스포츠로 즐거운 시간을 보내지만 스포츠의 경쟁 본능과 상업성 때문에 선수들은 자주 엄청난 부담을 느낀다. 경기나 시합에서 이기고 지는 것은 순간의 고통이나 큰 행복감처럼 단순하지 않다. 그것은 생계와 체면, 위신, 명예, 명성의 문제를 낳는다. 기량을 발휘해야 한다는 압박으로 선수들은 육체적, 생리적, 감정적, 정신적, 지적 부담을 안는다. 이런 부담은 부진한 실적을 낳고 결국엔 불행으로 이어지므로 어떤 스포츠든 반드시 이겨서 선수 자신과 팀원들을 기쁘게 하는 것이 그 목표가 되는 것이다. 따라서 스포츠 세계에서 매 순간을 즐기고 성공을 거두려면 이러한 부담감을 잘 다스리는 능력이 필요하다. 요가 수련은 이런 부담감으로 선수의 경기력이 떨어지는 것을 막고 대신 이런 부담감을 성공에 필요한 건강한 경쟁력으로 좋게 바꿔 준다.

현인 파탄잘리께서 편찬하신 『요가 수트라』는 슬픔의 근원으로 특정 고통과 번뇌(kleśas 클레샤)들을 밝힌다. 그리고 이 고통과 근심들을 이겨낼 방법도 제시한다. 이러한 번뇌들에는 아비디야(avidyā 지식의 부족), 아스미타(asmitā 에고와 자만), 라가(rāga 욕망), 그리고 드베샤(dveṣa 미움과 시기)와 아비니베샤(abhiniveśa 덧없는 것에 대한 집착)가 있다.

운동선수들도 이런 근심거리들 중에서 어느 것이 자신의 스트레스와 실패, 정서적 불안의 원인이 되는지 확인할 수 있다. 경기

경험과 연습이 부족할 수도 있고(아비디야) 한 번의 성공으로 우쭐해서 너무 자만할 수도 있고(아스미타) 명성이나 명예, 돈 욕심에 사로잡히기도 하고(라가) 다른 선수들의 성공을 시기하기도 하고(드베샤) 과거의 영예나 패배의 기억에 집착하여 현재에도 그 기억의 영향에서 헤어나오지 못하기도 한다(아비니베샤). 만약 앞으로 나아가지 못하도록 막는 이런 번뇌를 극복하는 방법을 시기 적절하게 배운다면 그 선수는 기쁜 일과 슬픈 일의 짓궂은 장난질에서 벗어날 것이다.

유명한 바이올린 연주가 예후디 메누힌 경(卿)은 인간의 자질을 향상시키는 데 요가가 어떤 도움을 주는지 아주 잘 설명한다. 『요가 디피카』 서문에서 그는 "지난 15년 간 요가 수련으로 내가 확실히 알게 된 것은 삶에 대한 근본 태도와 마음가짐이 육체적인 작용을 통해 몸의 특정 부위에서 고스란히 드러난다는 사실이다. 그러므로 자신을 비교·비판하는 일은 우리 몸의 좌우 정렬에서 시작하여 훨씬 더 섬세한 조정이 가능한 정도로까지 이어져야 한다. 의지력으로 중력을 거슬러 발가락에서부터 머리끝까지 몸을 스트레칭 할 수 있게 될 것이다. 팔다리를 자유로이 움직일 수 있게 됨으로써 전에 없던 무게감과 속도감을 느끼고 새로운 자극과 의욕이 솟거나 혹은 그 대신 장시간 손발을 안정감 있게 통제함으로써 몸의 균형을 얻기도 한다. 다양한 요가 동작을 통해 한 번에 몇 분 간 몸을 쭉 늘임으로써 끈기를 익히고 차분히 일관된 호흡과 폐의 확장으로 평온을 얻는다. 지속력과 우주

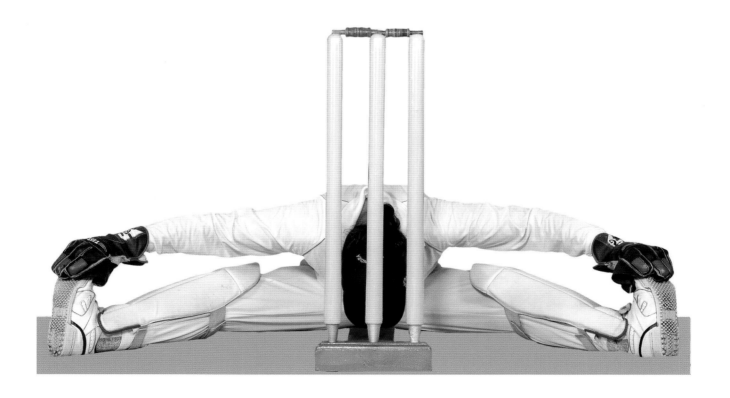

보편성에 대한 감각은 헤아림이 불가능한 무량무수 그 자체인 우주에서 각각의 들숨과 날숨이 하나의 순환이나 파동 혹은 진동을 이루는 영원한 리듬을 타며 필히 긴장과 이완을 번갈아 반복할 수 밖에 없음을 아는 데서 온다."

그는 요가를 통해 자신의 몸이 어떻게 기능하는지를 배웠다고 공공연히 밝혔다. 예후디 메누힌 경(卿)이 자서전에서 분명히 말하길 "혼자 연습한 시간들, 다른 바이올린 연주가들과의 교류, 인도로의 여행, 특히 요가는 나 혼자 힘으로 이루려고 했다면 아주 오랜 시간이 걸렸을 것들을 가르쳐 주었다." 그가 말한 가르침이란 긴장 완화, 보다 효율적인 에너지 활용, 각 관절의 움직임을 방해하는 힘을 약화시키는 것, 서로 다른 움직임들을 하나로 아우르는 것을 뜻하고, 이 가르침들은 비율과 균형의 기술을 세심하게 이해하는 데서 비롯된다는 심오한 진리를 잘 보여주었다.

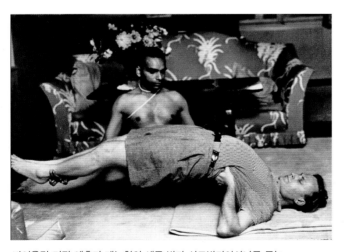

바이올린 거장 예후디 메누힌의 세투 반다 사르반가아사나를 돕는
요가차리야 BKS 아헹가 선생

예후디 메누힌 경(卿)이 요가를 통해 배운 것들은 바이올린 연주뿐 아니라, 스포츠를 포함한 어떤 직업의 길에도 적용 가능하다.

예후디 메누힌 경(卿)이 요가를 통해 배운 것들을 운동선수가 배워 익힌다면 그의 기량 수준이 어떠할지 상상해 보라.

긴장 완화 : 최정상 선수들이 어이없이 무너지거나 경력이 부족한 초보 선수들조차 하지 않을 실책을 범하는 일이 얼마나 흔한가? 크리켓 원데이 매치(one-day match 하루에 이루어지는 크리켓 게임)에서 마지막 몇 오버(over 크리켓 투수가 공 6개를 던지는 일종의 세트 개념)를 남겨 놓고 부담감 때문에 너무나 잡기 쉬운 공을 놓치고야 마는 일은 또 얼마나 자주 있는 일인가? 긴장하지 않았다면 이처럼 형편없이 공을 던지고 놓치는 일은 일어나지 않았을 것이다.

보다 효율적인 에너지 활용 : 어떤 운동선수나 스포츠 애호가라도 스포츠가 인내력과 엄청난 육체적, 정신적 에너지를 필요로 한다는 데 모두 동의할 것이다. 이 에너지는 효율적으로 쓰여야 한다. 꼭 발휘되어야 하는 순간에 에너지가 멈춰 있어선 안 되며, 충분히 활성화되어야만 한다. 경기장에서 공이 자기 쪽으로 오기를 몇 시간이고 기다리는 선수를 생각해 보라. 그의 마음과 몸은 둔하고 무기력해진다. 이런 상태라면 꼭 필요한 순간에, 즉 공이 갑자기 날아들었을 때 그의 잠재 에너지가 충분히 터져 나오지 못할 것이다. 슛을 막으려고 꾹 참고 기다리는 골키퍼를 떠올려 보라. 그 슛은 아주 오랫동안 그에게 날아오지 않을 수 있지만 막상 날아왔을 때 그가 재빨리 반응하지 못할 수도 있다. 테니스나 배드민턴 선수가 코트를 누비며 공을 치고 또 치는 데 사용하는 에너지의 양을 생각해 보라. 가끔 그들도 공을 칠 때 에너지를 잘못 분배해서 오히려 역효과를 부르기도 한다. 장시간 경기를 치르면서 정신적, 육체적 에너지가 소진되다가, 결정적인 순간엔 에너지가 완전히 바닥나 버릴 수도 있다. 만약 쓸데없이 에너지를 낭비하지 않으면서 예리한 지성이 유지되도록 자신의 에너지를 활용하는 훈련이 되어 있다면 경기 중 시기 적절하게 에너지를 효율적으로 잘 안배해 쓸 수 있을 것이다.

각 관절의 움직임을 방해하는 힘을 약화시키는 것 : 부상은 운동선수의 삶에서 매우 중요한 부분이다. 극심한 허벅지 근육통, 어깨 관절 탈구, 무릎 관절 염좌, 척추 통증에 대한 이야기를 얼마나 자주 듣는가? 왜 이런 일들이 생기는가? 한쪽 근육만 잘 발달하거나 무리해서 사용하고 다른 쪽 근육은 내버려 둔 결과이다. 예를 들어, 웨이트 트레이닝으로 대퇴사두근을 강화시켰다고 치자. 이때 그 대가로 햄스트링이 짧아지게 되므로 걸핏하면 근육이 당기고 찢어지는 것이다. 무릎의 예를 보자.

대퇴사두근이 과도하게 발달하면 무릎에 하중이 가해져서 그만큼 무릎 부상이 쉽게 생긴다.

만약 운동선수가 자기 몸에 대한 의식을 발달시키면 스스로 각각의 관절과 근육의 움직임을 방해하는 힘을 약화시킬 수 있다. 결과적으로 부상과 과도한 긴장으로부터 자기 몸을 보호할 수 있다.

서로 다른 움직임들을 하나로 아우르는 것 : 모든 스포츠 선수들은 멋진 결정타를 날리기 위해 여러 가지 동작들을 동시다발적으로 해내야만 한다. 손목의 돌림, 발의 위치, 배트나 라켓이나 하키 스틱을 휘두르는 각도, 라켓이나 배트를 적당한 각도로 트는 데 요구되는 그 미세한 밀고 당김은 결정타에 반드시 필요한 여러 동작들 가운데 하나이다. 이런 동작들이 제대로 연결되지 못하면 결정타는 있을 수 없고 타이밍을 놓치게 된다.

요가 수련은 몸의 수많은 근육과 관절에 이 리듬을 발달시켜서 이것들이 서로 조화를 이루어 동시에 하나처럼 움직일 수 있게 해준다. 다양한 동작들을 하나의 움직임으로 아우르는 자연적인 능력은 더 정교해진다. 만약 이 능력으로 메누힌이 바이올린 연주 실력을 끌어올렸다면 운동선수들도 더 많은 결정타를 칠 수 있다.

이 책의 목적은 요가를 통해서 운동선수들의 육체적, 정신적 경기 능력을 향상시키는 법을 알리는 것이다. 부상을 방지 · 치료하고 경쟁 스트레스를 이겨내고 부정적인 스트레스를 긍정적인 스트레스로, 육체의 피로감을 쾌감으로 바꾸는 데 이 책은 꼭 필요한 길잡이가 될 것이다. 더불어 시합에 최선을 다하도록 하는 방법을 제시하고 운동선수들의 삶 자체를 일깨워줄 것이다.

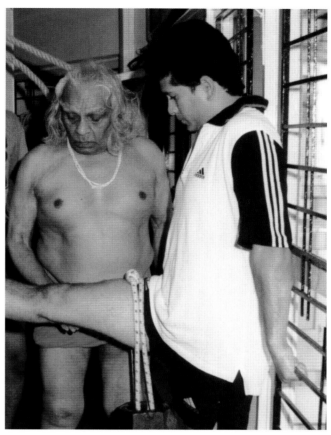

크리켓의 전설 사친 텐둘카르를 지도하는 요가차리야 BKS 아헹가 선생

BKS 아헹가
푸네에서
2014년

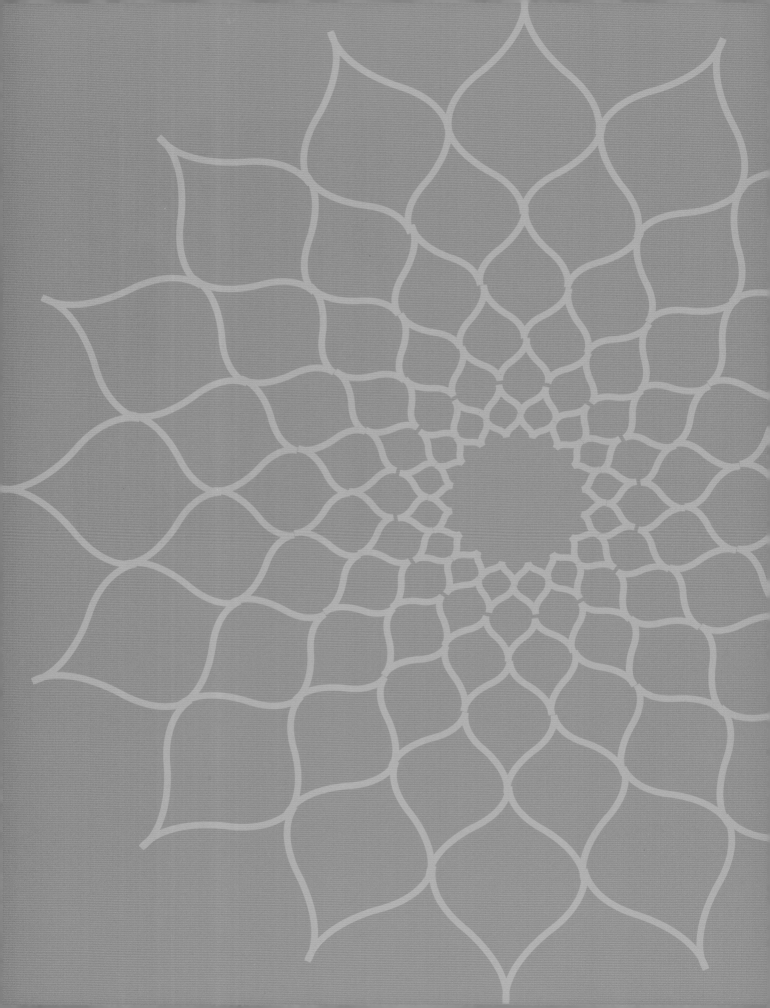

제1부

요가의 기술과 스포츠

요가는 모든 예술 형태의 기반이라고 한다.
각 예술 형태는 그 예술을 수행하는 사람들의 발달과 성장을 돕는 독특한 특성을 지닌다.
다른 모든 예술의 근원이 되는 요가는 바로 이러한 특성들을 가능하게 하고
더 나아가 요가를 수련하는 운동선수들의 경기 방식을 개선한다.

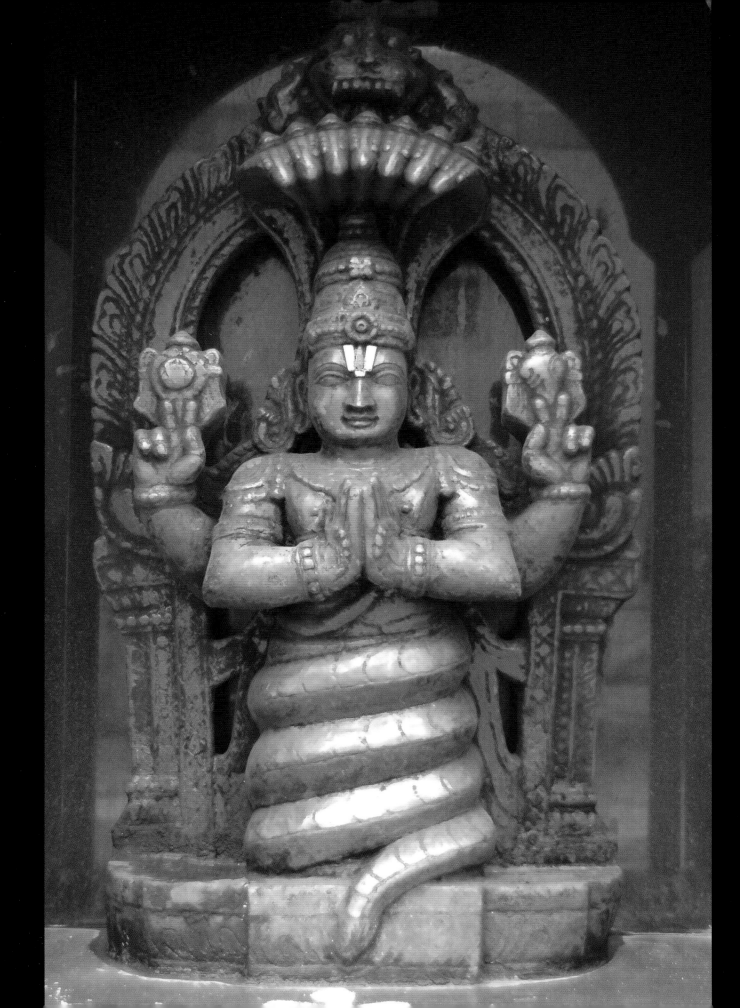

" 경기를 잘 펼치는 기술과 힘을 갖춘 운동선수들은 많을 수 있지만 꼭 **알맞은 순간에 결정적인 스트로크를 할 수 있느냐, 없느냐에** 따라 결국엔 **평범한 타구와 훌륭한 타구가 갈린다. "**

스포츠에서는 선수의 기술과 재능을 최대한 활용할 필요가 있다. 한 번의 숏을 날리거나 공을 치기 위해서는 수백 개의 근육과 관절, 인대와 신경뿐 아니라 마음과 감각들, 감정과 지성이 완벽히 동시다발적으로 작용해야 한다. 팀 스포츠에서는 선수 개개인의 내적 작용뿐 아니라 경기에서 이기기 위해 선수들끼리 서로 조화를 이루고 협조해야만 하기 때문에 이 동시성의 작용이 한층 더 복잡해진다.

선수 개개인의 안에서 일어나는 작용이건, 팀 스포츠에서 팀의 안팎에서 일어나는 작용이건 간에 조정 능력의 부족은 선수 자신과 경기에 대한 이해의 부족으로 이어질 수 있다. 공을 보고 그 공에 반응하기 위해서 눈과 손목, 발, 지성을 적절히 조정하는 동시다발적 작용이 충분히 이루어지지 않으면 크리켓 경기장이나 테니스, 탁구, 배드민턴 코트에서 아주 처참한 결과를 빚을 수 있다.

예술은 다양한 수단을 통한 인간 감정의 표현이다. 스포츠도 예술 형태의 하나로 볼 수 있는데 그것은 스포츠가 정신을 드높이기 때문이다. 스포츠는 우선 선수들의 감정을 사로잡고 득점 때마다, 투구가 멋질 때마다, 타격이 좋을 때마다, 위켓(wicket, 柱門)에서 공을 잘 잡고 잘 던질 때마다 자리에서 벌떡 일어서는 관중들의 감정을 사로잡는다. 득점 라인을 가로질러 점수가 팍팍 오를 때마다 관중들의 심장도 주자의 심장만큼이나 쿵쿵 뛴다.

인도 문화에서는 예술 형태(shaṭ kalā)를 6가지로 규정하는데, 이들은 인간 정신의 고양과 유지를 위해 반드시 필요한 것으로 간주된다.

그 6가지 예술 형태는 다음과 같다.

- 요기카 yogika (yoga 요가)
- 말리카 mallika 와 크리다 kriḍā (malla vidyā 말라 비드야, 스포츠와 시합에서 즐기는 씨름과 같은 몸싸움 기술)
- 나트야 nāṭya (연극과 공연 예술)
- 상기티카 saṅgītika (기악과 노래)
- 다누르비드야 dhanurvidyā (활쏘기와 군사 훈련)
- 브야바하리카 vyāvahārika (농사 짓기, 경제, 상업 등을 포함, 농업에서 금융까지 모든 직업을 뜻함)

요가는 모든 예술 형태의 기반이라고 한다. 각 예술 형태는 그 예술을 수행하는 사람들의 발달과 성장을 돕는 독특한 특성을 지닌다. 다른 모든 예술의 근원이 되는 요가는 바로 이러한 특성들을 가능케 하고 더 나아가 요가를 수련하는 운동선수들의 경기 방식을 개선한다.

장시간 연습과 경기를 견뎌야 하는 운동선수들은 엄청난 체력과 지구력을 갖춰야 한다. 모든 필드 스포츠는 민첩성과 기민함이 필요하다. 말라 비드야, 즉 씨름과 같은 몸싸움 기술은 수련자의 체력과 조정 능력, 민첩성을 길러준다.

운동선수의 움직임에 정확성과 능숙함이 배양되면 그 선수의 시합의 질은 향상된다. 이것은 요가 수련을 통해 함양된다. 마음과 지성의 요구를 충족시키려고 몸의 속도를 높임으로써 요가는 운동선수가 자신의 움직임에 숙달되도록 돕는다.

『 머리의 지성과 가슴의 지성은 각 행위와 동작에서 서로 잘 조율 되어야 한다. 』

『바가바드 기타』는 요가를 '행위의 기술 karmasu kauśalam'로 정의한다.

어떤 예술도 감정 없이 존재할 수 없고 스포츠(krīḍā 크리다)도 예외가 아니다. 기술적인 훈련과 연습으로 기량은 개발되지만 이 기량을 직감적으로 발휘하려면 건강한 정서가 뒷받침되어야만 한다. 경기 방식을 향상시키기 위해 운동선수들은 긍정적이면서도 치열한 태도를 지녀야 한다.

경기를 잘 펼치는 기술과 힘을 갖춘 운동선수들은 많을 수 있지만 꼭 알맞은 순간에 결정적인 스트로크를 할 수 있느냐, 없느냐에 따라 결국엔 평범한 타구와 훌륭한 타구가 갈린다. 스포츠 해설자나 평론가 입장에서 어떤 선수가, 예를 들어 크리켓 선수가 특정 볼을 어떻게 처리했어야 했는지 논평하기는 쉽다. 그러나 그 선수의 처지를 보자면 공이 날아오고 있는 동안 그 짧은 순간에 그 공의 움직임을 분석할 틈이 그에겐 없다. 공을 어떻게 할 것인지에 대한 그의 판단은 그의 직감, 그의 가슴에서 나온다. 연극(nāṭya 나트야)은 우리의 감정을 표현하는 방식의 하나이다. 그것은 우리의 정서를 기르고 끌어올린다. 감정은 인간의 삶에서 대단히 중요한 역할을 하고 그 삶을 가치 있는 것으로 만들어 준다. 우리 자신의 다양한 측면들과 사람들 사이에서 일어나는 모든 상호 작용이 바로 감정에 좌우된다. 요가는 정서 지능의 가치를 강조하고 수련자의 감정 센터의 안정화를 꾀한다.

인간은 머리의 지성과 가슴의 지성, 두 가지 지성을 가지고 있다. 머리의 지성은 합리적, 분석적, 논리적인 반면, 가슴의 지성은 정서적이다. 머리의 지성은 운동선수가 경기의 기술적 측면들을 개발하도록 돕고 정서적 지성은 선수가 안정감을 느끼게 해준다. 각 행위와 동작에서 두 가지 지성은 서로 잘 조율되어야 한다.

요가는 머리의 지성과 가슴의 지성 사이에 균형과 조화를 가져온다. 머리의 지성을 수직적 확장으로 본다면, 가슴의 지성은 수평적 확장에 해당된다. 이와 같이 요가는 몸과 머리와 가슴을 사용하는 데 있어서 율동적으로 균형을 유지하게 해준다.

살람바 시르사아사나, 살람바 사르반가아사나, 드위 파다 비파리타 단다아사나, 세투 반다 사르반가아사나, 비파리타 카라니와 같은 아사나들은 선수들의 감정 센터 부위를 들어올리고 자신감을 심어준다. 이 아사나들에서 가슴은 머리보다 높은 데 위치한다. 감정 센터가 머리라는 의식적 지성보다 높은 곳에 놓이면 우리를 방해하는 욕망(kāma), 분노(krodha), 탐욕 (둔감함, 어리석음 moha)과 같은 부정적인 감정들이 제어된다. 불안감과 긴장은 풀린다. 성공하고 싶다는 욕구처럼 경쟁심 강한 선수라면 반드시 지녀야 할 긍정적인 태도가 저절로 갖춰진다.

스포츠는 음악과 같다. 선수의 움직임에는 리듬감이 있어야 한다. 앞서 말한 대로 선수 개개인의 안팎에서 일어나는 작용들 사이에서 조화와 협조는 필수적이다. 이를 위해서는 이 작용들에 관여하는 모든 사람들이 저마다 자신의 기량뿐 아니라 상대와 같이 할 수 있는 능력도 개발하도록 훈련되어야 한다. 개개의 경기력만으로는 관현악단이 연주하는 교향곡을 만들어 낼 수 없다.

선수 개개인의 안팎에서 일어나는 작용들에 관여하는 요소들을 조정하고 편성할 때는 리듬을 짤 필요가 있다. 음악(saṅgītika 기악과 노래)은 그 속에 리듬이 있을 때만 즐길 수 있다. 교향곡은 관현악단의 각 단원이 자신의 악기를 리드미컬하게 연주할 때만 가능하다. 한 사람이라도 곡조를 맞추지 못하면 불협화음이 난다. 마찬가지로 선수 개개인의 경기 방식에도 리듬이 있어야 한다. 아사나가 우리 몸과 마음과 감정의 다양한 부분들이 리듬을 타며 움직일 수 있도록 도와줌으로써 우리의 기량은 쌓이고 협동심이 자란다. 요가는 몸의 리듬이자, 마음의 멜로디이며, 또 영혼의 교향곡을 만들어 낸다.

감정 센터(감정 중추) 부위를 들어올리고 자신감을 심어주는 아사나

이 모든 아사나들에서 심장은 머리보다 높이 위치하게
된다. 감정 센터 부위를 들어올려서 선수의 자신감을
키운다.

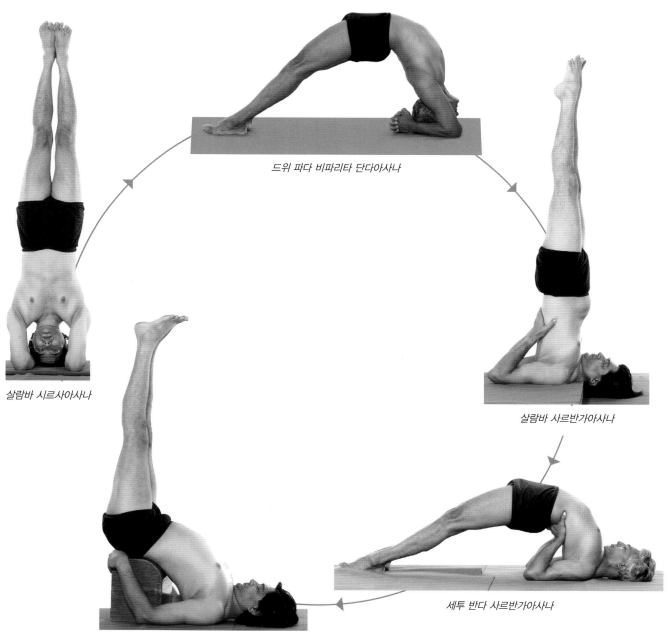

드위 파다 비파리타 단다아사나

살람바 시르사아사나

살람바 사르반가아사나

세투 반다 사르반가아사나

비파리타 카라니

❝ 요가는 몸의 리듬이자,
마음의 멜로디이며, 또 **영혼의
교향곡**을 만들어 낸다. ❞

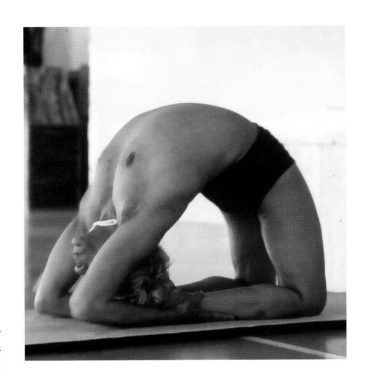

어떤 스포츠라도 엄청난 집중력이 요구된다. 선수의 마음은 단지 표적에만 집중해야 한다. 예를 들어, 뛰어난 테니스 선수는 관중을 의식하지 않는다. 그는 오로지 공만 바라본다. 그는 날아가는 새의 눈을 활로 쏘아 맞출 정도로 활쏘기(dhanurvidyā)에 통달한 『마하바라타』의 아르주나와 같다.

마음이 산만하면 아무 데도 이를 수 없다. 요가는 마음에 초점을 제시한다. 현인 파탄잘리는 요가를 '의식 동요의 억제 citta vṛtti nirodhaḥ'로 정의한다. 의식은 마음과 에고와 지성으로 이루어진다. 마음은 결국 우리의 호흡에 의해 좌우된다. 『하타 요가 프라디피카』에 따르면 '치타, 즉 의식은 호흡이 변하는 대로 따라서 변한다. cale vāte calaṁ cittaṁ niścale niścalam bhavet' 만약 호흡이 안정적이면 마음과 의식도 안정적이다. 요가의 필수 요소인 프라나야마의 수련은 수련자를 다라나(dhāraṇa 집중)로 이끈다. 다라나(dhāraṇa 집중)는 아스탕가 요가의 8단계에 속하고 뛰어난 운동선수가 되려면 반드시 갖춰야 할 자질이다.

팀 스포츠에 참여하는 운동선수들은 사회적 행동의 기술(vyāvahārikā)을 배워야 할 필요가 있다. 단체 경기를 하려면 선수들 사이의 유대가 굉장히 중요하다. 선수들 중 누군가 실력 발휘를 못하는 날이 있을 수 있는데 그럴 때 그 선수가 자신감과 의욕을 잃느냐, 잃지 않느냐는 나머지 팀원에게 달려 있다. 요가는 우리에게 마이트리(maitrī 조건 없는 사랑), 카루나(karuṇā 연민), 무디타(muditā 더불어 기뻐함), 우펙샤(upekṣā 평정심)를 가르쳐 준다.

팀원들 사이에 우정의 끈이 단단하면 자연히 선수들 각자 서로 사기를 부추기고 격려한다. 반면에 설사 최고의 기량을 가진 선수들로 구성된 팀이라 할지라도 나쁜 감정은 팀 정신을 방해하고 팀 전체를 금방이라도 무너질 듯한 상태로 끌고 간다. 그 어떤 선수도 매번 훌륭한 경기를 펼칠 수는 없다. 누군가 잘하지 못했을 때 나머지 팀원들은 패배의 책임을 그의 탓으로 돌리는 대신 그를 연민으로 대해야 한다. 함께 열심히 뛰었다는 사실에 서로 진정으로 감사해야 한다.

요즘 어떤 스포츠들은 너무나 미화되어서 대중 매체와 해설자들, 심지어 관중들이 선수 하나를 죽이기도, 살리기도 한다. 선수들은 매체의 그 같은 쬠에 무관심할 수 있는 기술을 익힐 필요가 있다. 명성이나 인기는 일시적임을 선수들은 깨달아야 한다. 오늘은 최고라고 치켜세우던 평론가들이 언제든 경기를 잘 풀지 못하는 날엔 당장 무덤을 파주려 들 것이다. 선수들은 자신의 경기 능력이 아니라 평론가들의 논평에 대해서 평정심의 태도(upekṣā bhāva)를 길러야 한다.

선수들에게 인기의 변덕스러움에 영향 받지 말라고 말하긴 쉽지만 젊은 사람들이 미디어와 대중의 관심에 마음이 흔들리지 않을 만큼 감정적으로 성숙하기를 바랄 순 없다. 하지만 침착하게 대처하는 훈련은 가능하다. 만약 논평이 긍정적이고 전술적이라면 그것에서 배워라. 만약 논평 때문에 마음이 불안하다면 그냥 무시하라. 선수들은 자신이 경기에 집중하지 못하도록 막는 무엇에도 무심할 수 있는 능력을 길러야 한다. 요가를 수련하면 이런 자질이 저절로 생긴다. 요가는 운동선수들이 남들의 의견의 좋고 나쁨에 개의치 않고 자기 본래의 실력대로 경기를 펼칠 수 있도록 해준다.

요가는 수련자에게 건강과 체력을 선사하는 것 외에도 마음과 의지력 사이를 잇는 매체인 신경을 강화시킨다. 마음이 의식의 자리로서의 역할을 한다면 척추에서 뻗어 나가는 신경은 무의식적 마음의 근원으로서의 역할을 한다. 요가는 신경계를 강화시키고 그 결과 무의식적 마음이 당당히 표출되게 한다. 이로써 수련자의 생각과 행동은 더욱 명료해진다.

어떤 형태의 예술에서든 남보다 뛰어나고 싶으면 끊임없는 연습과 전념과 헌신으로 뒤에 숨은 과학을 이해해야만 한다. 과학과 테크닉을 정확히 적용하는 수련은 의식적인 배움이고 이 의식적인 배움은 서서히 직관적 지식으로 바뀔 것이다.

물은 강바닥 아래 지하로 깊이 스미고 모래가 사라져야만 그 모습을 드러낸다. 이와 같이, 의식적 마음도 깊이 스며서 영원한 각인들을 남기고 경기 중 필요할 때 그 모습을 드러낸다. 이것이 바로 직감 능력이다.

운동선수는 자기 안의 직감적, 계몽적 지식을 발휘해서 자신의 기량으로 자기뿐 아니라 관중마저 사로잡을 때 저절로 훌륭한 스트로크를 낼 수 있다. 그리고 이것이 최고 선수와 평범한 선수를 가른다.

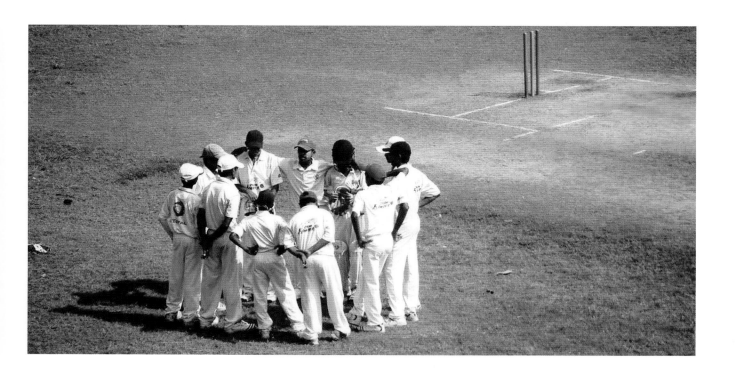

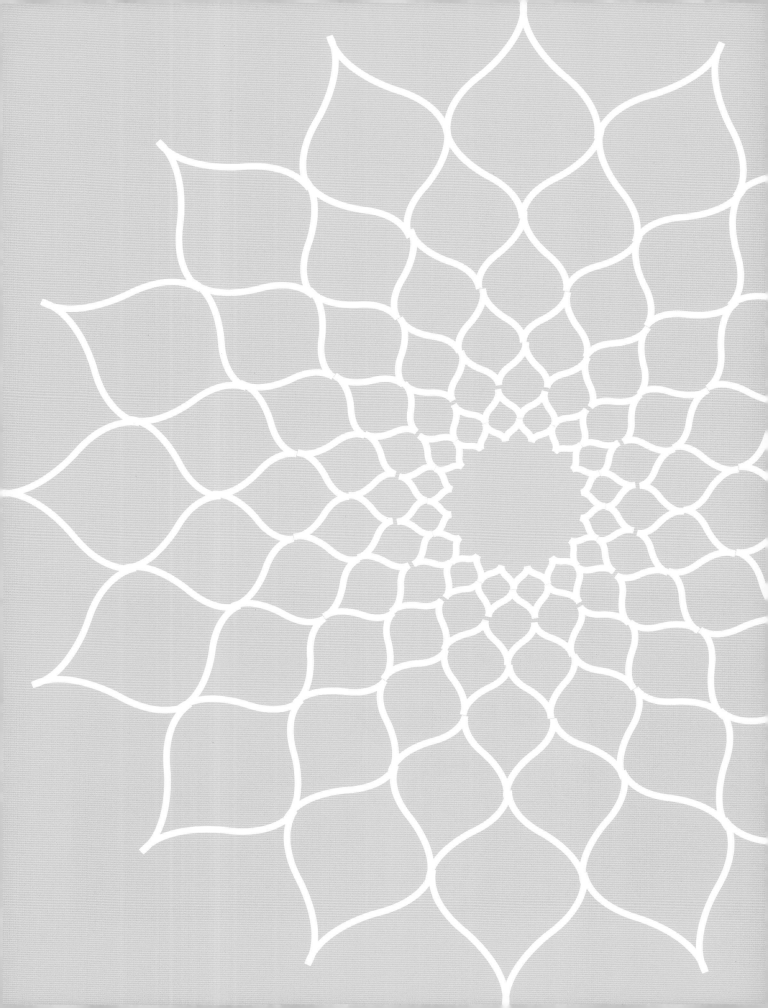

탁월한 기량의 연마를 돕는 요가

전인적이고 심신통합적인 휘트니스란 다음과 같다. 유연성, 스피드, 민첩성, 체력,
지구력, 힘, 에너지 같은 육체적 자질들과 의욕, 집중, 전념, 기민성 같은 정신적 자질들,
그리고 역경을 견디고 침착하게 헤쳐 나가며 모든 상황을 수용하는 정서적 자질들과
결과적으로 자신을 잘 단련하여 팀의 일원 구실을 잘 할 수 있는 기질,
이 모든 것을 적절히 조합할 줄 아는 것이다.
요가는 심신통합적 휘트니스가 이루어지도록 돕는다.

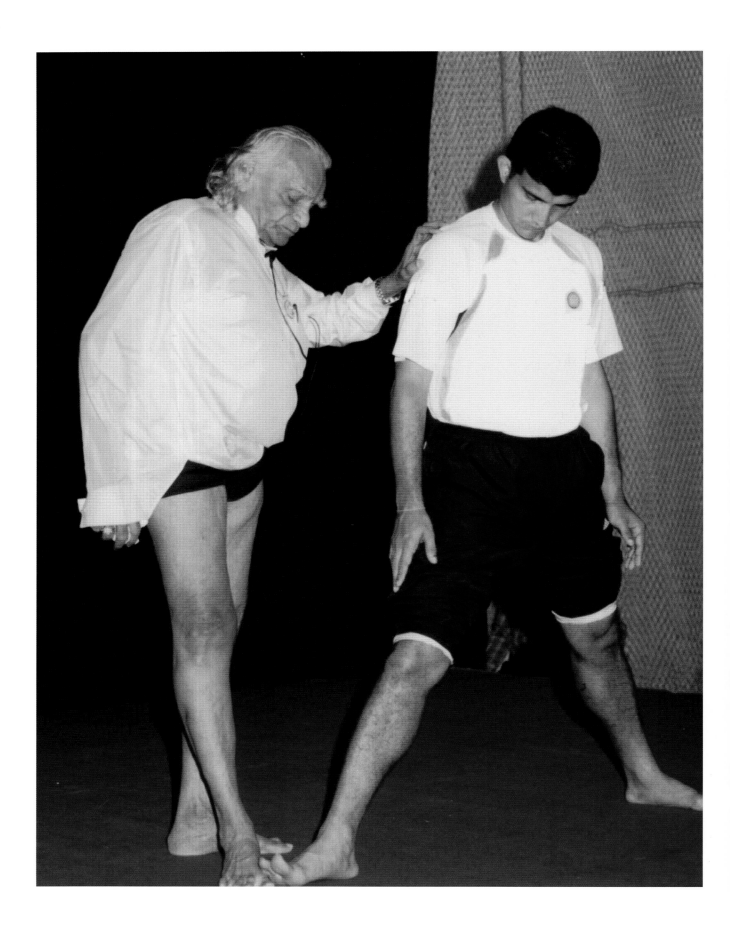

운동선수의 삶에서 요가는 어떤 기능을 할까? 스포츠는 활동적이고 역동적인 반면, 요가는 소극적이고 정적인 것과 관련이 있다. 스포츠는 세상의 관심을 좇는 주제이지만 요가는 영혼에 관한 주제이다. 스포츠가 밖으로 떠나는 여정이라면 요가는 안으로 향하는 탐구이다. 그렇다면 소극성을 가르치는 요가가 우승을 위해 역동성과 힘이 꼭 필요한 운동선수를 어떻게 도울 수 있을까? 마음을 안으로 향하게 둔 채 이 선수는 어떻게 경기를 뛸 수 있을까?

회의적인 사람은 '운동선수가 그 소중한 훈련 시간을 요가 수련에 허비해야 하는가?' 혹은 '차라리 그 시간에 시합에 필요한 기술을 익히는 것이 당연한 것 아닌가?' 라고 생각할 것이다.

인도 크리켓 대표팀의 속구 투수인 아시시 네라(Ashish Nehra)가 팀의 원정에 전속 요가 강사가 함께한다면 팀에 이로울 것이라고 제안했을 때 그야말로 야유가 쏟아졌다. 어느 열광적인 크리켓 팬은 심지어 선수들은 훈련에만 시간을 써야 하고 '요가 따위'에 시간을 허비해서는 안 된다고 했다. 요가에 대한 대중과 운동선수들의 무지와 오해를 보여주는 예라 하겠다. 운동선수들은 요가의 가치를 이해하고 상상에 불과한 의심들을 떨칠 필요가 있다. 최근 호주 크리켓 연맹은 인도 원정 경기를 위해 자국 선수들의 컨디션을 잘 조절하고자 요가 강사의 파견을 인가했다.

요가의 도움으로 선수들은 각자 선택한 스포츠에 필요한 탁월한 기량을 연마할 수 있다. 단지 그 방법만 안다면 말이다. 앞서 말한 바와 같이 요가로 마음은 진정되지만 몸은 민첩해진다. 요가는 수동적인 활동성과 활동적인 수동성 사이에 균형을 가져온다. 따라서 마음은 고요해지지만 몸은 활기에 넘친다. 고요하고 수동적인 마음은 선수의 경기 기량을 향상시키는 독창력과 활기와 신선한 기상이 솟아나는 에너지의 보고이다.

요가는 정의의 저울처럼 통찰력과 이해력의 균형을 이루어 준다. 비어 있는 컵은 쓸모가 있지만 속이 가득 찬 컵은 그렇지 못하다. 새 컵을 찾아야 하거나 속이 가득 찬 컵을 비워야 한다. 뇌도 이와 마찬가지이다. 요가 수련은 잡동사니처럼 불필요한 생각들로 가득 찬 뇌를 완전히 비워서 방해 받지 않고 필요에 따라 필요한 것에 몰두할 수 있도록 해준다.

인도 철학 체계에 속하는 요가는 우주에서 비롯했다고들 한다. 20세기 중반까지만 해도 이 주제는 일반인들과 전혀 상관이 없었다. 하지만 지난 60여 년 사이 요가는 세계 곳곳에 퍼졌다. 수련자들은 요가가 그들 일상의 일부가 되면 요가가 육체적 건강을 향상시키고 더불어 삶의 질까지 개선할뿐더러, 정신적, 감정적 행복에도 영향을 미친다는 것을 깨닫는다. 요가를 수련하면 많은 영역에서, 즉 직업을 포함하여 예술, 행정, 음악, 과학, 가정 관리, 스포츠 등에서 탁월해질 수 있다.

오늘날 운동선수들은 요가를 유연성 및 침착한 태도를 기르는 것과 연관 짓는다. 그러나 요가는 훨씬 더 그 이상이다. 요가는 운동선수의 육체적, 정신적 훈련을 보완할 수 있다. 부상의 위험을 줄여주고 부상의 회복 과정에서 의료 처치와 물리 치료를 보완한다. 요가는 선수에게 감정적, 정신적 안정감을 주어서 경기 중 기복과 선수 개인의 복잡한 사정을 견디게 돕는다. 끝으로 요가는 선수가 은퇴 후에도 건강하게 지낼 수 있도록 도와준다.

현인 파탄잘리는 기원전 5세기에 불멸의 경문 요가 다르샤나(Yoga Darśana)에서 요가라는 주제를 196개의 경구로 묶어 편찬했다. 여기서 그가 설명하는 요가의 8개 측면은 다음과 같다: 야마(yama 사회적 행동 규율), 니야마(niyama 건강에 관한 개인적 규율), 아사나(āsana 다양한 자세에서의 몸의 정렬), 프라나야마(prāṇāyāma 생명력의 확장), 프라티아하라(pratyāhāra 감각의 제어), 다라나(dhāraṇā 집중), 디아나(dhyāna 명상), 사마디(samādhi 마음과 궁극의 지복이 평형을 이룬 상태).

사람들은 야마가 제일 낮은 단계이고 사마디가 제일 높은 단계라는 식으로, 각 측면의 중요도에 따라 서열을 따져 놓았다고 잘못 보는 경향이 있다. 그래서 나머지는 제쳐놓고 디아나만 배우려 든다. 하지만 요가의 8개 측면은 서로 밀접히 연결되고 얽혀서 여러 측면들 사이의 관련성뿐 아니라 궁극적으로는 전체성에 그 의미가 있다.

처음엔 몸으로 요가의 8단계를 행한다. 무형인 마음과 지성은 상상과 감수성이 필요하지만 몸은 눈으로 보고 만져서 인지할 수 있기 때문이다. 육체적 발달은 정신적 발달보다 빠르게 일어나므로 요가의 모든 단계는 몸을 통해서 먼저 이루어져야 한다. 나중에는 수련자의 마음과 지성도 서서히 발달함에 따라 이에 관여하게 될 것이다.

아사나는 우리의 몸뿐 아니라, 호흡과 마음, 감정, 의식과 지성에도 영향을 끼친다. 어떤 스포츠에서 프로 선수로 성공하려면 그는 육체적으로 건강하고 정신적으로 기민하고 기술적으로 능숙하며 부상을 잘 견디고 감정적으로 강해야 한다. 그래서 코치와 트레이너들이 종래의 웨이트 트레이닝과 맨손체조, 네트를 설치해서 공을 치고 던지는 연습에 더해 다양한 훈련 기법들을 적용한다. 요가는 단순히 휘트니스를 넘어 선수의 기량을 한껏 키워줄 수 있기 때문에 이제는 많은 선수들의 훈련 프로그램의 일부로 자리 잡았다.

일반적으로 휘트니스는 육체적으로 건강함을 말한다. 특히 주어진 임무나 역할을 수행하는 데 필요한 육체적 힘을 충분히 갖추고 있음을 의미한다. 스포츠에서 각 선수의 역할은 분명하다. 예를 들어, 크리켓에서 공을 던지는 투수는 원칙적으로 위켓은 최대한 많이 맞히고 득점은 최소한 적게 내주어야 한다. 하루에 경기를 끝내는 원데이 매치에서 공을 치는 타자는 가능한 한

단기간에 득점을 최대한 많이 얻어야 한다. 위켓을 지키는 위켓 키퍼는 타자의 몸에 공이 맞은 후 득점을 내는 레그바이(leg byes)나 타자는 공을 치지 못했지만 위켓 키퍼 자신이 공을 놓쳐서 타자가 득점을 얻는 바이(byes)를 절대로 내주어서는 안 되고 위켓 키퍼 자신이 한 손으로 잡은 싱글 캐치 후에 공을 절대로 떨어뜨려서는 안 된다. 하지만 선수가 아무리 건강하다 해도 이런 이상적인 상황이 늘 펼쳐지는 것은 아니다. 이따금 반짝 빛날 수는 있지만 변함없이 높은 경기 수준을 유지하려면 선수 안에 다양한 자질들이 고루 갖춰져야만 한다. 이때가 바로 요가가 필요한 순간이다.

전인적이고 심신통합적인 휘트니스란 다음과 같다. 유연성, 스피드, 민첩성, 체력, 지구력, 힘, 에너지 같은 육체적 자질들과 의욕, 집중, 몰입, 기민성 같은 정신적 자질들, 그리고 역경을 견디고 침착하게 헤쳐 나가며 모든 상황을 수용하는 정서적 자질들과 결과적으로 자신을 잘 단련하여 팀의 일원 구실을 잘 할 수 있는 기질, 이 모든 것을 적절히 조합할 줄 아는 것이다.

이상적인 훈련과 식이요법이라면 각 선수가 이런 자질들을 개발하는 데 도움이 되어야 한다. 운동선수의 일상에 요가가 더해지면 위에서 나열한 심신통합적인 휘트니스의 자질들이 향상될 것이고 이것이야말로 진정한 의미에서 휘트니스이다.

요가는 운동선수의 훈련과 상호 보충적, 보완적이다. 심신통합적 발달에 있어서 도움이 되는 일련의 아사나들이 여기에 제시되어 있고 그 자세한 수련 방법은 이 책의 제2부에 설명되어 있다. 여기에 제시된 아사나들은 반드시 올바른 순서에 따라 수행되어야 하고 선수 본인이 편안함을 느끼는 한도 내에서 혹은 특별히 지시된 대로 각 아사나를 지속해야 한다.

유연성

유연성은 모든 경기의 자산이다. 유연성은 모든 훈련의 토대를 이룬다. 재미있는 것은 보통 수준의 운동선수가 길거리의 평범한 일반인보다도 유연하지 못하다는 사실이다. 일상적으로 해온 숱한 연습들 때문에 선수들의 근육은 짧아지고 관절은 뻣뻣해지는 경향이 있기 때문이다. 짧아진 근육과 뻣뻣해진 관절로 선수들은 오히려 슛을 날리기 힘들어지고 쉽게 다치기도 한다.

짧고 뻐근한 뒤넙다리근(햄스트링)으로 득점을 위해 위켓 앞의 크리스(crease 투수, 타자의 한계선)나 피니시 라인까지 단숨에 뛰어야 하는 선수를 상상해 보라. 득점은 하겠지만 딱딱하게 굳은 햄스트링이 너무 늘어나서 찢어질 확률이 매우 높다.

옆으로 비스듬히 몸을 날리는 골키퍼나 위켓 키퍼를 눈앞에 그려보라. 공은 막아내겠지만 몸을 그렇게 움직임으로써 척추를 다칠 것이다. 라켓이 필요한 스포츠를 하는 선수들과 골키퍼들, 수비를 담당하는 야수(野手)들과 위켓 키퍼들은 경기 중 몸을 아주 급격히 앞뒤, 좌우로 움직여야만 한다.

등 근육이 유연하면 움직임이 쉬워지고 부상의 위험은 낮아진다.

우리 몸은 수백 개의 근육으로 되어 있다. 이들 중 많은 골격근(뼈에 직접 붙어서 대부분의 움직임을 관장하는 근육)이 일상의 활동에서 거의 사용되지 않아 갈수록 점점 뻣뻣해진다. 반면에 특정 골격근들은 너무 많이 사용되어서 지나치게 발달된다. 아사나 수련은 우리의 의지로 움직일 수 있는 골격근을 효과적으로 사용해서 그것들 사이의 불균형을 막는 법을 가르쳐 준다.

> " 단지 몸을 스트레칭 하는 것이 중요한 게 아니라, 몸의 해당 부분의 앞뒷면이 고르게 움직일 수 있도록 **근육을 슬기롭게 늘이는 것**이 중요하다. **이런 깨어 있는 마음**은 요가아사나의 원칙들을 **수련**할 때 따라온다. "

단지 몸을 스트레칭 하는 것이 중요한 게 아니라, 몸의 해당 부분의 앞뒷면이 고르게 움직일 수 있도록 근육을 늘이는 것이 중요하다. 이런 깨어 있는 마음은 요가아사나의 원칙들을 수련할 때 따라온다.

요가 문헌들에 따르면 우주에는 생명체의 수만큼이나 많은 아사나들이 있다. 아사나들은 몸의 각기 다른 부분에 작용하고 몸은 이 아사나들을 해내기 위해 무수한 움직임들을 수행해야만 한다. 그 과정에서 몸은 엄청난 유연성을 개발하게 되는데, 요가아사나의 꾸준한 수련에서 오는 맨 처음이자 지극히 당연한 결과가 바로 유연성이다.

유연성을 위한 아사나

모든 요가아사나는 유연성을 향상시킨다.
이 아사나들은 척추와 등에 작용하는데,
특히 그 유연성을 길러준다.

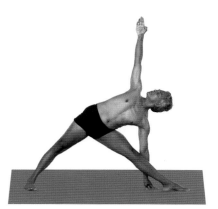

우티타 트리코나아사나

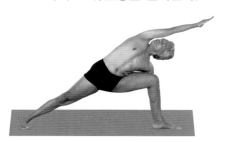

우티타 파르스바코나아사나

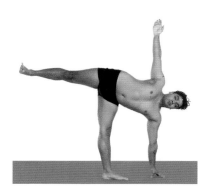

아르다 찬드라아사나

유연성을 위한 아사나 (앞장에 이어서)

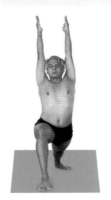

비라바드라아사나 I

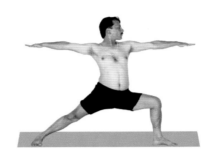

비라바드라아사나 II

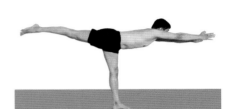

비라바드라아사나 III

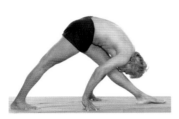

파르스보타나아사나

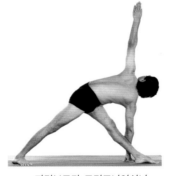

파리브르타 트리코나아사나

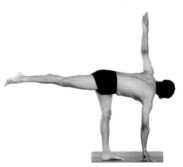

파리브르타 아르다 찬드라아사나

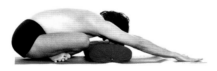

아도 무카 스바스티카아사나

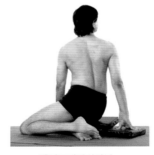

바라드바자아사나

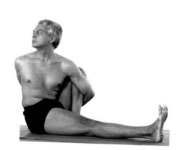

마리챠아사나

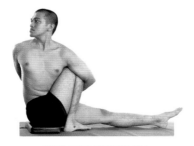

파리브르타 마리챠아사나

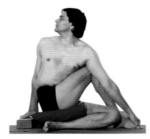

아르다 마첸드라아사나

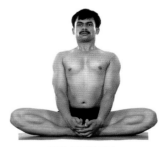

받다 코나아사나

스피드

유연성은 개인의 기동성을 키운다. 유연한 선수는 뻣뻣한 선수보다 훨씬 수월하게 몸을 움직인다. 골반과 무릎 관절이 자유로우면 선수는 아무런 제약 없이 다리를 움직일 수 있고 단숨에 멀리 빨리 뛸 수 있다. 당연히 필드와 코트, 트랙에서 빨리 달릴 수 있다.

스피드를 위한 아사나

이 아사나들을 규칙적으로 수련하면 수련자의 움직임의 스피드를 최대화하는 데 도움이 된다.

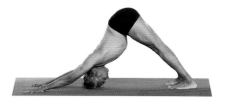

아도 무카 스바나아사나

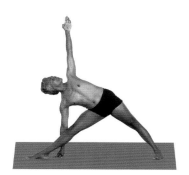

우티타 트리코나아사나

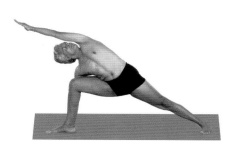

우티타 파르스바코나아사나

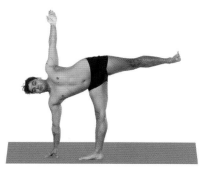

아르다 찬드라아사나

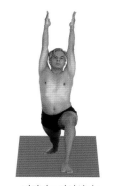

비라바드라아사나 I

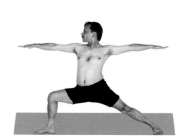

비라바드라아사나 II

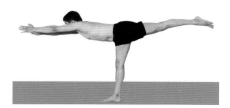

비라바드라아사나 III

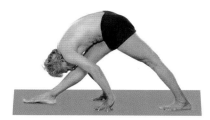

파르스보타나아사나

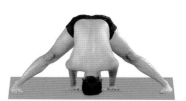

프라사리타 파도타나아사나

스피드를 위한 아사나 (앞장에 이어서)

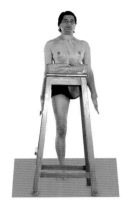

우티타 하스타 파당구쉬타아사나

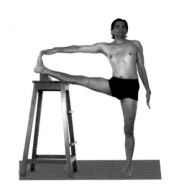

파르스바 우티타 하스타 파당구쉬타아사나

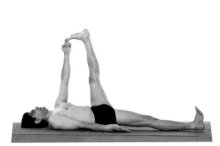

숩타 파당구쉬타아사나

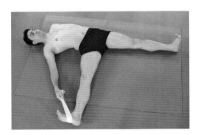

파르스바 숩타 파당구쉬타아사나

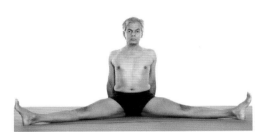

우파비스타 코나아사나

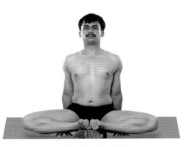

받다 코나아사나

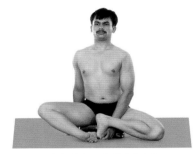

에카 파다 물라 반다아사나

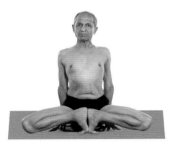

물라 반다아사나

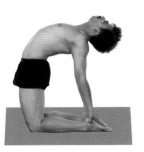

우스트라아사나

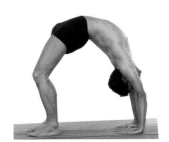

우르드바 다누라아사나

민첩성

민첩성은 몸의 위치를 갑작스럽게 재빨리 바꾸는 능력이다. 운동선수의 동작이 날쌔거나 효율적이지 못하면 경기를 잘 뛸 수가 없고 부상당하기 쉽다. 민첩성은 운동선수의 자산이고 민첩한 선수는 팀의 자산이다.

민첩성을 높이기 위해서는 눈과 마음과 몸 사이의 협력이 좋아야 한다. 크리켓에서 타자 뒤쪽을 지키는 외야수인 슬립 필더의 눈은 공을 봐야 하고 뇌는 공의 궤도를 예상해야 하며 발은 공을 쫓아 정확히 움직여야 하고 몸의 자세는 정확해야 하며 손은 공을 잡은 다음 놓쳐선 안 된다. 최후의 목표는 단순히 공을 잡는 것이지만 짧은 몇 초 안에 다양하고 복잡한 동작들이 동시다발적으로 일어나야만 한다.

눈, 기민하고 주의 깊은 마음, 몸이 협력해서 일련의 동작들을 이루어내는 것은 다른 스포츠에서도 마찬가지다. 집중과 협력의 과정은 바로 이 일련의 행동들 속에 감춰져 있다. 동시다발적으로 몸의 여러 부분을 움직이는 사이 극히 사소한 실수라도 생기면 아주 쉬운 공을 치지 못하거나 놓치기도 하는 것이다. 양손이 공보다 먼저 움직이면 그 필더는 결국 빈손으로 손뼉이나 치는 모양새를 보이고 공은 땅에 떨어진다. 원래부터 눈과 몸과 마음이 서로 잘 도와서 행동이 매끄러운 사람들도 있지만 이 능력은 의식적인 노력을 통해 충분히 개발 가능하다.

정의상, 요가는 합일을 뜻한다. 정신적인 측면에서 보면 요가는 우주정신과 개인의 자아와의 합일이다. 또한 요가는 감각과 몸과 마음의 합일이기도 하다. 이 세 가지의 합일은 특히 선수의 경기에 커다란 영향을 미치고 경기 역량을 키운다.

수리야 나마스카라(sūrya namaskār) 사이클, 요가 쿠룬타(yoga kuruṇṭa 로프를 이용한 요가), 요가 파타(yoga paṭṭā 벨트나 천을 이용한 요가)는 수련자로 하여금 감각을 자기 내부로 집중하게 함으로써 수련자의 민첩성을 키우고 그 결과 선수 안에서 집중과 협력이 이루어지게 한다.

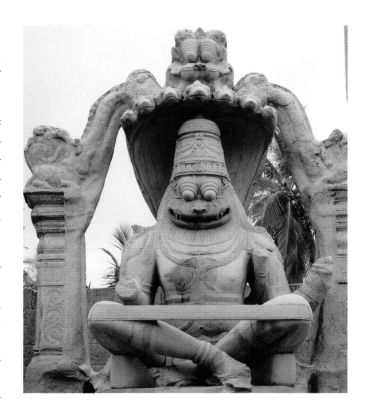

요가 파타에서는 명상 중에 요가아사나를 확고히 하려고 몸통의 뒷면과 무릎을 벨트로 묶어 둔다. 이 고대 테크닉은 나라심하 사원의 조각상에서 요가 나라심하 화신이 양 발목을 교차해서 앉은 상태로 등과 무릎에 천을 두르고 있는 데서 확인할 수 있다.

민첩성을 위한 아사나 – I

타다아사나로 시작해서 빠르게
연결되는 이 아사나들은 몸과
마음에 민첩성을 길러준다.

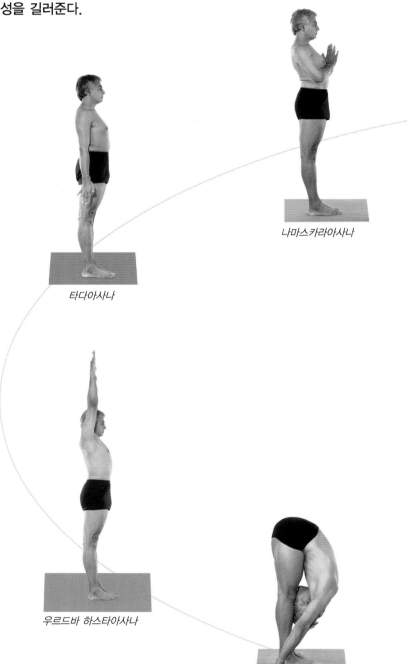

타다아사나

나마스카라아사나

우르드바 하스타아사나

우르드바 하스타아사나

(완전한) 우타나아사나

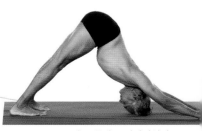

아도 무카 스바나아사나

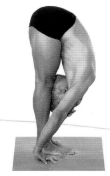

(완전한) 우타나아사나

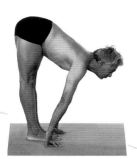

(발 모으고 고개 든)
우타나아사나

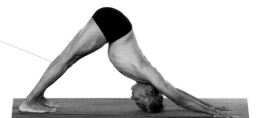

아도 무카 스바나아사나

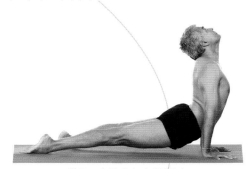

우르드바 무카 스바나아사나

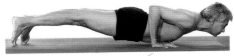

차투랑가 단다아사나

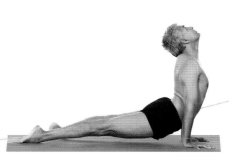

우르드바 무카 스바나아사나

민첩성을 위한 아사나 - Ⅱ

이 아사나들을 하는 동안 눈으로 손가락 끝의 움직임을 따라가라.
그러면 몸과 눈과 마음이 일치될 것이다. 우티타 트리코나아사나 대신에
우티타 파르스바코나아사나, 비라바드라아사나Ⅰ, 비라바드라아사나Ⅱ,
아르다 찬드라아사나처럼 다른 서서 하는
동작들을 이 사이클에 포함시켜도 된다.

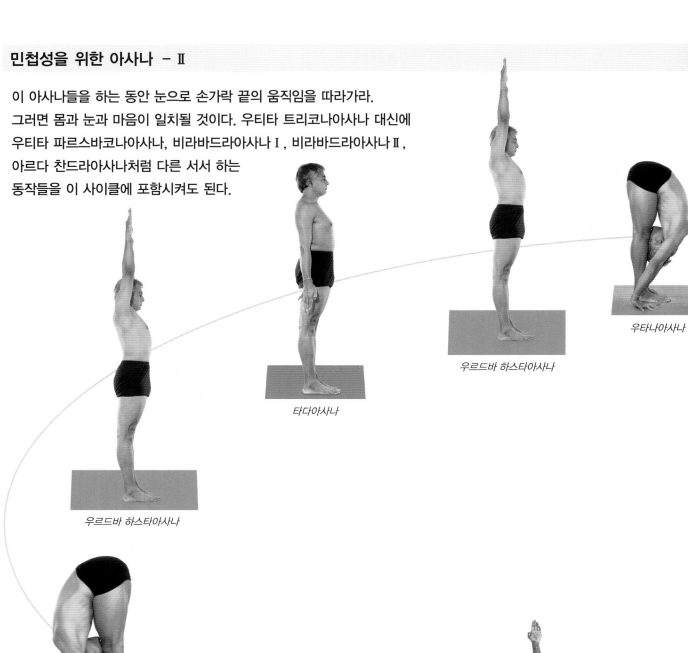

우르드바 하스타아사나

타다아사나

우르드바 하스타아사나

우타나아사나

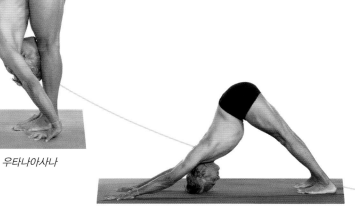

우타나아사나

아도 무카 스바나아사나

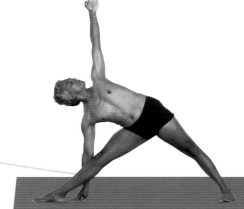

우티타 트리코나아사나

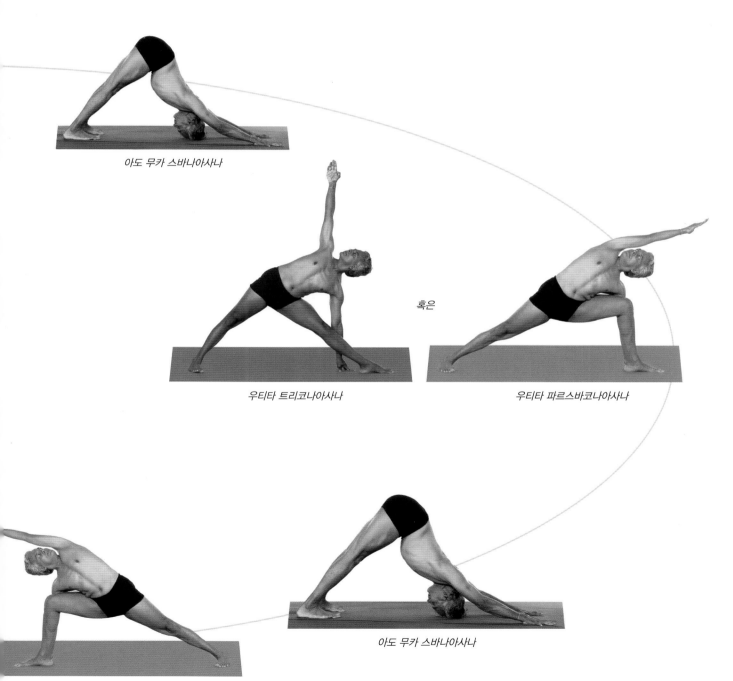

아도 무카 스바나아사나

우티타 트리코나아사나

혹은

우티타 파르스바코나아사나

우티타 파르스바코나아사나

아도 무카 스바나아사나

눈과 팔다리의 조정력을 통한 민첩성 : 지각하는 감각들과 그에 따라 행동을 일으키는 기관들 사이에 명확하고 신속한 소통이 이뤄져야만 선수는 날렵할 수 있다. 이 능력은 눈처럼 지각하는 감각들이 행동 기관을 지휘할 때 개발된다. 운동선수들이 이 능력을 기르고 가꾸려면 여기에 제시된 아사나들을 빠르게 연결해서 수련하되, 시선은 몸이 움직이는 방향을 따라야 한다.

예를 들어, 우르드바 하스타아사나와 우타나아사나를 빠리 연결해서 수련하기를 권한다. 이때 시선은 손가락 끝에 머문다. 손이 움직이면 시선도 따라 움직여야 한다. 손과 시선, 어느 한쪽도 다른 한쪽보다 빠리 움직여서는 안 된다.

모든 서서 하는 동작들을 시선을 조절하면서 빠르게 따라 하면 민첩성이 향상된다.

몸이 정렬되는 동안 눈동자는 흔들림 없이 한 지점에 고정되어야 한다. 그러기 위해서는 아사나의 기본 이해가 뒷받침되어야 한다.

눈과 팔다리의 조정력을 위한 아사나

시선은 손가락 끝에 고정하고
우르드바 하스타아사나와
우타나아사나를 빠르게
연결해서 하라.

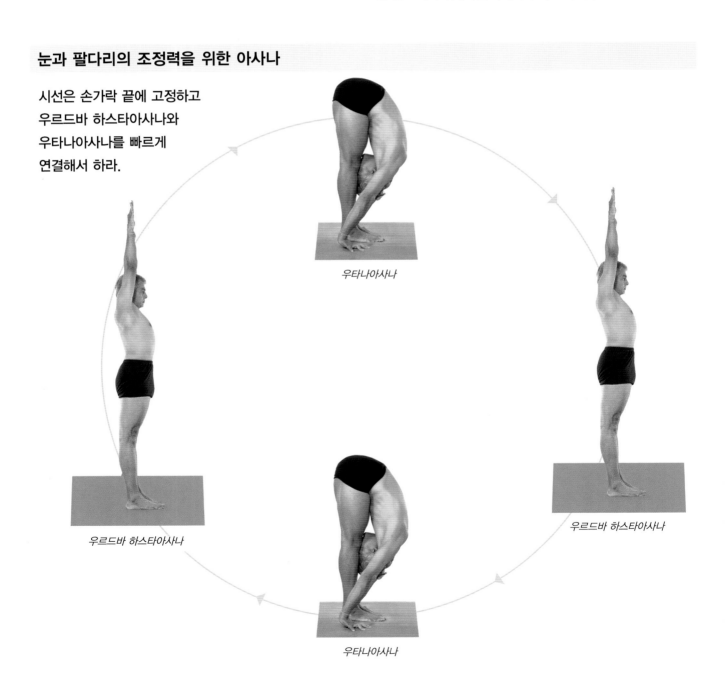

우타나아사나

우르드바 하스타아사나

우르드바 하스타아사나

우타나아사나

눈과 척추의 조정력을 통한 민첩성 : 바라드바자아사나, 마리챠아사나 같은 비틀기 동작들에서는 눈이 척추와 함께 같은 속도로 움직여야 한다. 머리는 척추보다 빨리 움직이려는 경향이 있고 눈은 머리보다도 빨리 움직이려는 경향이 있다. 만약 눈이 척추와 속도를 맞추지 않으면 눈이 척추보다 더 많이 돌아가서 수련자는 자신이 실제보다 훨씬 더 많이 몸을 비틀고 있다고 믿을 것이다.

이런 원칙들은 선수가 몸으로 필요한 동작을 취하는 동안 눈을 목표물에 고정하는 법을 훈련시킨다. 발보다 눈이 먼저 움직인다면 그 결과는 실책으로 이어질 것이다.

손발과 눈의 조정력은 대부분의 스포츠에서 결정적인 역할을 하지만 특히 크리켓, 야구, 배드민턴, 골프에서는 더더욱 그러하다.

눈은 뇌의 창문과 같고 어느 정도 몸을 제어하기도 한다. 우리는 아이가 공부할 때 바깥에서 일어나는 일들이나 소음이 아이를 방해하지 않도록 집의 창문을 닫는다. 그러나 만약 아이가 책에 빠져서 아이의 마음이 읽는 대상에 집중한다면 바깥 상황은 아이를 방해하지 못할 것이다. 따라서 마음은 목표물에 몰두한 채로 눈으로는 오로지 보아야 할 대상만 보는 훈련은 가능하다.

눈과 척추 사이의 조정력을 위한 아사나

바라드바자아사나와
마리챠아사나에서 눈은 척추와 함께
움직여야 한다. 이는 선수가 목표물에
시선을 고정하는 것을 훈련시킨다.

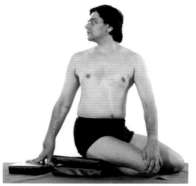

바라드바자아사나

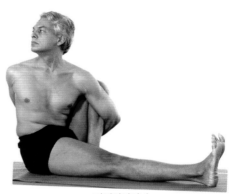

마리챠아사나

코치가 신예 선수들에게 동일한 일련의 지침을 주면 일부는 그 지식을 얼른 습득해서 실행하는 반면, 일부는 같은 지침을 여러 번 반복해서 들어야만 한다. 이런 차이는 어떤 선수들이 다른 선수들보다 집중력이 좋다는 사실에서 비롯될 수 있다. 흥미롭게도 집중력은 뛰어난 관찰력에서 나온다.

테니스 경기 중에 모든 선수들은 분석적으로 상대편을 살핀다. 상대 선수를 살피기도 하고 그의 라켓을 살피기도 하고 어떨 땐 오로지 테니스 공을 살피기도 한다. 그런데 공을 보면서 그 공의 속도와 방향을 읽는 선수들이 있다. 매우 정확하게 공을 읽어내는, 바로 이 능력이야말로 평범한 선수와 훌륭한 선수를 가르는 척도이다.

감각 기관, 행동 기관, 마음 사이의 관계와 소통의 질은 살람바 시르사아사나, 살람바 사르반가아사나, 세투 반다 사르반가아사나와 같은 거꾸로 서는 동작들로 개발된다. 이 아사나들을 규칙적으로 수련하면 반사적 행동에 있어서 결점들을 고칠 수 있다. 이 아사나들의 수련으로 마음은 경기에 대한 집중을 지속하면서 뇌는 몸이 해야 할 일에 몰두할 수 있게 된다.

원래부터 눈과 몸과 마음이 서로 잘 도와서 행동이 매끄러운 사람들도 있지만 이 능력은 의식적인 노력을 통해 충분히 개발 가능하다.

몸의 반사작용과 관련된 결점들을 바로잡는 아사나

이 아사나들은 몸의 반사작용에 있어서
결점들을 고치는 데 도움을 준다.

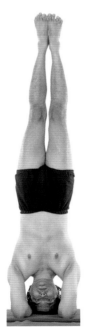

살람바 시르사아사나

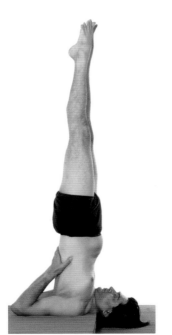

살람바 사르반가아사나

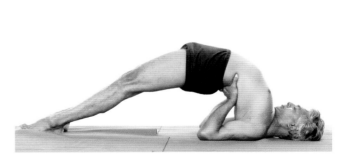

세투 반다 사르반가아사나

초점 맞추기

육체적으로 건강한 것만으로는 충분하지 않다. 철학자들은 만약 삶을 잘 살고 싶으면 현재에 오롯이 살아야 한다고 권고한다. 이는 운동선수들에게 매우 적절한 조언이다. 요가는 흘러가는 순간들이 아니라 지금 이 순간을 사는 법을 가르친다. 요가는 우리에게 임무에 전념하는 법을 가르쳐 준다.

어느 스포츠에서건 잠깐 주의력을 잃으면 그 대가가 결코 가볍지 않다. 전념은 우리의 주의를 한 점으로 모으는 능력이다. 선수의 눈은 오로지 공, 셔틀콕, 받아 쳐야 할 목표물을 보아야 한다. 그의 마음속엔 상대편 선수들, 날씨, 소음, 관중, 성패의 꿈들이 없어야 한다. 온전히 그 순간에 집중해야 한다.

전념에는 눈의 역할이 중요하다. 시선이 무엇에 붙들리면 마음은 고요해진다. 눈은 우리로 하여금 자신에 가닿을 수 있게 하는 힘이 있다. 시선을 고정시키는 법은 요가 수련으로 배울 수 있다. 시선을 한 점에 고정시키는 법을 익히면 아사나 속에서 균형을 이루고 유지하는 일이 가능하다. 초보자는 브륵샤아사나, 비라바드라아사나Ⅲ, 팔로 균형을 잡는 동작들에서 균형 잡기가 어려울 것이다. 하지만 눈으로 한 점을 응시할 수 있게 되면 균형 유지는 가능하다. 시선이 흔들리는 순간 균형도 무너질 것이다. 전념의 질은 아사나 수련으로 향상된다.

집중

다라나(Dhāraṇā 집중)는 아스탕가 요가의 필수 부분이다. 파탄잘리의 정의에 따르면 '다라나는 몸 안이나 몸 바깥의 한 점으로 주의를 모으는 것이다. deśa bandhaḥ cittasya dhāraṇā' 아사나 수련 중에는 내적인 눈이 몸 안으로 주의를 집중하는 반면, 스포츠에서는 몸 바깥을 향해 있다. 집중력은 주의 깊게 관찰하고 인식하는 능력과 더불어 온다. 누구나 대충 전반적인 것들엔 주의를 기울일 수 있지만 세세한 것들을 관찰하려면 특별한 능력이 필요하다. 어떤 스포츠에서건 초보 선수들은 대략적인 것만 본다.

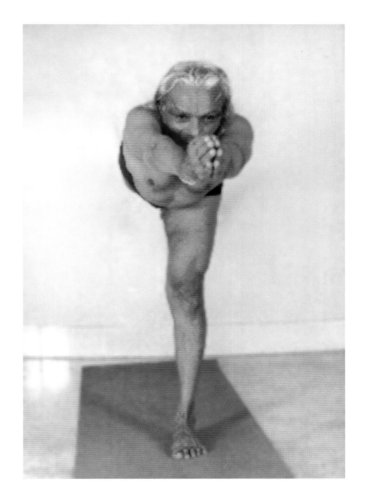

❝ 아사나 수련 중에는 **내적인 눈**이 몸 안으로 주의를 집중하는 반면, 스포츠에서는 **몸 바깥**을 향해 있다. **❞**

온 존재에 퍼져 있는 지성

스포츠맨에는 취미 스포츠맨과 아마추어 선수, 그리고 프로 선수, 두 부류가 있다. 어떤 스포츠맨들은 재미로 혹은 건강을 위해서 경기를 한다. 이들은 경기에 관한 복잡한 내용들에는 관심이 없고 모든 규칙이나 규정을 따르지도 않는다. 이런 식으로 팀 경기를 하는 사람들은 팀의 정원조차 다 채우지 않을 수도 있다. 선수들 사이에 특정 역할이랄 것도 없다. 이렇게 시합하는 사람들은 길거리나 학교 운동장에서 흔히 볼 수 있다. 반면에 프로 스포츠는 매우 중대한 사안이며, 프로 선수는 관련 기술에 능숙해야 한다. 프로 선수는 자신을 성공으로 이끌 모든 자질들을 습득하고 향상시켜야 한다. 그러는 사이 지속적인 주의력으로 경기를 치르면서 그는 서서히 전문가, 특수 전문가로 성장해 간다. 예를 들어, 크리켓 경기에서 크리켓 선수는 단지 투수가 되는 데만 전념하는 것이 아니라, 스핀 볼링(spin bowling 변화구), 페이스 볼링(pace bowling 속구), 심지어 오프 스핀(off-spin 타자의 다리 쪽으로 스핀이 걸리도록 던지는 투구)이나 레그 스핀 볼링(leg-spin bowling 타자의 다리 바깥쪽으로 스핀이 걸리도록 던지는 투구) 등에 더욱 전념할 수 있다. 필더도 특수한 전문성을 가지고 위켓이나 슬립(slip 위켓에서 몇 야드 떨어진 후방), 굴리(gully 위켓 바로 후방), 아웃필드(2개의 위켓 사이에서 투수와 타자 등이 경기를 벌이는 인필드의 바깥 부분) 등 고정된 포지션을 차지할 수 있다. 취미 스포츠맨과 아마추어 선수, 그리고 프로 선수 사이에 근본적인 차이를 결정짓는 것은 몸의 지성의 향상이다. 두 부류를 가르는 필수 요건인 이 지성의 훈련법도 다르다.

운동선수는 직감적으로 공을 쳐야 한다. 타자는 생각이나 분석을 통해서 특정하게 날아오는 공에 적합한 타구법을 결정할 시간이 없다. 이 과정이 너무 오래 걸리면 공은 벌써 위켓의 기둥까지 날아가 버릴 것이다.

뇌의 지성은 몸 전체에 작용해야 한다. 그러면 깨어 있는 몸의 지성이 특정 공에 어떤 타구법으로 반응해야 할지 결정하는데, 이때 직감적으로 떠오르는 것은 그야말로 이 지성이 만드는 작지만 큰 차이이다.

아사나는 몸의 지성의 향상을 돕는다. 흔히 오해하기로 아사나는 단순히 육체적 동작이나 훈련이라고들 한다. 실제로 아사나는 한 인간의 몸과 마음과 지성의 다양한 측면에서 조화를 이끌어 내기 위해 몸으로 이루는 정렬과 재정렬이다.

지성을 이 정도로 계발하려면 각 동작에 뒤따르는 반작용들을 잘 관찰할 수 있어야 한다. 예를 들어, 모든 서서 하는 아사나들은 타다아사나에서 시작된다. 우티타 프라사리타 파도타나아사나를 취하려고 두 다리를 뻗을 때 다리와 등, 발에서 일어나는 반작용에 주의를 기울여야 한다.

타다아사나에서는 발과 다리의 바깥쪽이 단단하지만 우티타 프라사리타 파도타나아사나에서 두 다리를 벌리면 안쪽이 더 단단하게 느껴진다. 이것을 알아차린 후에는 몸을 재정렬해서 다시 다리의 바깥쪽에 더 힘을 주어야 한다. 이런 식으로 각 아사나를 매일 수련하면 점차 몸의 지성이 계발된다.

발이 방향을 잡을 때 엄지발가락은 지성적이고 기민해야 한다. 테니스, 배드민턴, 탁구, 축구, 크리켓처럼 선수의 발이 민첩해야 하는 스포츠에서 코치는 발놀림을 중요시한다. 발의 움직임을 결정하는 것은 사실 발 전체가 아니라 엄지발가락이라는 점에 주의하라. 더 정확히는 엄지발가락 전체가 아니라 엄지발가락 바깥쪽이 지성적이어야 한다. 만약 지성이 오직 몸의 다른 쪽 끝인 뇌에만 있다고 믿는다면 엄지발가락에도 지성이 있다는 사실을 이해하기가 힘들 수도 있다.

엄지발가락의 지성은 하룻밤 사이에 얻어지는 게 아니다. 이를 위해서는 모든 아사나에서 양 엄지발가락의 위치를 잘 살펴보라. 발가락의 안쪽과 바깥쪽이 서로 평행하도록 발가락을 바닥에 내려놓아라. 이런 식으로 정렬하면 수련자는 엄지발가락의 양쪽 피부에서 느껴지는 감각들도 더 잘 알아차리게 된다. 이것이 엄지발가락의 지성이고 일단 한 번 알아차리면 그 발가락은 이제 본능적으로 지성적인 반응을 보인다.

우리는 지성이 뇌에만 국한된 것으로 생각하도록 배웠다. 뇌가 우리의 모든 육체적, 정신적 활동을 통제한다고 믿는다. 실은 우리 존재 전체가 지성적일 수 있다.

우리는 흔히 몸짓 언어(body language)라는 말을 쓴다. 이 말은 몸짓 언어가 아니라 실은 몸의 지성이다. 몸의 지성이 사실에 즉각 반응하는 지성이라면 뇌의 지성은 분석적인 지성이다. 분석적인 지성은 테크닉에 작용하는 반면, 사실에 즉각 반응하는 지성은 선수에게 본능적이고 예술적인 예리함을 준다.

우리 몸의 지성은 우리가 반사적으로 보이는 행동들을 결정한다. 테니스 선수의 예를 보자. 그의 발의 지성은 예상되는 공의 방향에 맞춰 몸을 이끌고 팔의 지성은 특정 샷에 필요한 힘의 크기를 결정한다.

지성은 우리 존재 전체에 미쳐야 한다. 피부는 제일 큰 감각 기관이지만 흔히 피부는 아주 극한 상황이나 감각적인 자극에만 인지된다. 우리는 위팔두갈래근(이두박근)과 위팔세갈래근 (삼두근)은 느낄 수 있지만 위팔의 피부도 느끼는가? 근육과 뼈가 닿거나 피부와 살이 닿는 것을 느끼는가?

감각 신경은 인지하는 감각에 작용하고 운동 신경은 행동하는 기관에 작용한다. 다른 운동들에서는 행동 기관들이 인지 감각 들을 지휘하는 것에 반해, 요가 수련의 장점은 인지 감각들이 행동 기관들을 이끈다는 점이다.

아사나를 수련할 때 우리는 먼저 몸 전체를 쓰면서 몸 전체를 느낀다. 그 후에 몸 전체를 부분으로 나눠 인식하는 법을 배운다. 그렇게 서서히 몸의 미세한 부분들과 움직임들을 감지하는 세심함을 익힌다. 일단 이러한 미묘한 움직임들을 이해하고 나면 우리는 그 움직임들을 능숙히 해낼 수 있다. 그러므로 다양한 아사나에 담긴 무수한 움직임들을 통해 우리는 풍부한 감성을 키운다.

지성은 온몸과 마음으로 퍼져 나가며 필요에 맞춰 효율적으로 활용 가능하다. 예를 들어, 크리켓 경기를 보는 관중은 날아가는 공과 타자가 그 공을 치는 모습만 본다. 이와 달리, 프로 타자는 공이 날아가는 속도와 방향과 각도에 더해 경기장에 선 필더들의 위치까지도 파악한다. 관중은 타자가 배트를 휘두르는 방향만 보지만 보통의 수준의 필더는 손목의 비틀림을 관찰하고 신중한 필더는 스트로크의 방향을 판단하고자 발의 위치에 주목한다.

지성이 뛰어난 타자는 자신의 스트로크를 결정하는 것이 손놀 림보다는 발놀림이라는 것을 안다. 왜냐하면 이때 뇌의 역할을 하는 것이 발이기 때문이다.

다리에서의 균형과 안정감

균형감과 안정감은 경기 중 선수의 육체적, 정신적 평정 상태를 유지해 주므로 이는 운동선수에게는 필수 요소라 할 수 있다.

많은 스포츠에서 선수는 특정 동작을 취하는 중에도 공을 던지거나 차기 위해서 일순간 다리 하나로 균형을 잡아야 한다. 예를 들면, 테니스나 배드민턴 선수는 뛰면서 코트를 누비다가도 갑자기 멈춰 서서 스토로크를 날려야 한다. 이런 순간 균형을 유지하는 것은 대단히 중요하다.

다리 뒤쪽을 늘이는 아사나들을 규칙적으로 수련하면 다리에 안정감이 생기고 햄스트링도 유연해져서 선수가 몸을 움직이는 중에 갑자기 멈추거나 한 다리로 서 있어야 할 때 필요한 균형감을 얻을 수 있다.

> 아사나는 한 인간의 몸과 마음과 지성의 **다양한 측면에서 조화를** 이끌어 내기 위해 몸으로 이루는 정렬과 **재정렬**이다.

다리의 안정감을 위한 아사나

이 아사나들은 다리 뒤쪽을 늘인다.
규칙적으로 수련하면 햄스트링은
부드러우면서 탄력 있게 되고 다리는
강해진다.

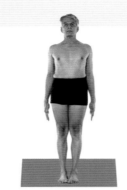

타다아사나

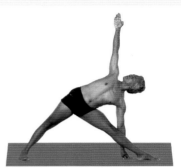

우티타 트리코나아사나

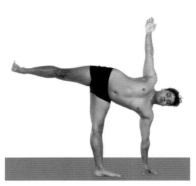

아르다 찬드라아사나

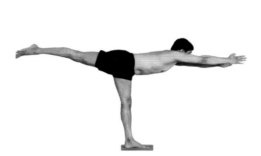

비라바드라아사나 Ⅲ

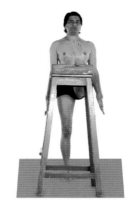

우티타 하스타 파당구쉬타아사나

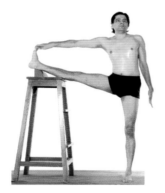

파르스바 우티타 파당구쉬타아사나

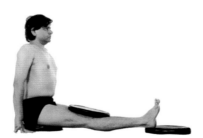

단다아사나

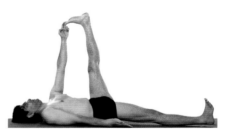

숩타 파당구쉬타아사나

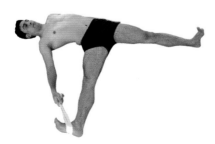

파르스바 숩타 파당구쉬타아사나

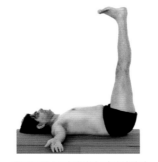

우르드바 프라사리타 파다아사나

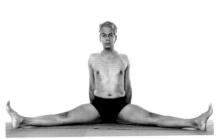

우파비스타 코나아사나

근력

근력은 힘든 공을 치고 받을 때 필요하다. 근육의 힘은 근육 크기와 양에 따라 달라진다. 개개인의 유전적 구조가 그 사람의 근육 크기를 결정하지만 근육은 훈련으로도 크게 발달시킬 수 있다. 아사나는 주 근육만 아니라 보조 근육에도 작용하므로 결국 보조 근육이 주 근육을 도울 수 있다. 아사나는 우리가 완력을 쓰지 않고도 우리 몸의 힘을 지성적이고 기품 있게 활용하는 법을 가르쳐 준다.

단순히 연습하는 것은 근육에 힘과 에너지를 주지 않는다. 중요한 것은 움직임을 만드는 재주이다.

등척성 운동(isomectric exercise 근육의 길이가 변하지 않은 채로 근력을 발휘하는 운동)이 특정 근육을 개발하기 위해서 시행 된다면 등장성 운동(isotonic exercise 근육 길이가 짧아지거나 늘어나면서 근력을 발휘하는 운동)은 힘을 키운다. 등척성 움직임들은 특정 아사나를 하는 동안 여러 근육에 걸쳐 동시에 일어난다. 예를 들면, 우르드바 다누라아사나 수련 시 몸을

천천히 들어올리고 내리면서 팔을 정렬하고 어깨뼈(견갑골)를 맞추면 등과 어깨세모근(삼각근)과 팔 근육들을 동시에 단련 시킨다. 일단 우르드바 다누라아사나에서 몸을 들어올린 상태라면 몸의 무게 때문에 등장성 운동의 효과가 나타나며 팔과 다리에 힘이 생긴다.

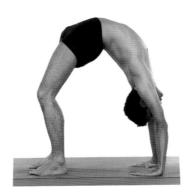

우르드바 다누라아사나

힘을 기르기 위한 요가 쿠룬타

요가 쿠룬타를 빨리 이어가면 팔에 큰 힘이 생긴다.

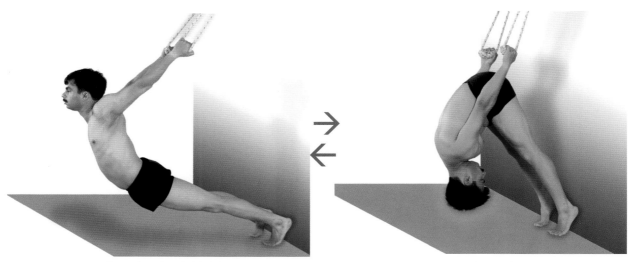

로프 우르드바 무카 스바나아사나   로프 파스치모타나아사나

힘을 기르기 위한 아사나

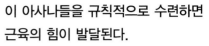
이 아사나들을 규칙적으로 수련하면 근육의 힘이 발달된다.

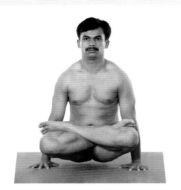
톨라아사나

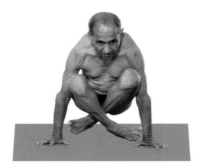
롤라아사나

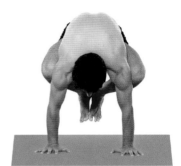
바카아사나

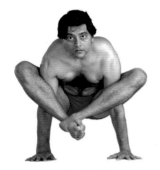
부자피다아사나

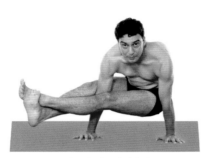
아스타 바크라아사나

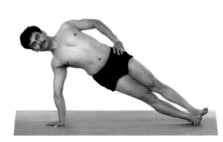
바시스타아사나

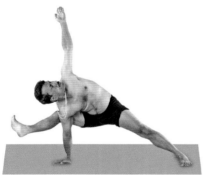
비스바미트라아사나

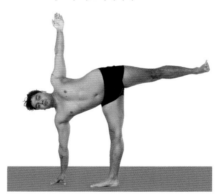
아르다 찬드라아사나

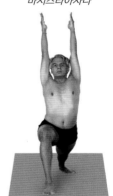
비라바드라아사나 I

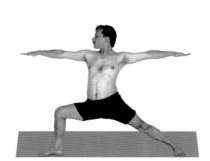
비라바드라아사나 II

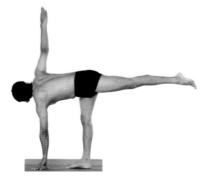
파리브르타 아르다 찬드라아사나

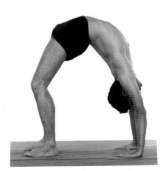
우르드바 다누라아사나

체력

만약 운동선수가 경기장에서 버틸 체력을 가지고 있지 않다면 재능이나 기량, 스피드, 민첩성, 힘은 아무런 의미가 없다. 아주 뛰어난 10대 테니스 선수들이 1~2년 만에 극도의 피로를 토로하는 일은 흔히 발생한다. 대부분의 스포츠는 엄청난 체력을 요구한다. 스포츠 시즌이 길어질수록 운동선수들은 시즌 내내 경기를 잘 뛸 수 있도록 더 큰 체력이 필요하다. 체력은 단순히 몸의 육체적 훈련을 통해 길러지지 않는다. 체력 강화에는 프라나 (Prāṇa 생명력)가 매우 중요한 기능을 한다.

프라나는 우리 안에 존재하는 생명력으로 육체적, 정신적, 지성적, 성적, 영적, 우주적 에너지이다. 모든 진동하는 에너지는 프라나이다. 이것은 모든 존재에 숨어 있거나 잠재적인 에너지로서 위험한 상황에서는 최대한으로 발휘된다. 이것은 모든 활동의 원동력이다. 이 생명력이 돌면서 우리 존재에 활기를 북돋운다. 생명은 숨 없이 존재하지 못하므로 프라나는 종종 간단히 숨으로 번역된다. 각 아사나에는 저마다 독특한 호흡 패턴이 있다. 따라서

다양한 아사나들의 수련은 우리 존재의 각기 다른 부분들로 프라나를 실어 나른다. 일상적인 활동으로는 이런 일이 일어나지 않는다. 호흡은 에너지를 운반하는 방식이며 아사나 수련을 통해 우리는 심지어 지금까지도 알려지지 않은 수많은 부분들로 에너지를 전달하고 저장한다. 이렇게 하여 전체 에너지의 양은 증가하고 그 결과 체력도 커진다.

어떻게 하면 프라나가 몸 전체를 순환하게 할 수 있을까? 프라나야마는 프라나를 실어 나르는 수단의 하나이지만 프라나야마를 할 수 있으려면 호흡을 느낄 정도의 민감성이 필요하다. 프라나야마와 비교해서 어떤 아사나들은 에너지가 자리하는 위치, 즉 흉부와 그 주변을 자연스럽게 열어서 호흡으로 가득 차도록 몸을 맞추기도 한다.

체력 향상을 위한 아사나

이 아사나들은 에너지의 저장고인
가슴 측면과 흉부 주변을 연다.
이 아사나들은 체력 향상에 있어서
중요한 역할을 한다.

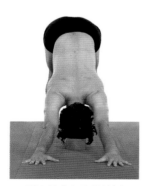

아도 무카 스바나아사나

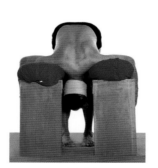

우타나아사나

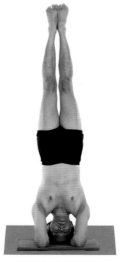

살람바 시르사아사나

체력 향상을 위한 아사나 (앞장에 이어서)

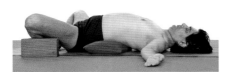

숩타 받다 코나아사나

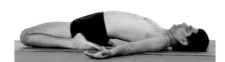

숩타 비라아사나

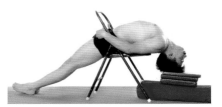

드위 파다 비파리타 단다아사나

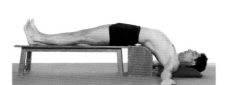

세투 반다 사르반가아사나

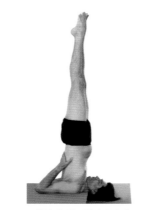

살람바 사르반가아사나

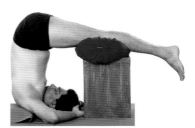

아르다 할라아사나

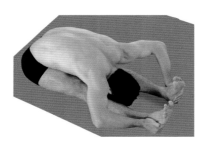

파스치모타나아사나

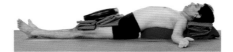

사바아사나

지구력

체력이 좋은 사람은 육체적인 면에서 지구력도 좋다. 그러나 지구력은 몸만이 아니라 정신에 관한 것이기도 하다. 몸을 그 한계 너머로 밀어붙이는 데는 마음이 중대한 역할을 한다. 모든 행동은 처음엔 육체적인 힘과 에너지에서 비롯하지만 그 후로는 마음과 의지의 힘이 중요하다. 때때로 사람들은 자신의 육체적 능력을 훨씬 넘어서는 임무를 수행하는데, 이것은 오로지 그 사람의 강한 의지로만 설명이 가능하다. 정말 정신의 힘은 몸의 힘을 훨씬 능가한다. 육체 개발엔 한계가 있지만 마음의 훈련에는 끝이 없다. 마음이 지닌 힘은 무한하다. 요가는 몸도 마음만큼 빨리 움직이도록 돕는다. 요가는 꾸준한 의지, 깨어 있는 몸, 인내심을 가지고 여러 상황들을 견디는 지구력을 길러준다.

스피드, 민첩성, 체력과 더불어 인내심도 운동선수에게 꼭 필요한 기준이다. 불안한 상태에서 서둘러 공을 던진다면 그 경기는 그것으로 끝장이다. 힘이 세고 체력도 좋아서 경기 초반을 책임지는 오프닝 타자가 초조함을 느끼거나 참을성을 잃으면 절대로 실적이 좋을 수 없다. 투수가 일부러 오프스텀프(off-stump 위켓을 이루는 3개의 세로 막대 중에서 가장 바깥쪽에 있는 것) 바깥쪽으로 던진 공을 타자가 받아 치려고 시도하는 과정에서 오히려 득점을 내주는 수가 많다. 테니스와 배드민턴에서 공을 계속 주고 받는 랠리를 끝내는 것은 어느 한 선수의 멋진 샷이라기보다는 인내심을 잃은 샷의 탓이다. 선수들은 인내력이 필요하다.

인내력과 참을성, 지구력은 규칙적인 요가 수련으로 마음이 평온하고 차분하고 침착할 때 함양되는 정신적인 자질이다.

지구력 향상을 위한 아사나

지구력이라는 자질은 이 아사나들의 수련을 통해서 얻을 수 있다.

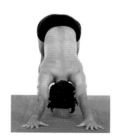

아도 무카 스바나아사나

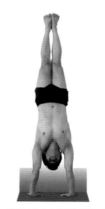

아도 무카 브륵샤아사나

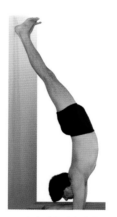

핀차 마유라아사나

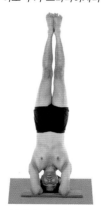

살람바 시르사아사나

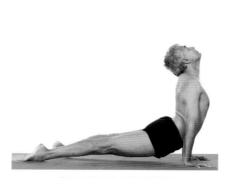

우르드바 무카 스바나아사나

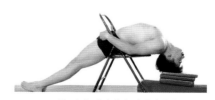

드위 파다 비파리타 단다아사나

지구력 향상을 위한 아사나 (앞장에 이어서)

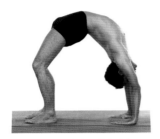

우르드바 다누라아사나

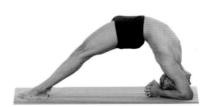

드위 파다 비파리타 단다아사나

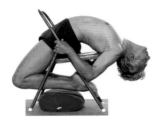

카포타아사나

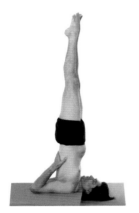

살람바 사르반가아사나

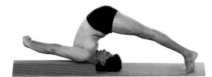

할라아사나

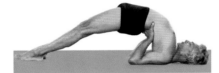

세투 반다 사르반가아사나

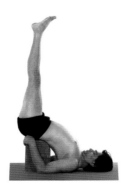

비파리타 카라니

부상의 위험 낮추기

요가 수트라에 따르면 '아직 오지 않은 고통은 피할 수 있고 피해야 한다. Heyaṁ duḥkham anāgatam' 요가는 예방 요법이고 운동선수들은 요가로 부상을 미연에 방지할 수 있다. 그러나 만약 부상을 당한 상태라면 요가로 그 부상이 더 심해지는 것을 막을 수 있다. 요가 수트라에 언급된 바와 같이 '요가 수련으로 번뇌와 업이 끝을 맺는다. Tataḥ kleśa karma nivṛttiḥ'

부상은 운동선수의 삶에서 중요한 부분이다. 부상은 학교나 동호회, 국가 대표팀에서 잘나가던 선수에게 때 이른 은퇴를 가져올 수 있으므로 모든 선수가 부상을 두려워한다. 부상은 육체적 고통뿐 아니라, 자신의 현재 랭킹이나 팀에서의 위치 등을 잃을 수 있다는 두려움과 감정적 트라우마도 초래한다. 어떤 부상들은 공에 맞아서 골절되는 경우처럼 순전히 불운한 사고이기도 하다. 헬멧과 보호대와 같이 적절한 예방책을 쓰면 이 같은 불상사가 일어나는 것을 최소화할 수 있다.

경기장에서 발생하는 사고의 수는 감소했지만 부상 자체는 증가 추세이다. 경기장에서 발생하는 부상의 대부분은 근육과 관절을 무리해서 쓰거나 충분히 사용하지 못한 데서 비롯한다. 문제는 선수가 훈련을 위해 경기장에 서는 날부터 시작된다. 몸은 서서히 왜곡되고 정상적인 정렬 상태에서 벗어난다. 왼손잡이인 타자의 경우를 생각해 보자. 네트에서 연습 중이건, 실제 시합 중이건 간에 그의 오른쪽 어깨는 계속 안쪽으로 말려 있고 목은 오른쪽으로 비틀어져 있다. 이 같은 행동을 매일같이 하다 보면 목의 오른쪽 측면은 짧아진다. 이 문제를 바로잡거나 미연에 방지하려면 왼손잡이인 타자는 경기 중이 아닐 때 오른쪽 어깨가 왼쪽 어깨와 일직선을 이루도록 늘 신경 써야만 한다.

테니스, 배드민턴, 스쿼시처럼 라켓을 쓰는 스포츠에서 라켓을 휘두르는 팔은 강하지만 긴장한 경우가 흔하다. 선수들은 양팔의 긴장을 다 풀도록 애써야 한다. 이때, 오른 손바닥으로 왼 팔꿈치를 잡는 파스치마 받다 하스타아사나와 파스치마 나마스카라아사나가 도움이 될 것이다.

한 방향으로만 움직이는 행동들은 허리 근육도 혹사시킨다. 처음엔 쿡쿡 쑤시는 통증이나 불편함을 느끼지만 나중엔 인대가 늘어나고 뒤틀려서 목과 등, 어깨에 심한 통증을 일으킨다. 왼손잡이인 선수들은 경기 후 오른쪽으로, 오른손잡이인 선수들은 왼쪽으로 몸을 트는 우티타 마리챠아사나와 바라드바자아사나를 규칙적으로 해야 한다. 이렇게 하면 경기 중 몸에 생긴 과도한 긴장이 사라진다.

부상의 위험을 줄이는 아사나 I

특정하게 몸을 쓰는 경기 방식 때문에 목이 긴장되고 짧아진다. 이 아사나들로 목의 긴장을 풀 수 있다.

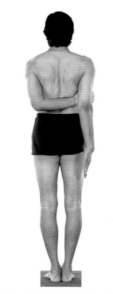
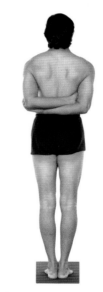

파스치마 받다 하스타아사나　*파스치마 받다 하스타아사나*

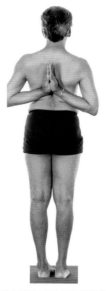

파스치마 나마스카라아사나

아픔과 통증은 운동선수의 삶에서 직업병과 같지만 이런 고통은 미연에 방지되거나 최소화될 수 있고 마땅히 그리 되어야 한다. 한쪽 방향으로만 향하는 몸짓과 행동들의 악영향을 상쇄하도록 적절히 주의를 기울이면 선수들은 즉각 통증이 완화됨을 느끼고 애초에 이들 신체 부위에 부상이 생기는 것을 막을 수 있다. 아사나를 통해 적정한 가동 범위 내에서 몸을 움직이면 몸을 바르게 정렬하는 데 도움이 된다.

수영이나 서핑, 야구, 소프트볼, 크리켓, 테니스와 배구처럼 반복해서 팔을 머리 위로 들어올려야 하는 스포츠에서는 어깨 충돌증후군이 흔하다. 넓은등근(latissimus dorsi 등의 넓고 큰 삼각형 형태의 근육)을 잘 다스리면 어깨 부상의 확률은 크게 떨어진다.

위켓 키퍼, 골키퍼, 역도 선수들은 무릎에 압박을 받기 쉬운 반면에 크리켓 타자들, 테니스와 축구 선수들은 허리의 통증을 곧잘 겪는다.

에너지를 몸 속을 흐르는 강에 비유했을 때 물이 지나치게 많아지면 강이 범람하는 것과 같이, 몸의 특정 부위를 과도하게 사용하면 그 부위에 너무 많은 에너지가 몰려서 '범람'을 일으키고 그 결과 '침식(짓무름)'과 '피해(상처)'가 발생한다. 마찬가지로 충분히 사용되지 않은 신체 부위에는 에너지 '가뭄'이 생긴다. 아사나 수련을 통해 우리는 에너지의 흐름을 적당히 재분배하는 법을 배운다. 과도하게 긴장이 쌓인 부위는 쉬게 하고 충분히 사용하지 못한 부위는 움직이도록 해야 한다.

예를 들어, 뒤넙다리근(햄스트링)을 포기하면 대퇴사두근이 발달한다. 햄스트링은 단단하고 짧고 뻣뻣해지다가, 긴장이 쌓이면 쉽게 찢어진다. 햄스트링 파열은 흔한 부상이지만 대퇴사두근 파열은 매우 드물게 일어난다. 몸을 앞으로 숙이는 아사나들과 서서 하는 아사나들에서는 햄스트링이 스트레칭 되고 가늘고 길게 늘어나면서 잘 기능하게 되어, 햄스트링의 유연성과 힘이 커지고 이 부위를 확장해서 써야 할 순간에 대비할 수 있게 된다.

인대 파열과 근육 결림의 위험은 몸이 경직되어 있을 때 훨씬 커지지만 아사나 수련으로 유연성을 기르면 그 같은 불상사를 최소화할 수 있다. 부상 발생 시 다친 부위를 인지하고 필요한 조치를 취할 수 있도록 평상시 몸을 잘 준비해 놓으면 부상을 당한다 해도 훨씬 빨리 회복할 수 있다.

어떻게 아사나들이 특정 부상을 예방하고 극복하도록 돕는지는 뒤에서 더 자세히 이야기하겠다.

부상의 위험을 줄이는 아사나 II

이 두 가지 아사나를 수련하면 늘 긴장 상태에 있던 허리가 편안해진다.

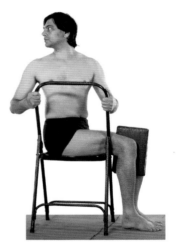

바라드바자아사나

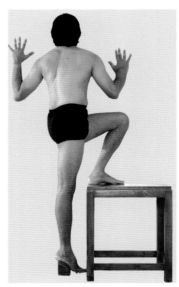

우티타 마리챠아사나

빠른 이완과 원기 회복

시합이나 훈련으로 길었던 하루를 마치면 몸을 쉬고 싶은 것은 당연하다. 온몸이 피로하겠지만 가장 긴장된 부분은 눈이다. 눈은 뇌와 바로 연결되어 있으므로 분명히 뇌도 피로하다. 몸은 스스로 스트레스와 긴장에서 회복되는 기제를 갖추고 있다. 수면도 하나의 방법이다. 하지만 대개 사람들은 잠이 가장 필요할 때 잠을 잘 수 없는 경우가 많다. 운동선수들은 몸이 자연적으로 회복되기를 기다릴 만한 시간이 없다. 시합 바로 다음 날 활력을 되찾아야 하며 만약 숙면을 취하지 못하면 그들은 원기를 회복하지 못할 것이다.

운동선수들이 육체적 긴장에서뿐만 아니라 경쟁이 심한 시합의 기복에서 회복되도록 새로운 이완 기법들이 끊임없이 시도되고 있다. 어떤 선수들은 수영장에서 수영하며 쉬기도 하고 음악을 듣거나 아예 다른 스포츠를 즐기기도 한다. 하지만 이런 식의 이완은 세포체에 활기를 일으키지 못하고 마음의 불안을 없애지도 못한다.

요가는 이완의 필요를 강조하지만 더 나아가 원기 회복을 꾀한다. 이완이 부정적인 것에서 중립의 상태로 가는 것이라면 원기 회복은 중립적인 것에서 긍정적인 상태로 가는 것이다.

몸이 피곤해서 쉬고 싶어도 마음은 여전히 바쁘다. 선수가 실책을 한 날엔 양심의 가책을 느끼고 죄책감으로 괴롭다. 시합이 잘 풀린 날엔 마음이 흥분에 들뜬다. 두 경우 다 잘 쉬기는 어렵다. 아사나는 좋은 기분이든 나쁜 기분이든 간에 모든 감정들을 마음에서 비워내어 몸과 마음을 중립의 상태로, 현재에 집중된 상태로 이끈다. 아사나 수련으로 선수는 다음 경기를 새로운 눈으로 보고 자신의 정신적 에너지를 긍정적으로 쓰는 법을 배운다.

이완과 원기 회복을 위한 아사나

이 아사나들은 도구가 필요하다.
이 아사나들로 수련자의 호흡은 길고
부드러워지며 신경계가 안정되고
침착함과 평정을 되찾을 수 있다.

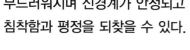
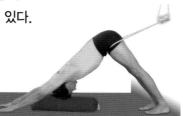
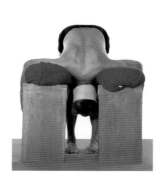
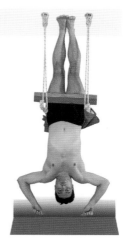

아도 무카 스바나아사나

우타나아사나

시르사아사나

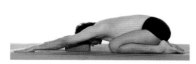
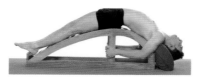
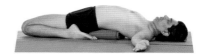

아도 무카 비라아사나

드위 파다 비파리타 단다아사나

숩타 비라아사나

이완과 원기 회복을 위한 아사나 (앞장에 이어서)

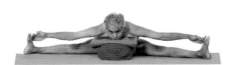

아도 무카 우파비스타 코나아사나

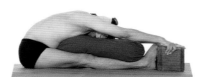

파스치모타나아사나

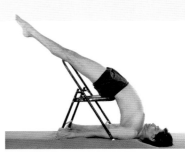

살람바 사르반가아사나

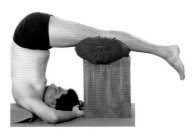

아르다 할라아사나

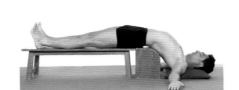

세투 반다 사르반가아사나

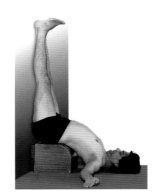

비파리타 카라니

눈의 이완

선수들은 쉼 없이 주변을 관찰하고 시선을 집중시켜야 하며 경계를 늦춰서도 안 된다. 이렇게 눈 근육을 혹사시키면 하루 일과 후 눈의 통증과 두통이 유발된다. 눈은 신체의 어떤 부위보다도 많이 사용되므로 일부로라도 이완을 취해야만 한다.

눈 근육의 피로를 없애는 가장 좋은 방법은 크레이프 붕대(탄력 붕대)로 눈을 감는 것이다. 붕대로 눈을 가리기 전에 부드럽게 이마의 피부를 문지르고 윗눈꺼풀을 뺨 쪽으로 살며시 쓸어내린다.

머리를 받친 상태에서 몸을 아래로 향해 앞으로 숙이는 아사나들은 눈을 이완하는 데 도움이 된다.

눈의 이완을 위한 아사나

이 아사나들은 가급적 눈에 크레이프 붕대를 감고 수련해야 한다.

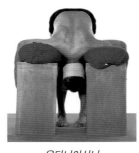

우타나아사나

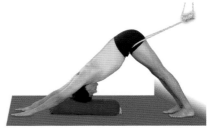

아도 무카 스바나아사나

눈의 이완을 위한 아사나 (앞장에 이어서)

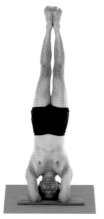

살람바 시르사아사나

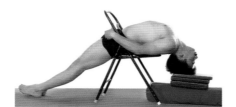

드위 파다 비파리타 단다아사나

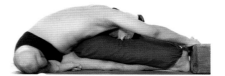

자누 시르사아사나

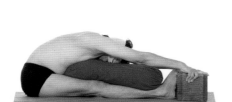

파스치모타나아사나

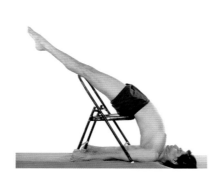

살람바 사르반가아사나

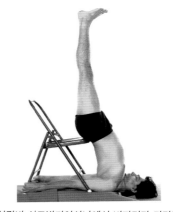

살람바 사르반가아사나에서 비파리타 카라니

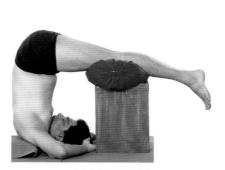

아르다 할라아사나

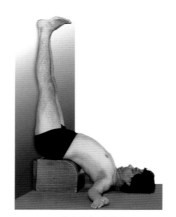

비파리타 카라니

의욕

학교 대표이건 대학이나 동호회, 지역 대표이건 간에 선수들은 누군가를 상대로 스포츠 경기를 뛰기 시작하는 순간 자신의 목표를 세운다. 그는 힘차게 앞으로 나아가 성공하고 싶다. 그러나 항상 성공할 수 있는 게 아니고 때때로 선수들은 기대치에 못 미치는 수도 있다. 자신의 목표가 이루어지지 못할 거라고 느끼거나 시합에서 자신의 입지가 더 이상 커지지 않을 거라고 느끼는 순간, 안일함이 올라오면서 선수는 해이해진다. 의욕이 시들고 긴장감도 잃는다.

프로 운동선수들은 선수 생활 초기에 대단히 열성적이지만 다양한 원인들로 인해 서서히 좌절감을 경험하면서 더 이상 경기가 즐겁지 않게 된다. 이것은 선수 개인에게, 만약 그가 팀 스포츠를 뛴다면 그의 팀에게 심각한 영향을 끼칠 것이다. 부정적, 비관적 태도는 선수와 주변인들을 우울하게 한다. 좌절감에 젖으면 선수는 서서히 사기를 잃어 몸이 무거워지고 마음은 느려진다. 문제를 곱씹느라 이미 지칠 대로 지친 심신을 더 혹사시키는 대신 회복시키는 아사나를 수련한다면 그는 부정적인 감정을 빨리 털고 일어날 것이다.

성공을 거둔 선수는 때때로 자기 에고의 희생양이 된다. 오늘날 많은 스포츠가 매우 미화된 탓에 운동선수들이 롤모델로 우상화되고 아이콘이나 홍보대사로 나서게 되었다. 한 선수가 몇 번의 기량 발휘로 모든 승리의 주역으로 극찬을 받는다. 이런 식으로 인정받으면 그 선수는 자기 때문에 팀이 존재하는 것이지, 그 반대가 아니라고 믿게 된다. 자기 의식과 자만심이 생기고 이것이 너무 지나치면 그 선수와 팀은 결국 파국의 길로 접어든다.

명성에 흔들리는 선수들은 오직 자기 이익을 위해서만 경기를 뛰게 된다. 그들은 팀을 희생해서 자신의 실적을 올리려고 애쓴다. 타자 순서에서 중간에 배치되는 타자가 원데이 매치(one-day match 하루에 이루어지는 크리켓 게임)에서 3오버(over 크리켓 투수가 공 6개를 던지는 일종의 세트 개념)를 받아쳐 재빨리 30런(run)을 득점하고 위켓을 비우는 것이 50년에 걸쳐 30오버를 뛰는 것보다 그의 팀에겐 훨씬 더 큰 의미일 수 있다. 선수 기록 명부에는 그 선수의 이름으로 그 50년이 기록되겠지만 그 시합에서 그 팀은 졌을 수도 있다. '나' 이전에

> **" '나' 이전에 '우리'라는 태도는** 전체 팀원들이 마음에 지녀야 할 필수 요소이다. 오로지 **자아(에고)가 진정될 때라야** 팀에 소속되어 있다는 느낌이 생긴다. **"**

'우리'라는 태도는 전체 팀원들이 마음에 지녀야 할 필수 요소이다. 오로지 자아가 진정될 때라야 팀에 소속되어 있다는 느낌이 생긴다.

현인 파탄잘리가 말하길, 참된 지식의 부족(아비디야 avidyā), 오만한 자아(아함카라 ahaṁkāra)와 어리석은 자만심(아스미타 asmitā), 욕정(라가 rāga), 부정적인 감정이나 증오(드베샤 dveṣa), 실패의 두려움과 자신감 부족(아비니베샤 abhiniveśa), 이것들은 모두 개인을 몰락으로 이끈다. 이러한 나약함들을 요가 수련으로 극복할 수 있다.

훈련

야마(Yama)와 니야마(niyama)는 아스탕가 요가의 첫 두 원칙이다. 야마를 이루는 다섯 가지 계율은 아힘사(ahiṁsā비폭력), 사트야(satya 진실), 아스테야(asteya 불투도), 브라마차리아(brahmacarya 행위에 마음을 모으는 것), 그리고 아파리그라하(aparigraha 불탐)이다. 폭력과 진실하지 못함, 절제 없는 행동, 제어와 자제가 결여된 욕망, 물건을 모으고 저장하는 욕망은 모든 인간 속에 내재한다.

야마는 우리 안에 잠재되어 있는 폭력과 거짓말, 도둑질, 절제되지 못한 욕망이나 탐욕처럼 본능을 따르는 정신적, 감정적, 지적 나약함들에 반대된다.

우리 사회의 훈련과 교육은 우리가 이런 나약함들에 초연하도록 가르친다. 그러나 때때로 우리는 초연하지 못하고 결국 그 나약함들을 표출하고 만다. 나중에 우리가 대체 무슨 짓을 한 것인지 깨닫는 순간, 우리는 죄책감을 느낀다. 예를 들어, 만약 우리가 생각이나 행동으로 혹은 성냄으로 누군가를 다치게 했다면 흥분이 가시는 즉시 우리의 양심이 우리를 찌른다.

산스크리트어로 사람은 'mānava'라고 한다. 이때 'man'은 마음(mind)을, 'māna'는 명예(honor)를 뜻한다. 우리의 마음은 우리의 자산이다. 이것이 우리를 다른 동물들과 구분 지으며, 우리는 우리에게 부여된 이 특별한 능력을 예우하고 존중해야 한다. 하지만 우리 안에 내재한 잠재적 나약함들을 극복해서 스스로 기대에 어긋나지 않고 영예로운 삶을 살 수 있도록 우선 마음을 갈고닦아야 한다.

현인 파탄잘리는 야마를 강요하는 대신 니야마(niyama), 즉 일종의 행동 규율을 제시해서 마음을 수련하고 야마를 자연스럽게 흡수하도록 했다. 니야마를 따르면 우리는 선량하고 도덕적인 태도로 살 수 있다. 니야마의 계율은 사우차(śauca 청결), 산토사(santoṣa 만족), 타파스(tapas 정해진 목표를 이루려는 열정), 스바드야야(svādhyāya 자아 교육), 이스바라 프라니다나(Īśvara praṇidhāna 절대 신성에 내맡김)이다.

니야마는 수련자나 선수의 육체적, 정신적, 도덕적 에너지 및 여러 감정들, 지성, 민감함 등을 올바른 방향으로 안내한다. 결국 이것은 수련자와 선수의 몸과 마음에 역동적이고 긍정적인 의지력을 발달시킨다.

몸과 마음을 청결히 하는 습관을 통해 선수는 정직하고 비폭력적이고, 자신의 몸을 깨끗이 유지하기 위해서 지나치게 먹고 마시는 것을 피하는 법을 배운다.

선수가 만족감을 느끼면 다른 선수들의 성공을 시기할 필요도, 어떤 물건이나 묘안을 훔치거나 숨길 필요도 없게 된다.

정해진 목표를 이루려는 열정은 선수로 하여금 자신의 경기를 연구하게 하고 자신의 기량을 꾸준히 향상시킬 수단과 방법을 이해하고자 노력하게 한다. 그는 외압 때문이 아니라 성공하고자 하는 자기 열정 때문에 도전하며 그 누구도 아닌, 바로 자기 자신과 싸운다. 그는 매 경기마다 자신의 강점과 약점을 파악해서 발전시켜야 한다. 이런 노력은 자신의 경기에서, 삶에 있어 진일보하도록 그를 뒷받침하는 힘이 된다. 끝으로, 만약 선수가 자신이 성취한 모든 것을 이스바라(Īśvara), 곧 절대신성에 내맡기는 겸손함을 갖춘다면 그는 그의 생활을 위험에 빠뜨릴지 모를 에고로부터 자유로워질 것이다.

요가의 장점은 선수에게 야마와 니야마를 강요하지 않고 그저 자존감과 빼어남을 갖춘 삶을 사는 길을 보여준다는 데 있다.

파탄잘리는 '삶을 올바로 사는 기술을 거스르는 원칙들은 분별지로 맞서야 한다. Vitarkabādhane pratipakṣabhāvanam'고 했다. 시비를 명확히 분별할 수 있는 사람은 자연히 야마를 따른다. 요가는 이 분별지로 수련자를 밝게 비춘다.

규칙적인 요가 수련으로 선수들은 올바른 훈련을 받고 그 기량이 탁월해진다.

> **요가의 장점은 선수에게 야마와 니야마를 강요하지 않고 그저 자존감과 빼어남을 갖춘 삶을 사는 길을 보여준다는 데 있다.**

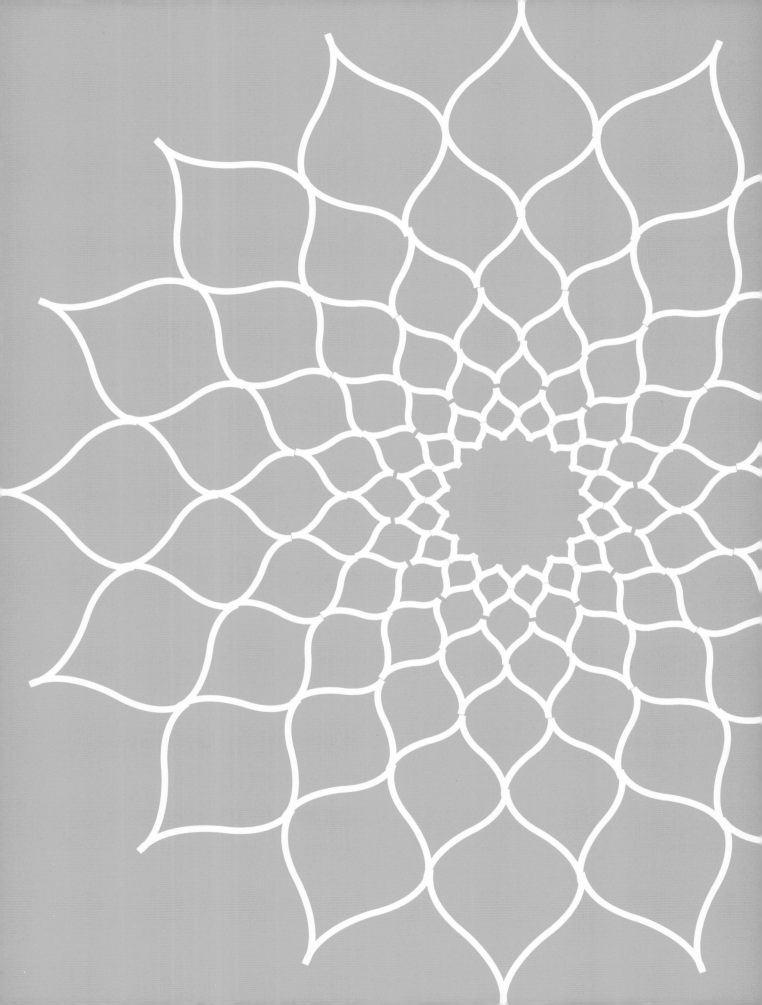

근골격계:
탄탄하면서도 민감하게

요가는 참지 않아도 되는 것은 치유하고 치유할 수 없는 것은 참는 법을 우리에게 가르쳐 준다. 심지어 고통을 참아야 할 때라도 우리가 좀더 쉽게 활동할 수 있도록 그 고통스러운 부위를 어떻게 움직여야 하는지, 그리고 그 부위가 더 나빠지지 않도록 어떻게 보호해야 하는지도 가르쳐 준다.

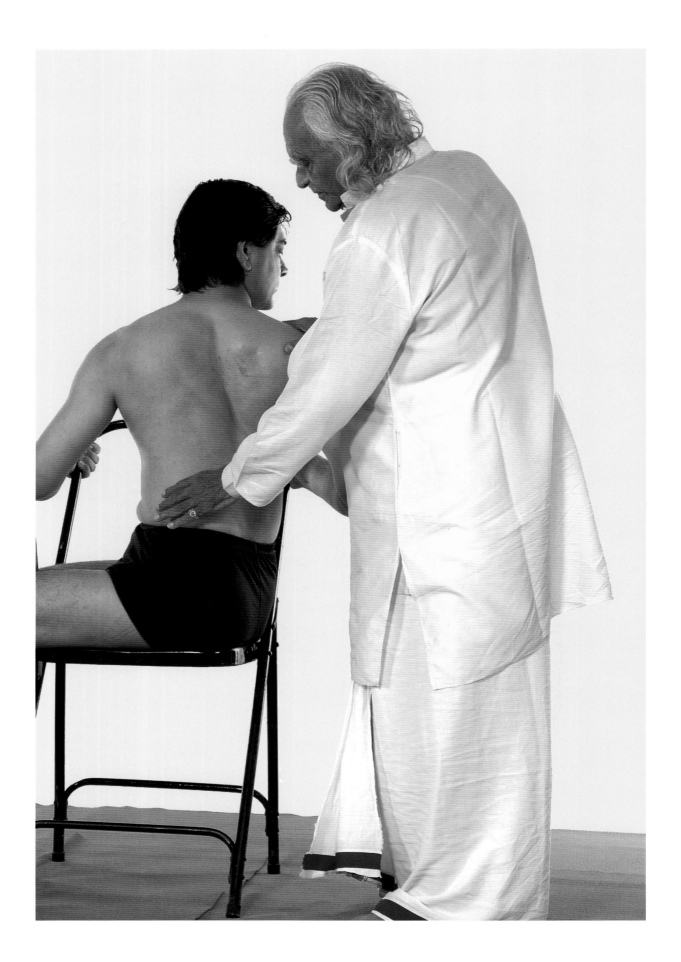

근골격계를 이루는 구성 요소

모든 생명체의 기본 구성 단위는 세포이다. 구조와 기능이 비슷한 세포들이 모여서 조직을 이룬다. 결합조직, 근육조직과 같이 서로 다른 종류의 조직들이 모여서 각각 골격기관, 근육기관을 형성한다. 결합조직은 특수세포들과 그 세포들을 한데 묶는 일종의 망으로 구성되고 이 특수세포들과 망에 따라 그 조직의 성격과 기능이 결정된다. 뼈, 연골, 힘줄, 인대는 결합조직에 속한다.

뼈 : 우리 몸을 구성하는 206개의 뼈는 각각 뼈세포로 이뤄져 있는데 이 뼈세포는 뼈를 돌처럼 단단하게 하는 매우 탄탄한 망이 여러 겹 쌓여 만든 촘촘한 빈 공간에 존재한다. 뼈는 우리 몸의 틀을 제공한다. 뼈는 몸을 지탱하고 보호하며 근육의 움직임을 조절하고 여러 신체 부위가 움직일 때 지렛대처럼 작용하기도 한다. 특정한 뼈들의 골수는 혈액세포를 형성하는 능력도 있다.

연골 : 연골은 약간 부드러운 형태의 뼈이다. 연골은 뼈와 뼈가 만나는 표면이 마찰로 상하는 것을 막는다. 압축성이 뛰어난 연골은 척추 사이에 쿠션 같은 추간판을 형성해서 척추뼈들이 서로 부딪히는 것을 막는다. 연골은 뼈의 한쪽 끝이 다른 뼈에 연결되는 관절에도 있다. 예를 들어, 위팔뼈와 견갑골이 만나서 어깨 관절을 이루는 위팔뼈의 맨 윗부분에 연골이 없다면 위팔뼈는 완전히 부서지고 말 것이다. 연골은 갈비뼈(늑골)와 흉골도 이어준다.

스포츠를 직업으로 삼았다면 자기도 모르게 그 짝도 함께 들이기 마련이다. 그 짝은 바로 통증이다. 통증을 겪어보지 않았거나 진통제를 먹어보지 않은 운동선수는 찾아보기 어렵다.

통증의 강도와 지속 시간, 통증이 몸의 움직임을 제한하는 정도는 선수마다 다르고 그 선수의 운동 종목에 수반되는 신체 활동에 좌우된다.

흥미로운 점은 선수들 대부분이 통증을 겪지만 그 모두가 통증을 불평하진 않는다는 것이다. 요즘 팀 스포츠의 경우, 경쟁이 워낙 치열해서 선수의 기량과는 상관없이 누구나 통증과 부상 때문에 자신의 자리를 잃을까 두려워한다. 이렇듯 통증과 두려움을 고스란히 안고 시합에 나감으로써 스스로 자신의 신경계에 얼마나 많은 스트레스를 주고 있는지 선수들은 알지 못한다.

교체 선수가 한 번 멋진 활약을 보이면 팀에서 주전의 자리를 차지할 수 있지만 부상당한 선수는 제외될 수 있다. 그러니 선수들이 통증을 참고 진통제를 투여해 가면서 계속 경기에 출전하는 것은 흔히 있는 일이다. 하지만 진통제가 문제의 근본 원인을 치료해 주진 않으므로 초기에 처치하지 않은 탓에 외과 수술로 이어지는 경우가 허다하다.

요가는 참지 않아도 되는 것은 치유하고 치유할 수 없는 것은 참는 법을 우리에게 가르쳐 준다. 심지어 고통을 참아야 할 때라도 우리가 좀더 쉽게 활동할 수 있도록 그 고통스러운 부위를 어떻게 움직여야 하는지, 그리고 그 부위가 더 나빠지지 않도록 어떻게 보호해야 하는지도 가르쳐 준다.

고통을 치유하거나 견디게 하는 요가의 효험을 제대로 알려면 우선 통증을 느끼는 몸의 기관을 이해해야 한다. 일반적으로 근육과 관절이 가장 부상당하기 쉽다. 근육과 관절은 장기를 보호하는 근골격계의 일부로 몸의 틀을 제공하고 인체에 안정감을 주며 우리가 하는 모든 크고 작은 움직임들을 가능하게 한다.

근골격계에 대해 대략적으로라도 이해한다면 근골격계를 강화시키고 효율적으로 사용하는 데 많은 도움이 될 것이다.

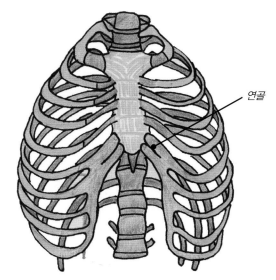

연골

갈비뼈와 흉골을 잇는 연골

힘줄 : 끈과 같은 구조로 이루어진 이 강한 섬유조직은 근육을 뼈에 붙이고 그 옆에서 나란히 기능한다. 영어로는 'tendon' 혹은 'sinew'라고도 하는데, 재미있는 것은 산스크리트어로 'sinew'는 'snāyu'이며 이는 곧 힘을 뜻한다. 힘줄은 근육을 뼈에 붙일 뿐만 아니라 그 부분에 힘을 주는 책임도 맡고 있다. 요가아사나를 행하면 힘줄이 잘 늘어나서 근육의 긴장이 풀리고 그 결과 근육은 같은 움직임이라도 힘을 덜 들이면서 더 잘 수행할 수 있게 된다.

인대 : 힘줄과 마찬가지로 인대도 강한 섬유조직이 조밀하게 모여서 이루어진다. 인대의 기능은 무릎과 팔꿈치, 손목의 관절에서처럼 관절 부위에서 뼈와 뼈를 묶는 것이다. 인대는 힘줄보다 탄력성이 커서 질긴 고무 밴드와 같다. 이따금 인대가 지나치게 당겨지거나 늘어날 수 있는데, 이럴 경우 그 인대가 붙어 있는 관절의 기능이 떨어진다.

결합조직의 특징이자 한계는 매우 적은 양의 혈액만 그 속을 흐른다는 점이다. 힘줄과 인대가 받는 혈액 공급량은 대단히 적고 연골은 아예 그마저도 받지 못한다. 이런 까닭에 인대는 한 번 다치면 회복되는 데 시간이 아주 오래 걸린다. 뼈는 몇 주 안에 치유되지만 인대는 얼마나 걸릴 지 아무도 모르므로 인대가 찢어진 사람들은 인대가 찢어지느니 차라리 뼈가 부러지는 쪽을 택하겠다고들 한다. 인대가 찢어진 경우 유일한 처치법은 외과 수술인 것으로 간주된다.

다양한 아사나들은 인대를 강화시키고 인대의 탄력성을 높인다. 아사나 수련은 부상당한 인대와 힘줄이 회복 촉진을 위해 존재하는 특정 혈관에 접근하게 해준다.

근육 : 근육에는 세 종류가 있다. 힘줄에 의해 뼈와 인대, 연골에 붙어 있는 골격근, 심근, 그리고 혈관벽과 소화관에 존재하는 민무늬근. 골격근은 의지대로 움직일 수 있다 하여 맘대로근(수의근)이라 부르고 다른 두 가지는 제대로근(불수의근)이라 한다. 요가 수련을 통해서 제대로근도 임의로 사용하거나 쉽게 할 수 있다.

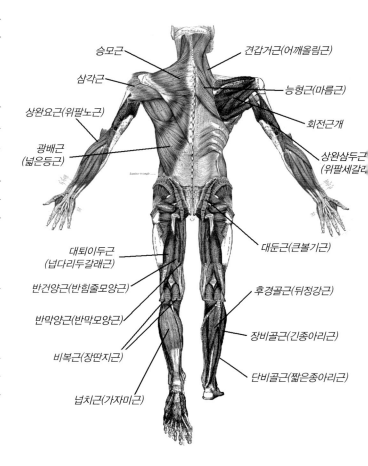

인체의 주요 근육

이미지 출처 : Häggström, Mikael. "Medical gallery of Mikael".

척주(등골뼈)

신체 부위를 편히 움직이려면 근육이 그 근육에 상응하는 뼈와 가까이 붙어 있는 것이 중요하다. 근육이 붙어 있는 뼈가 지렛대로서 역할을 하면서 근육의 움직임을 도와주면 그 근육은 덜 긴장한다. 근육이 움직임의 책임을 도맡으면 그 근육은 훨씬 더 많은 힘을 써야만 한다. 특히 팔다리에서 뼈와 근육 사이의 중요한 관계를 견고히 하는 데 힘줄과 근육의 미세한 끝부분이 막중한 기능을 한다.

예를 들어, 두 팔을 양옆으로 뻗어서 바닥과 수평이 되도록 유지한다. 몇 분쯤 지나면 마치 바닥이 팔을 끌어내리는 양 위팔이 무겁게 느껴질 것이다. 팔에 근육 피로가 쌓이는 데는 몇 분도 채 걸리지 않는다.

같은 동작을 다시 한 번 취하는데, 이번엔 주의를 기울여 어깨를 움직이지 않으면서 팔꿈치 관절을 똑바로 편 채 단단히 고정시키고 손가락 끝도 쭉 뻗는다. 이렇게 하면 위팔의 근육이 덜 긴장한다는 사실을 알게 될 것이다. 이런 정렬법으로 위팔이 다부져지는 느낌도 든다. 마치 근육이 뼈를 착 감는 것처럼 말이다. 이렇듯 아사나는 효과적으로 골격근을 사용하는 독특한 방법을 우리에게 알려준다. 이것이 바로 아사나가 다른 운동들과 다른 점이다.

관절 : 각 관절은 두 개 이상의 뼈를 잇는다. 근육 및 인대와 더불어 관절은 206개의 뼈를 한데 연결하는데, 그렇지 않으면 이 뼈들은 그리 체계 있게 제자리에 있을 수 없다. 관절의 또 다른 중요한 기능은 골격에 가동성을 부여한다는 것이다. 운동선수는 신체 활동 범위가 무척 넓어야 하므로 관절을 효율적으로 사용한다. 외부의 타격을 정면으로 맞아 손상되기 쉬운 관절은 운동선수의 신체 부위 중에서 가장 일찍 노화된다.

주요 관절의 구조와 기능을 기본적으로 이해하면 요가를 통해 관절 사용을 최대화하는 데 크게 도움이 될 것이다.

척주는 척추뼈로 불리는 33개의 뼈가 기차처럼 한 줄로 쭉 이어져 있다. 기차의 각 칸이 살짝 빈 공간의 힘을 활용한 연결기로 하나씩 차례로 붙어서 사고나 갑작스러운 움직임으로부터 승객을 보호하듯이, 우리의 척추뼈도 강한 인대와 단단한 추간판, 민감한 근육, 각 척추뼈 사이의 공간의 도움을 받아 외부 충격으로부터 몸을 지킨다.

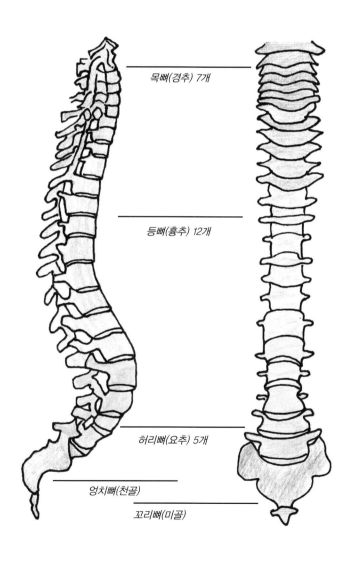

목뼈(경추) 7개

등뼈(흉추) 12개

허리뼈(요추) 5개

엉치뼈(천골)

꼬리뼈(미골)

척추뼈의 첫 7개는 목뼈(경추)를, 그 다음 12개는 등뼈(흉추)를, 그 다음 5개는 허리뼈(요추)를, 그 다음 하나로 붙어 있는 5개는 엉치뼈(천골)를, 하나로 붙어 있는 마지막 4개는 꼬리뼈(미골)를 이룬다. 목을 앞으로 숙였을 때 돌출하는 척추뼈가 7번째 목뼈이다.

몸을 앞으로 숙이거나 등을 활 모양으로 뒤로 젖히거나 몸통을 옆으로 기울이거나 비트는 동작들에서 척추뼈들이 서로 마찰되어 상하는 것을 인대와 추간판이 막아준다. 만약 척추를 쓰는 데 있어서 경솔하여 몸을 앞이나 뒤, 옆으로 움직일 때 그 몸짓이 고르지 못하면 곧 부상과 통증으로 이어진다. 척추의 가장 아래에 위치한 꼬리뼈 부분은 골반대가, 등뼈는 가슴우리(흉곽)가 지지한다. 이로써 꼬리뼈와 등뼈는 목뼈나 허리뼈 부위보다 부상에 덜 취약하다. 목뼈와 허리뼈는 움직임의 범위가 훨씬 넓은데도 지지해 주는 기관이 전혀 없다. 그러니 목뼈와 허리뼈 쪽이 더 잘 다치는 게 당연하다.

척수신경은 척수가 분포하는 여러 위치에서 갈라져 나와 서로 다른 척추뼈를 거친다. 이 척수신경들 중 어느 하나라도 눌리면 통증이 유발되거나 감각이 무뎌지는데, 이런 증상은 반드시 척추라기보다는 그 눌린 신경이 지나가는 자리 부근에서 발생한다고 볼 수 있다. 예를 들어, 목 부위의 어느 신경이 눌리면 그 결과 손가락이 저리거나 통증으로 아플 수 있다.

많은 스포츠에서 척추 정렬은 어려운 사안이다. 척추뼈 하나라도 불편하면 시간이 지남에 따라 다른 척추들에도 부정적인 영향을 미치게 된다. 그러므로 누구나 척추를 굉장히 소중하게 다뤄야 한다.

목뼈(경추)

레슬링, 축구, 역도와 같은 운동 종목에서는 목과 목뼈가 긴장된다. 크리켓 선수들은 특히 장시간 타구한 후에 목의 통증을 자주 호소한다. 크리켓에서 오른손잡이 타자는 공이 날아오길 기다리는 내내 목을 왼쪽으로 틀어야 하고 왼손잡이 타자는 오른쪽으로 틀어야 한다. 이와 반대쪽으로 목을 돌려 쓰는 일은 없다. 타구를 위한 크리스(crease 타자 선)에 서서 보내는 시간이 길수록 타자는 목과 목뼈 부위를 이처럼 뒤틀린 자세로 오래 두게 된다. 균형을 맞추기 위해서 주기적으로 목을 반대쪽으로 돌리는 움직임을 하지 않으면 목 근육은 결국 겹질리고 아플 것이다. 오랫동안 그대로 방치하면 머지않아 척추증으로 이어진다.

머리를 앞으로 쑥 빼면 목덜미는 긴장된다. 이 자세는 크리켓의 위켓 키퍼와 역도 선수들에게서 흔히 볼 수 있다. 머리를 앞으로 쑥 빼고 있으면 어깨가 앞으로 말리면서 목의 뒤쪽이 짧아진다. 목의 근육과 인대는 척추의 제 위치를 지킬 책임이 있다. 만약 목의 근육과 인대가 약해져서 그 역할을 다하지 못하면 목에서 발생한 문제가 전반적인 척추 관련 문제들의 시초가 될 수 있다.

이 아사나들은 목뼈 사이에 공간을 만들고 목뼈를 정렬하며, 만약 어느 신경 뿌리나 신경이 눌려 있었다면 그것을 풀어주고 목 근육을 이완시킴으로써 목의 긴장을 풀고 목의 힘을 키워준다. 책의 설명처럼 특정 순서대로 수련하는 것이 중요하다.

목의 긴장을 풀어주는 아사나

이곳에 소개된 아사나들은 목뼈 사이에
공간을 만들고 목뼈를 정렬하여 혹시라도
눌렸을 수 있는 신경 뿌리나 신경을
풀어주고 목 근육을 강화시켜 목 근육을
편하게 만든다.

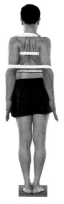

타다아사나

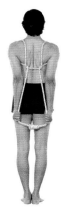

타다아사나

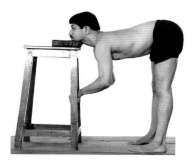

아르다 우타나아사나

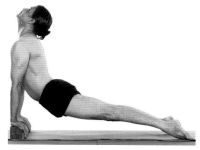

우르드바 무카 스바나아사나

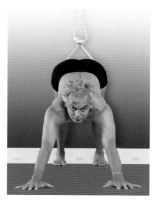

아도 무카 스바나아사나

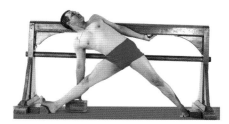

우티타 트리코나아사나

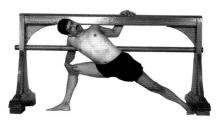

우티타 파르스바코나아사나

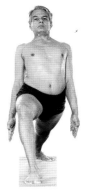

비라바드라아사나 I

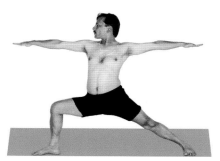

비라바드라아사나 II

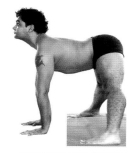

프라사리타 파도타나아사나

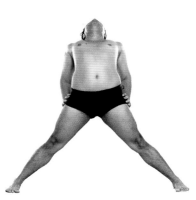

프라사리타 파도타나아사나

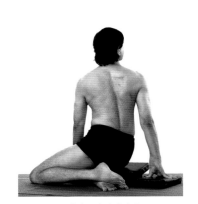

바라드바자아사나

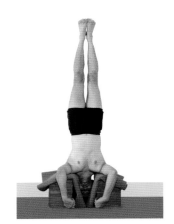

살람바 시르사아사나

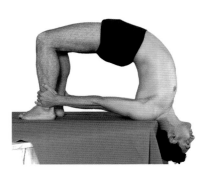

차투쉬파다아사나

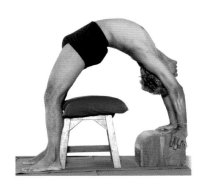

우르드바 다누라사아사

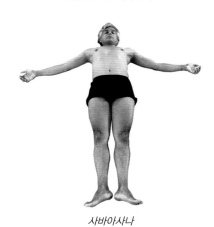

사바아사나

참고로, 로프로 목을 받쳐서 목이 자연스레 곡선을 이루게 둘 수도 있다. 신체 부위가 미끄러지지 않는 스티키 매트(sticky mat 두께가 얇고 밀착력이 좋은 매트) 위에 누워서 발바닥을 벽에 붙인 상태로 사바아사나를 하면 목이 길게 늘어나면서 목의 긴장이 풀리므로, 이 자세도 도움이 된다.

허리뼈(요추)

크리켓, 골프, 테니스, 배드민턴, 역도와 같은 스포츠에서 허리뼈는 엄청난 압박을 받는다. 앞서 설명했듯이 허리뼈는 갈비뼈나 골반대가 떠받쳐 주지 않기 때문에 부상당하기가 매우 쉽다.

갑작스럽고 심한 물리적 충격으로 혹은 경기 중 취하게 되는 이상한 자세들 때문에 척주근은 몹시 긴장한다. 즉각 필요한 조치를 취하지 않으면 이 긴장은 척추뼈 사이의 연골이 돌출되는 추간판탈출증 (일반적으로 디스크라고 부름)과 같은 훨씬 더 심각한 문제들로 이어질 수 있다.

운동선수들이 척추근의 정렬을 다시 바로잡으려면 평소와 반대 방향으로 몸을 움직여 주는 것이 중요하다. 척추근의 정렬을 맞추지 않은 채로 놔두면 선수의 허리나 목에 통증이 유발되고 심하면 추간판도 상한다. 이 아사나들은 허리뼈의 긴장을 풀고 허리뼈를 강화시킨다.

허리의 긴장을 풀어주는 아사나

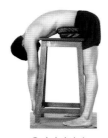

우타나아사나

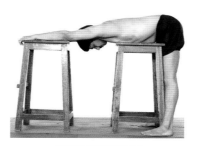

아르다 우타나아사나

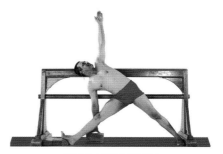

우티타 트리코나아사나

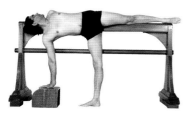

아르다 찬드라아사나

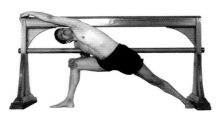

우티타 파르스바코나아사나

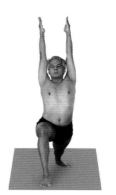

비라바드라아사나 I

허리의 긴장을 풀어주는 아사나 (앞장에 이어서)

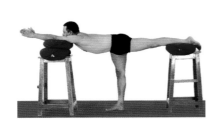

비라바드라아사나 Ⅲ

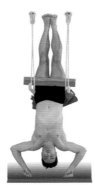

로프 시르사아사나

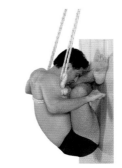

로프 아도 무카 스와스티카아사나

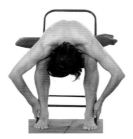

파반 묵타아사나

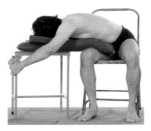

파르스바 파반 묵타아사나

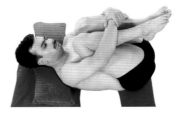

파반 묵타아사나

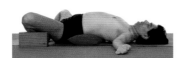

숩타 받다 코나아사나

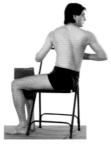

바라드바자아사나

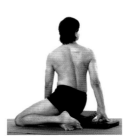

바라드바자아사나

허리의 긴장을 풀어주는 아사나 (앞장에 이어서)

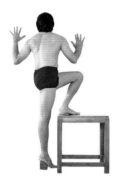

우티타 마리챠아사나

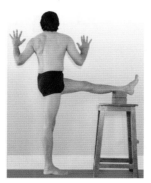

파르스바 파리브르타 우티타 하스타
파당구쉬타아사나

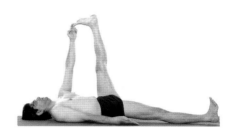

숩타 파당구쉬타아사나

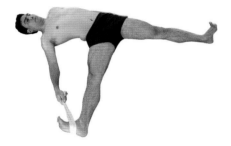

파르스바 숩타 파당구쉬타아사나

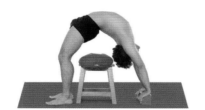

우르드바 다누라아사나

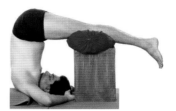

아르다 할라아사나

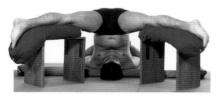

아르다 숩타 코나아사나

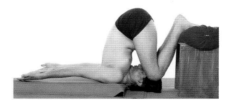

아르다 카르나 피다아사나

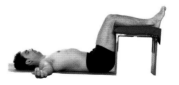

사바아사나

복근의 힘을 키우는 아사나

복근의 힘을 키워도 허리의 긴장이 완화된다. 탄탄한 복근은 등허리의 하중을 덜어 허리뼈가 상하는 것을 막아준다.

크리켓의 위켓 키퍼와 역도 선수들의 경우처럼 많은 스포츠에서 선수들은 쪼그려 앉은 자세를 자주 취해야 한다. 이 자세는 허리와 복부를 압박한다. 복근의 긴장은 복부 장기들을 딱딱하게 하고 소화 기능에 영향을 준다. 가벼운 변비 증상도 종아리에 통증을 유발할 수 있다. 이와 같은 맥락으로 우카타아사나에서 다리에 의식이 살아 있어야 하는데, 만약 그렇지 못하면 다리의 하중이 허리와 복부에 실린다.

이 아사나들을 수련하면 복근이 강화되고 탄력 있게 된다. 복근과 골반 주변을 길게 늘여서 공간을 만들고 힘을 키워준다. 우타나아사나와 프라사리타 파도타나아사나에서 상체를 숙일 때 엉덩이와 발뒤꿈치가 한 선에 있도록 유지하면서 가슴을 엉덩이에서 멀리 뻗어 내어 복근과 골반 주변에 공간을 만들어라. 자타라 파리바르타나아사나에서는 엉덩이를 바닥 쪽으로 강하게 눌러야 한다. 이 모든 아사나들은 복근의 힘과 탄력을 키우고 등허리의 하중을 덜어준다.

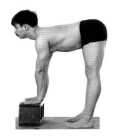

우타나아사나

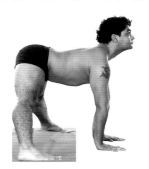

프라사리타 파도타나아사나

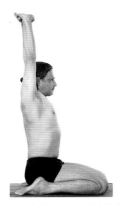

비라아사나 파르바타아사나

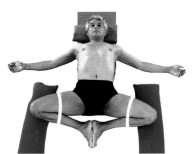

숩타 받다 코나아사나

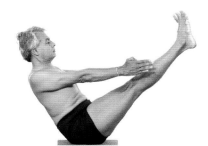

파리푸르나 나바아사나

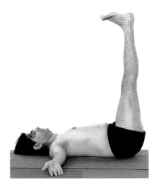

우르드바 프라사리타 파다아사나

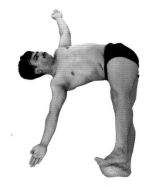

자타라 파리바르타나아사나

엉덩관절(고관절)

엉덩관절(고관절)은 넙다리뼈(대퇴골)와 골반을 잇는다. 엉덩관절은 공(ball)과 절구(socket) 형태의 관절로서 둥근 넙다리뼈 머리가 공이 되고 골반뼈가 절구가 되는 식이다. 이 관절은 인체에서 가장 단단하고 하중을 제일 잘 견디는 관절이다. 넙다리뼈와 골반이 제 위치에 있도록 아주 강한 인대가 이들을 붙들고 있어서 우리는 다양한 동작을 취할 수 있다. 엉덩이 주변의 인대는 거의 10개에 달한다.

단단한 바닥에 발바닥을 세게 디딜 때마다 골반 쪽에 충격이 가해진다. 골반의 인대

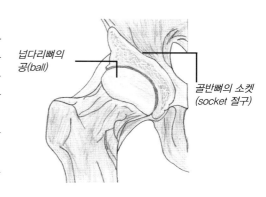

넙다리뼈의
공(ball)

골반뼈의 소켓
(socket 절구)

들이 긴장된 결과, 선수들은 엉덩이 뒤쪽이 뭉치는 듯 찌릿한 느낌과 통증을 토로한다. 운동 선수들의 경우 엉덩관절에서 부상은 잘 생기지 않지만 통증은 흔하다.

골반의 긴장을 풀어주는 아사나

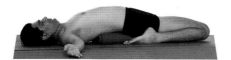

숩타 비라아사나

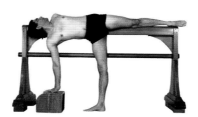

아르다 찬드라아사나

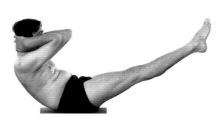

아르다 나바아사나

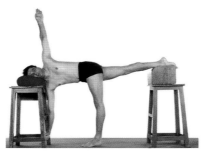

파리브르타 아르다 찬드라아사나

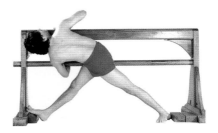

파리브르타 트리코나아사나

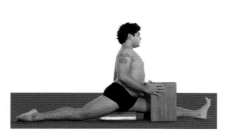

하누만아사나

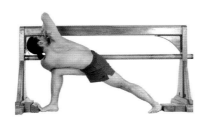

파리브르타
파르스바코나아사나

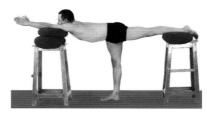

비라바드라아사나 Ⅲ

골반의 긴장을 풀어주는 아사나 (앞장에 이어서)

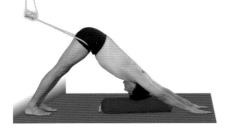

아도 무카 스바나아사나

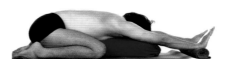

아도 무카 비라아사나

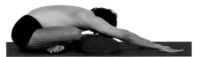

아도 무카 스와스티카아사나

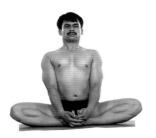

받다 코나아사나

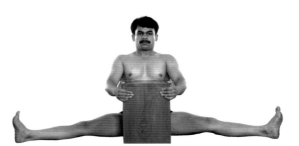

우파비스타 코나아사나

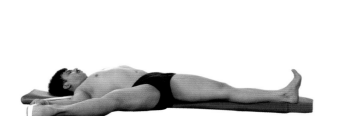

파르스바 숩타 파당구쉬타아사나

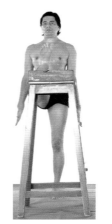

우티타 하스타 파당구쉬타아사나

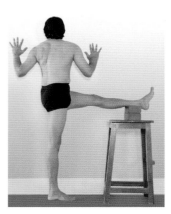

파르스바 파리브르타 우티타 하스타
파당구쉬타아사나

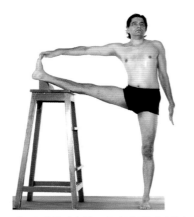

파르스바 우티타 하스타 파당구쉬타아사나

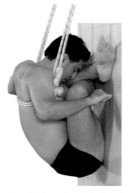

아도 무카 스와스티카아사나

이 아사나들은 골반의 긴장을
완화시킨다. 이 아사나들에서는
다리만 아니라 손도 잘 받쳐서 긴장이
풀릴 때까지 오래 지속한다. 골반뼈를
안에서 바깥 쪽으로 돌려 낸다.

비라바드라아사나 III는 말 그대로
기적 같은 효과가 있다.

무릎

무릎은 인체에서 가장 크고 복잡한 관절이다. 무릎은 몸의 온 무게를 실어 나르는 짐꾼과 같다. 매우 유연하며, 걷고 굽히고 달리고 쪼그리고 앉는 등 거의 모든 움직임에서 맡은 바 역할이 있다. 무릎은 잠시라도 편히 쉴 새가 없고 엄청난 하중을 견딘다.

넙다리뼈(대퇴골), 정강이뼈(경골), 그리고 무릎뼈(슬개골), 이 세 개의 뼈가 무릎 관절을 구성한다. 넙다리뼈와 정강이뼈 사이에 반월판이라 부르는 연골이 있다. 반월판이 완충재 혹은 충전재 역할을 해서 두 뼈 사이의 어떤 마찰도 막아준다. 즉, 이 뼈들을 보호하는 충격 흡수재와 같다. 이 연골이 닳으면 부기와 통증이 생긴다.

무릎을 조정하는 인대는 총 4개가 있고 다리를 쭉 뻗었을 때 넙다리뼈가 정확히 정강이뼈 위에 오는 것도 이 인대들 덕분이다. 두 쌍의 인대를 고루 사용하지 않으면 한 쌍은 지나치게 사용되어서 당기거나 찢어질 수 있고 다른 한 쌍은 탄력을 잃는다. 인대가 튼튼하지 못하면 연골이 긴장되고 심하면 눌린다. 뼈들 사이의 마찰을 방지하기 위해서 자연은 무릎에 체액으로 가득 찬 윤활 주머니를 많이 선사했다. 유감스럽게도 나이가 들면 이 주머니들 속의 체액이 줄거나 마른다.

다른 주요 관절들과 마찬가지로 무릎도 서로 반대로 작용하는 두 조의 근육이 그 기능에 관여하는데, 이름하여 넙다리네갈래근 (대퇴사두근)과 뒤넙다리근(햄스트링)이다. 이 근육들이 동시에 잘 기능해야 무릎 관절은 기름칠이 잘 된 상태에서 안정적으로 움직인다.

무릎은 거의 모든 스포츠에서 긴장된다. 아마도 코트나 경기장 바닥에서 무릎으로 전달되는 충격 때문일 것이다. 무릎을 지속적으로 움직이면 넙다리네갈래근은 무거워지고 그 결과 선수들은 다리를 쭉 뻗기가 굉장히 어려워진다.

무릎 관절을 튼튼히 하기 위해서 규칙적으로 수련해야 할 특별한 아사나들이 있다. 이 아사나들의 목적은 뒤넙다리근을 늘여서 넙다리네갈래근 때문에 무릎이 받는 하중을 줄이는 것이다.

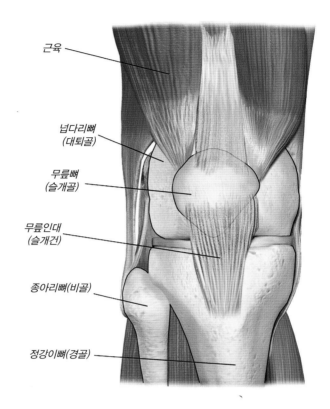

근육

넙다리뼈
(대퇴골)

무릎뼈
(슬개골)

무릎인대
(슬개건)

종아리뼈(비골)

정강이뼈(경골)

이미지 출처 : Blausen.com staff. "Blausen gallery 2014". Wikiversity.

무릎 관절을 튼튼히 하는 아사나

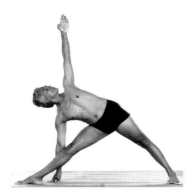

우티타 트리코나아사나

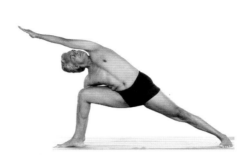

우티타 파르스바코나아사나

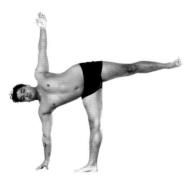

아르다 찬드라아사나

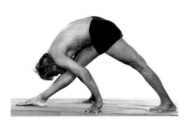

파르스보타나아사나

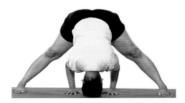

프라사리타 파도타나아사나

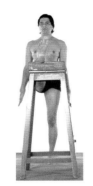

우티타 하스타 파당구쉬타아사나

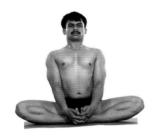

받다 코나아사나

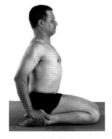

비라아사나

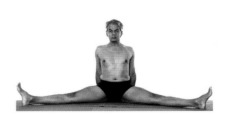

우파비스타 코나아사나

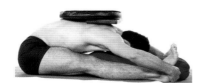

파스치모타나아사나

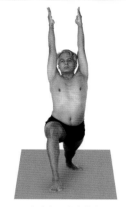

비라바드라아사나 I

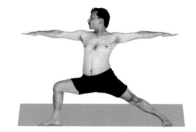

비라바드라아사나 II

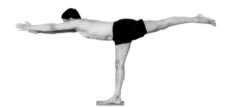

비라바드라아사나 III

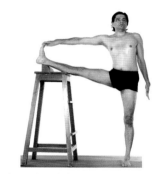

파르스바 우티타 하스타 파당구쉬타아사나

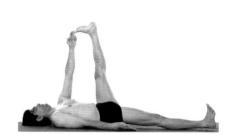

숩타 파당구쉬타아사나

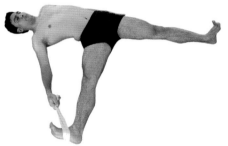

파르스바 숩타 파당구쉬타아사나

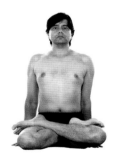

파드마아사나

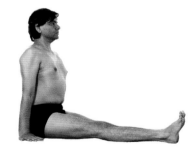

단다아사나

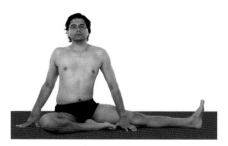

자누 시르사아사나

발목

발과 발목은 자연의 건축술이 빚은 경이이다. 발은 부서지기 쉬운 여러 개의 뼈 조각들이 모인 것이지만 그 뼈들이 배열된 방식 때문에 놀랍게도 엄청난 무게를 견딜 수 있다. 발목 관절은 발과 종아리의 뼈들(정강이뼈와 종아리뼈)을 연결한다. 정강이와 발을 이루는 뼈들은 매우 튼튼한 인대들이 지탱하고 그 덕에 발목 관절이 제자리를 지킬 수 있다. 종아리 아랫부분과 발목 관절은 전체 몸무게의 다섯 배에서 여섯 배에 달하는 무게를 감당할 수 있기 때문에 발은 강하고 단단히 유지된다.

발의 앞쪽만 아니라 정강이 앞면 아랫부분에도 넓은 인대가 가로로 놓여 기능한다. 덕분에 여러 힘줄들이 서로 연결되어서 달리기와 같은 활동 중에 발뼈가 당할지 모를 부상을 막을 수 있다. 인대가 약하면 발이 제 위치에서 벗어나 발목을 접질릴 수 있다. 그러면 걷거나 심지어 서 있을 때조차 발목 통증으로 괴로울 수 있다. 따라서 인대가 당긴다 싶으면 언제라도 적당한 붕대법의 도움을 받아 인대들을 가까이 모아 주도록 한다.

발목 주변의 인대를 잘 관리하면 발목 부상을 최소화할 수 있다. 이 인대들은 고무 밴드와 같다고 생각하라. 고무 밴드를 오랫동안 손대지 않고 방치하면 밴드는 딱딱해지고 삭는다. 인대에도 똑같은 일이 벌어진다. 꾸준히 늘여 주어야만 탄력성이 유지되고 강화된다. 반대로 고무를 너무 늘이면 끊어진다. 발목에 지나친 충격이 가해지거나 발이 잘못 돌아갔을 때 혹은 인대가 접질러지거나 끊어지면 그 같은 일이 생긴다.

여기에 소개된 특정 아사나들은 발목 인대를 늘이고 그 탄력을 유지시켜서 부상에 강하도록 해준다.

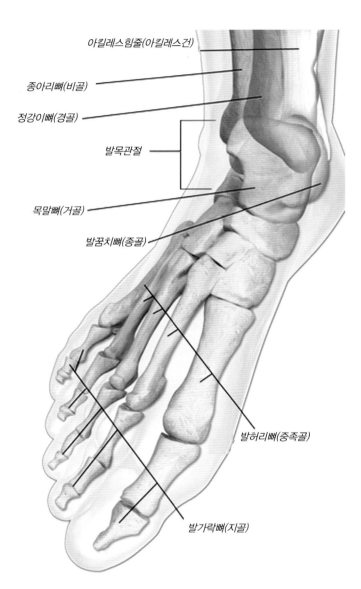

아킬레스힘줄(아킬레스건)

종아리뼈(비골)

정강이뼈(경골)

발목관절

목말뼈(거골)

발꿈치뼈(종골)

발허리뼈(중족골)

발가락뼈(지골)

이미지 출처 : Blausen.com staff. "Blausen gallery 2014." Wikiversity.

발목을 강화시키는 아사나

이 아사나들은 종아리 아랫부분의
근육들을 강화시키고 발목과 발의
인대를 늘여서 여기에 가해지는
압박을 잘 견디게 해준다.

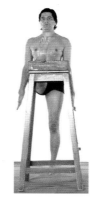

우티타 하스타 파당구쉬타아사나

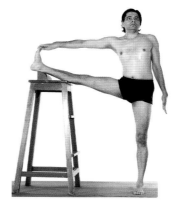

파르스바 우티타 하스타 파당구쉬타아사나

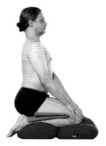

비라아사나

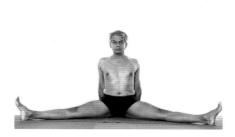

우파비스타 코나아사나

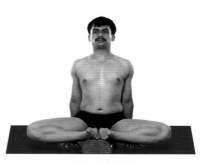

받다 코나아사나

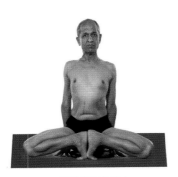

물라 반다아사나

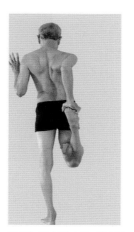

우티타 에카 파다 베카아사나

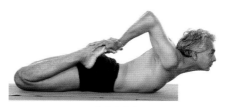

베카아사나

발

대부분의 운동선수들은 늘 신발을 신고 지내므로 발이 비교적 민감하지 못한 편이다. 특히 발꿈치와 장심, 발바닥을 중심으로 발 부상에는 취약하다. 발도 잘 보살펴야 한다. 발이 선수를 돕듯, 선수도 발을 도와야 한다.

발을 위한 아사나

이 아사나들은 발을 강화시킨다. 발이 튼튼하면 발목의 인대들도 강화된다.

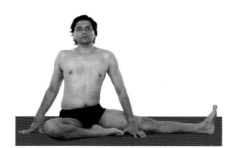

자누 시르사아사나

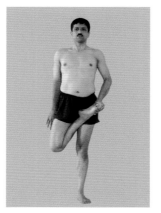

우티타 아르다 파드마아사나

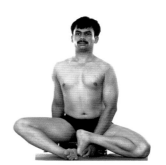

에카 파다 물라 반다아사나

골반과 무릎, 발목, 발은 함께 단단한 조직을 형성해서 허리와 연결된다. 허리에 긴장이 쌓이거나 부상을 당하면 허벅지 통증으로 이어진다. 반면에 발가락을 바깥쪽으로 향하게 두고 서는 것과 같이 잘못된 자세로 서 있으면 척추가 압박되고 허리에 통증이 유발된다. 이 같은 맥락에서 허리 근육이 약하면 무릎이 타격을 받는다. 그래서 모든 서서 하는 아사나에서는 발꿈치 바깥쪽 모서리와 새끼발가락이 나란히 일직선을 이뤄야 한다는 식으로 발의 정렬을 크게 강조한다. 아사나 수련을 통해서 몸의 근육은 이러한 정렬 상태를 유지하도록 훈련된다. 그리고 선수들은 경기 중에 몸으로 취하는 모든 자세에서 신체 부위를 조정하는 법을 익힌다.

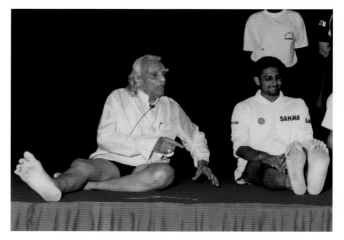

발 정렬의 중요성을 강조하는 요가차리야 BKS 아헹가 선생

어깨

어깨관절(견관절)은 모든 관절 중에서 가장 움직임이 자유로운 관절이다. 이 자유로운 움직임은 관절의 안정감을 포기한 대가이다. 엉덩관절(고관절)처럼 어깨관절도 공(ball)과 절구(socket) 형태의 관절이다. 위팔뼈(상완골) 머리는 공을, 어깨뼈(견갑골)의 접시오목은 절구를 형성한다. 공은 상당히 큰데 반해 절구는 얕아서 관절이 몹시 불안정하다.

이 관절이 제 위치를 지키는 데 도움을 주는 근육과 인대가 여러 개 있다. 그 중에서도 회전근(돌림근)이라 불리는 4개의 근육이 제일 중요하다. 이 근육들의 힘줄은 어깨관절과 적절히 얽혀서 어깨관절과 근육둘레띠(회전근 띠)를 이룬다. 바로 이 띠가 어깨관절을 보호하고 안정시키며, 위팔뼈의 큰 머리와 야트막한 절구를 붙여 준다.

아사나들은 어깨관절이 움직이는 범위를 넓혀 준다. 즉, 어깨의 움직임이 더 자유로워지고 동시에 안정적이게 된다. 어깨가 자유로우면 그만큼 부상의 위험이 줄어든다.

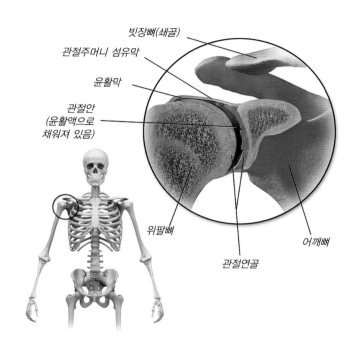

빗장뼈(쇄골)
관절주머니 섬유막
윤활막
관절안
(윤활액으로
채워져 있음)
위팔뼈
관절연골
어깨뼈

이미지 출처 : Blausen.com staff. "Blausen gallery 2014". Wikiversity.

어깨의 움직임을 자유롭게 하는 아사나

이 아사나들은 어깨의 움직임을 자유롭게 하고 모든 어깨 관련 부상의 회복을 돕는다.

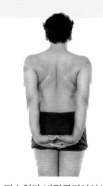

파스치마 바당굴리아아사나

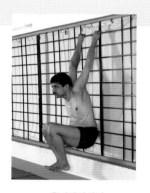

우카타아사나

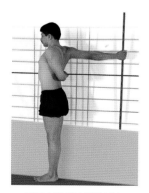

파르스바 하스타아사나

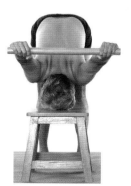

우타나아사나

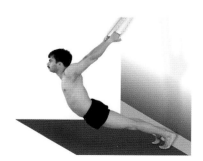

로프 우르드바 무카 스바나아사나

어깨의 움직임을 자유롭게 하는 아사나 (앞장에 이어서)

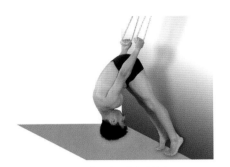

로프 파스치모타나아사나

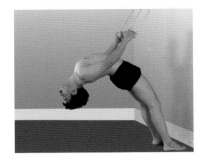

로프 푸르보타나아사나

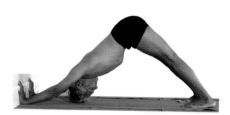

아도 무카 스바나아사나

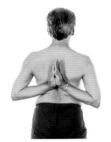

파스치마 나마스카라아사나

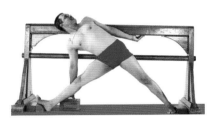

우티타 트리코나아사나

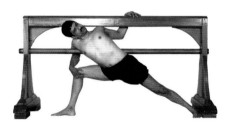

우티타 파르스바코나아사나

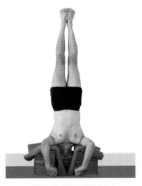

살람바 시르사아사나

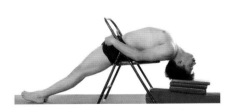

드위 파다 비파리타 단다아사나

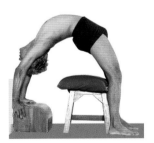

우르드바 다누라아사나

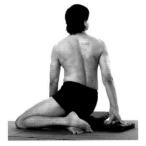

바라드바자아사나

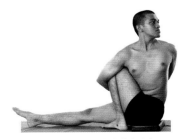

파리브르타 마리챠아사나

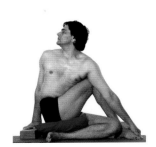

아르다 마첸드라아사나

어깨의 움직임을 자유롭게 하는 아사나 (앞장에 이어서)

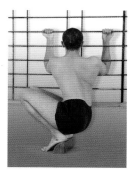

파사아사나

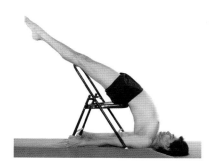

살람바 사르반가아사나

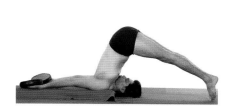

할라아사나

위팔과 어깨의 힘

크리켓과 야구에서의 투구를 비롯해 모든 라켓 스포츠에서는 팔과 어깨의 힘이 필요하다. 팔 동작으로 가속도를 내야 하는 수영과 육상 선수들도 그렇다. 역기를 들거나 암벽을 타는 선수들도 팔과 어깨에 엄청난 힘이 필요하다.

공이 날아가는 거리는 투수의 팔 힘이 결정한다. 만약 투수가 어깨와 위팔로 에너지를 충분히 끌어모으지 못하면 투수의 공은 기대만큼 멀리 날아가지 못한다. 근육은 에너지의 저장고이다. 팔 힘의 에너지원이 하나뿐이라면 곧 기운이 빠질 것이다. 따라서 우리 몸은 어깨 근육과 위팔뿐 아니라, 넓은등근(활배근)의 에너지도 끌어다 쓸 줄 알아야 한다. 이렇게 하면 팔에 충분한 에너지가 지속적으로 공급될 수 있다.

운동선수들은 어깨세모근(삼각근)만 아니라, 넓은등근(활배근)도 사용하는 법을 배워야 한다. 팔을 확장시키는 데 있어서 넓은등근의 역할을 이해하고 싶으면 팔을 머리 위로 들어 올려 보아라. 얼마쯤 시간이 지나면 위팔 근육은 무거워지고 피곤해서 곧 떨어지려고 할 것이고 이것은 많은 운동선수들이 자주 경험하는 느낌이다. 실제로 중세시대에 이것은 어린 학생들에게 가해진 벌의 형태였다. 만약 팔을 겨드랑이뿐만 아니라, 넓은등근에서부터 쭉 뻗는다면 팔은 지치기는커녕 활기를 띨 것이다. 어깨뼈(견갑골)가 움직일 때 팔은 넓은등근에서부터 움직인다. 이 동작은 어깨를 훨씬 더 자유롭게 하고 팔이 더 쭉 뻗어지는 느낌을 줄 것이다.

위팔과 어깨를 강화시키는 아사나

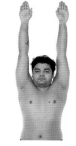

우르드바 하스타아사나 I

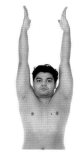

우르드바 하스타아사나 II

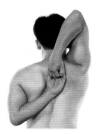

고무카아사나

위팔과 어깨를 강화시키는 아사나 (앞장에 이어서)

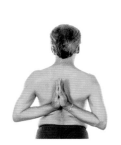

파스치마 나마스카라아사나

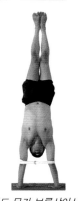

아도 무카 브륵샤아사나

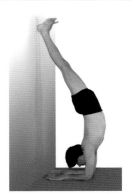

핀차 마유라아사나

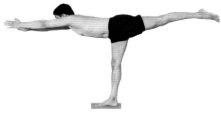

비라바드라아사나 Ⅲ

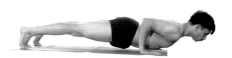

차투랑가 단다아사나

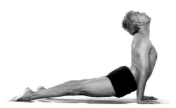

우르드바 무카 스바나아사나

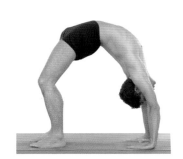

우르드바 다누라아사나

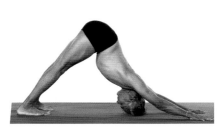

아도 무카 스바나아사나

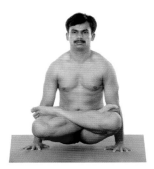

톨라아사나

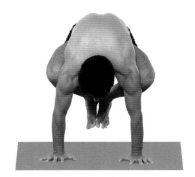

바카아사나

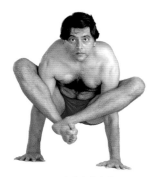

부자피다아사나

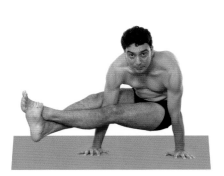

아스타 바크라아사나

팔을 곧게 뻗기

팔이 곧으면 많은 스포츠에서 훌륭한 기량을 발휘할 수 있다. 최우수 올림픽 수영 선수들을 대상으로 한 컴퓨터 애니메이션의 연구에 따르면 팔을 곧게 뻗어 스트로크 (stroke 물을 헤쳐 나가는 팔 동작)를 한 자유형 선수가 팔을 살짝 굽힌 선수보다 훨씬 더 빨리 움직인다.

기술상, 크리켓 투수가 공을 던질 때 팔꿈치를 굽히는 행위는 규정에 어긋나고 실격 사유가 될 수도 있다. 투수의 팔 각도에 대한 판정이 까다로운 국제 경기에서 이것은 중요한 사안이다. 팔을 굽혀서 투구하는 것은 허용되지 않은 행위일뿐더러, 팔을 쭉 펴서 투구할 때보다 더 많은 에너지가 든다. 팔꿈치가 굽으면 어깨와 어깨뼈, 어깨관절의 절구 부분과 팔 사이의 연결이 끊겨서 부상을 피하기 힘들다. 그러면 투수는 공이 날아가야 할 방향과 거리를 일정한 정도로 유지시켜야 하는 자신의 기본 목표를 이룰 수 없다. 우르드바 하스타아사나 I과 II, 비라바드라아사나 I, 아도 무카 스바나아사나는 투수의 팔 힘을 최대한으로 강화시켜 준다.

팔을 곧게 뻗는 아사나

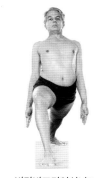

비라바드라아사나 I

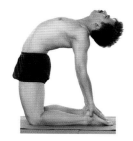

우스트라아사나

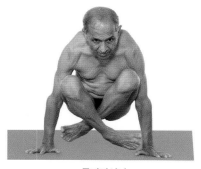

롤라아사나

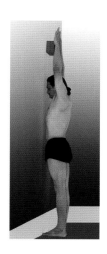
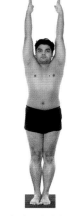
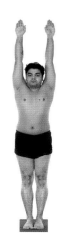

우르드바 하스타아사나

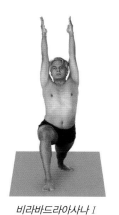

비라바드라아사나 I

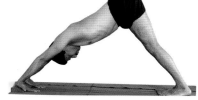

아도 무카 스바나아사나

팔꿈치

팔꿈치는 상당히 안정적인 경첩 관절이다. 이 관절은 기름칠 안 된 문이나 창문의 경첩처럼 움직임이 뻣뻣해질 수 있다. 팔꿈치는 위팔뼈를 두 개의 아래팔뼈인 노뼈와 자뼈에 연결한다. 위팔에서 비롯한 위팔두갈래근(상완이두근)과 위팔세갈래근(상완삼두근), 그리고 다른 두 개의 근육이 주로 팔꿈치의 움직임을 통제한다.

많은 스포츠에서, 특히 테니스, 스쿼시, 배드민턴과 같은 라켓 스포츠와 레슬링, 크리켓, 골프, 하키, 조정에서 팔꿈치는 긴장된다. 테니스 이외의 스포츠에서도 테니스 엘보(상과염)가 생긴다.

같은 충격이 반복됨으로써 팔꿈치를 둘러싼 조직에 트라우마가 발생하고 그러다 힘줄염(건염)으로 이어진다. 힘줄에 염증이 생기면 아파서 움직임이 제한된다. 문손잡이를 돌리거나 우산을 드는 것, 악수를 하는 등의 일상 활동은 참을 수 없는 악몽과도 같아진다.

팔꿈치의 뻣뻣함은 근육의 중심부와 가장자리, 그리고 힘줄이 잘 늘어나도록 팔을 곧게 펴는 것으로 완화시킬 수 있다. 근육이 팔을 움직이는 데 필요한 지렛대의 힘을 뼈가 제공함으로써 팔꿈치의 움직임이 더 부드러워진다.

팔꿈치를 위한 아사나

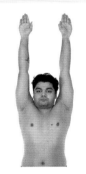

우르드바 하스타아사나

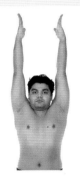

우르드바 하스타아사나

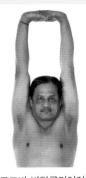

우르드바 바당굴리아아사나

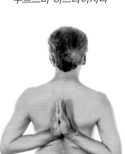

파스치마 나마스카라아사나

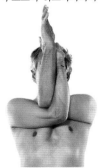

가루다아사나

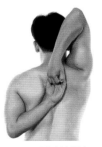

고무카아사나

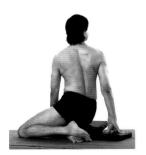

바라드바자아사나

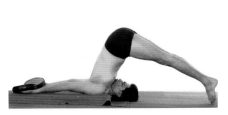

할라아사나

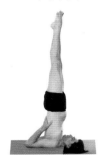

살람바 사르반가아사나

손목과 손가락

손은 인체에서 가장 다양한 기능의 놀라운 구조물이다. 꽉 움켜쥐는 것과 같은 강한 신체 행위를 수행할 수 있고 인간의 감정을 섬세하게 표현하는 수단이 되기도 한다. 그림과 악기 연주, 스포츠의 수많은 스트로크는 전부 손목과 손가락을 능숙하게 놀린 결과물이다. 얼굴 다음으로 손은 인간의 느낌과 감정을 가장 잘 드러낼 수 있는 부위이다.

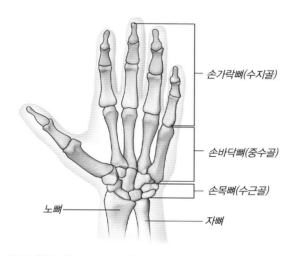

손가락뼈(수지골)

손바닥뼈(중수골)

손목뼈(수근골)

노뼈

자뼈

이미지 출처 : Blausen.com staff. "Blausen gallery 2014". Wikiversity.

손의 다양한 기능은 그 복잡한 구조에 기인한다. 한 손은 27개의 뼈로 구성된다. 그 중 8개의 손목뼈가 손목을 이룬다. 손바닥뼈는 손바닥 방향을 따라 뻗은 길다란 뼈들이고 그 끝의 각 손가락에는 3개의 손가락뼈가 있다. 이 모든 뼈들은 윤활액으로 가득 찬 관절들과 함께 놓이는데, 이들은 뼈들이 마찰로 인해 상하는 것을 막는다. 작은 손 안에 든 많은 관절들은 손의 움직임을 자유롭게 한다. 아래팔 근육에서 시작되어 각 손가락으로 뻗어 가는 단단한 힘줄이 있다. 아래팔 근육에서 시작된 이 힘줄 덕분에 섬세한 손놀림이 가능하다.

구기 종목과 라켓 스포츠, 골프, 하키, 볼링, 크리켓은 손목을 조종하는 힘과 재주가 필요하다.

손목을 돌리는 움직임의 정교함이 테니스와 스쿼시, 크리켓에서 스트로크를 결정한다. 손목이 유연해야만 손목을 잘 쓸 수 있다.

크리켓의 투구에서 공이 날아가는 거리는 힘이 좌우하고, 공이 날아가는 방향은 손목과 손가락 관절들의 섬세함이 좌우한다. 만약 손목을 조금이라도 필요 이상으로 비틀면 공은 위켓 기둥을 멀리 비켜 간다. 우르드바 바당굴리아아사나, 마리챠아사나,

파리브르타 마리챠아사나, 바라드바자아사나, 파사아사나와 더불어 '팔을 강화시키는 아사나'들은 손목과 손가락의 움직임을 자유롭게 한다. 꽉 쥐는 동작 때문에 발생하는 손목과 손가락의 긴장도 완화시킨다.

크리켓이나 라켓 스포츠 같은 많은 운동에서 손목에 끊임없이 가해지는 충격, 그리고 골프와 당구에서 지속적으로 손목을 돌리고 비트는 동작은 손목을 긴장시킨다.

손목이 아래팔과 연결되는 지점의 근육들은 좁아지고 손목이 손바닥에 연결되는 지점의 근육들은 넓게 뻗어 나간다. 손목 힘줄이 지나치게 늘어나면 염증이 생기고 손목 힘줄염으로 이어진다. 손목을 쉴 새 없이 구부리는 동작과 손목에 가해지는 충격은 혈액 순환을 막아 통증을 일으킨다.

손가락은 운동선수의 훈련에서 가장 간과되는 부위이다. 크리켓에서 공에 스핀을 주어 던지는 투수들의 상당수가 말없이 손가락 통증에 시달린다. 공에 스핀을 주기 위해서 손가락과 손목을 돌리는 행위가 손가락 힘줄에 긴장을 초래한 탓이다.

힘줄에 가해지는 하중을 덜고 혈액 순환을 개선시키기 위해서는 손가락뿐만 아니라 아래팔 근육들도 강화시켜야 한다.

여기에 제시된 아사나들을 할 때 만약 손목에 통증이 있다면 손목을 비스듬한 널빤지(slanting plank) 위에 올려 놓은 상태에서 수련해야 한다. 이렇게 하면 손가락 관절에 공간이 생기고 손과 아래팔의 혈액 순환이 개선되어 이 부위들이 강해져서 통증을 덜 느끼게 된다.

어깨와 팔꿈치, 손목, 손가락은 각기 독립된 부위가 아니다. 이들은 목뼈와 목을 포함해 서로 밀접하게 연결되어 있다. 이들 중 어느 한 부위라도 아프거나 약해지면 시간이 흐르면서 나머지 다른 부위에서도 통증이 생길 것이다. 예를 들어, 목 근육이 약하면 어깨와 팔, 손가락에도 영향이 미친다. 그러므로 모든 아사나에서 등세모근(승모근)을 몸의 뒤쪽으로 밀고 안으로 말린 어깨를 바깥쪽으로 돌려내서 혈액과 에너지가 팔 전체를 잘 흐르게 하라. 이러면 목과 어깨, 팔, 팔꿈치와 손목까지 두루 건강할 수 있고, 또 이런 방식으로 건강이 유지되어야 한다.

아래팔과 손목을 위한 아사나

이 아사나들은 아래팔의 앞면 근육을
발달시키고 손등과 손목 바깥쪽의
혈액 순환을 개선한다. 손바닥을
반대로 돌린 상태에서 이 아사나들을
수련하면 아래팔에 훨씬 더 강하게
작용한다.

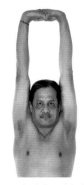

우르드바 바당굴리아아사나

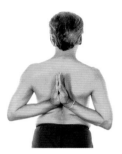

파스치마 나마스카라아사나

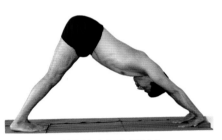

아도 무카 스바나아사나

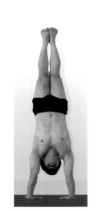

아도 무카 브륵샤아사나

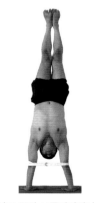

아도 무카 브륵샤아사나

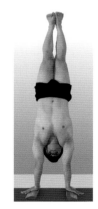

아도 무카 브륵샤아사나

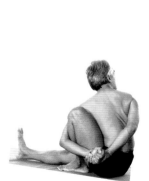

마리챠아사나

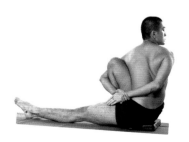

파리브르타 마리챠아사나

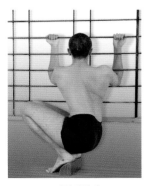

파사아사나

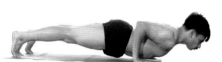

차투랑가 단다아사나

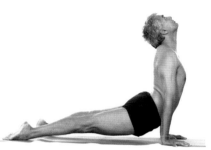

우르드바 무카 스바나아사나

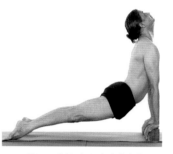

우르드바 무카 스바나아사나

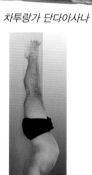

아도 무카 브륵샤아사나

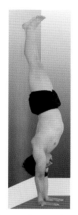

아도 무카 브륵샤아사나

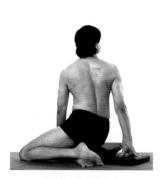

바라드바자아사나

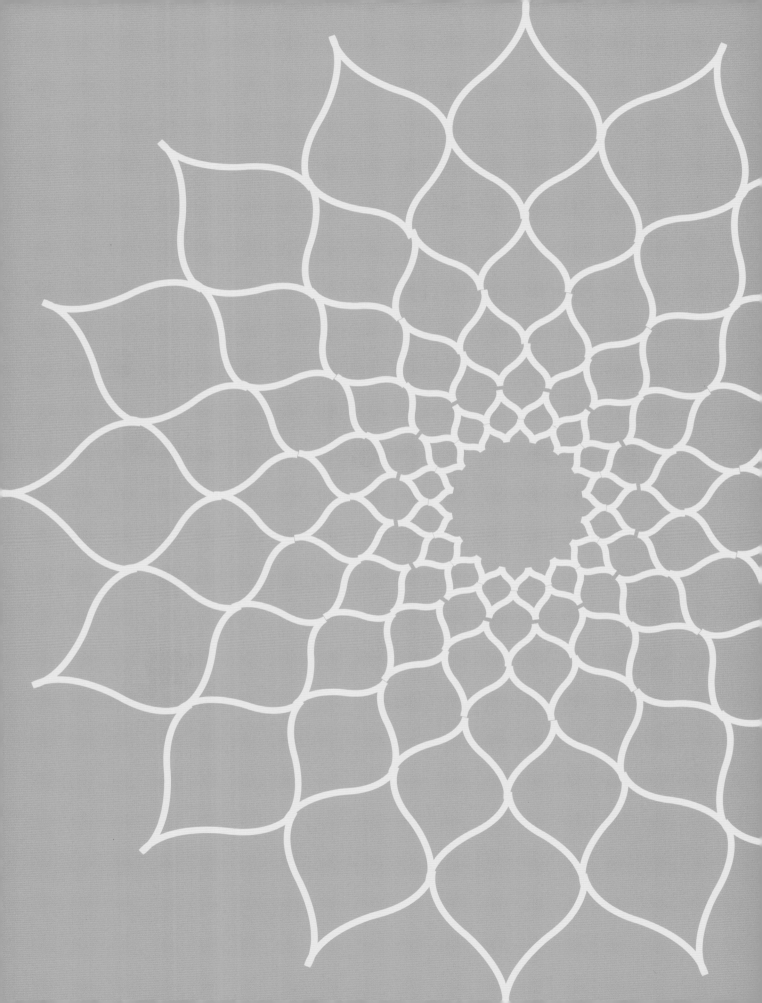

운동선수들이
흔히 겪는 통증

인체 내 에너지의 흐름은 강물의 흐름과 같다. 물이 지닌 힘이 강의 흐름을 통제한다.
이 힘이 작거나 없으면 가뭄이 들고, 지나치면 홍수가 난다. 이와 비슷한 맥락에서
만약 몸의 어느 부위가 과도하게 사용되면 그 부위에 에너지가 너무 많이 흐르고,
충분히 사용되지 못하면 에너지에 결손이 생긴다.
궁극적으로 두 경우 다 고통받는다.

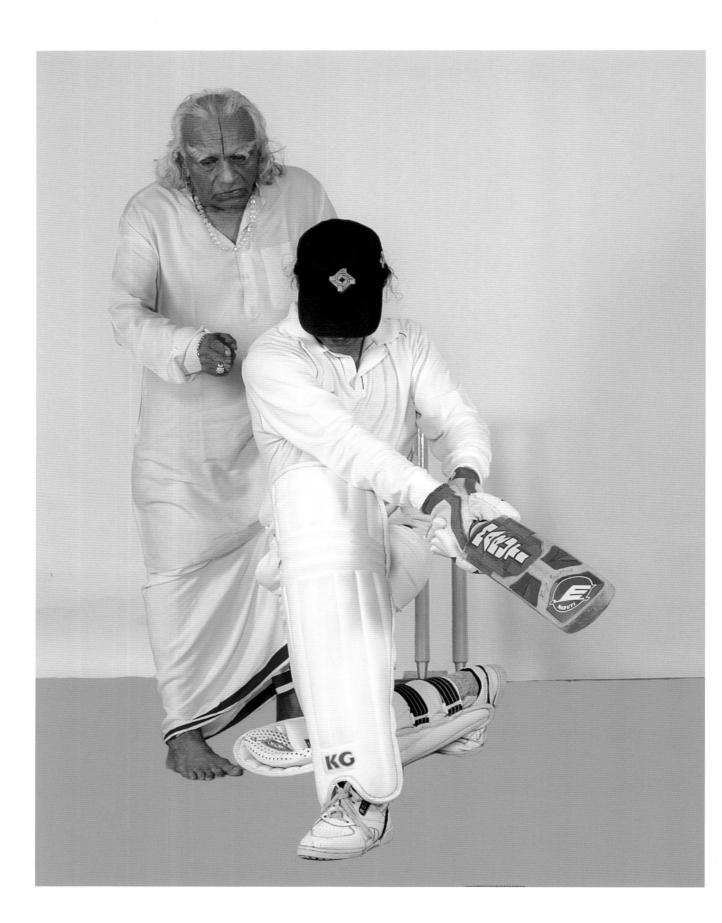

> **운동선수들이 흔히 토로하는 통증은 허리 통증, 뒤넙다리근의 결림, 등뼈의 뻣뻣함, 어깨 긴장, 무릎의 통증과 피로이다.**

크리켓 해설가들이 자주 쓰는 표현대로 '크리켓은 흥미진진한 예측 불가의 게임이다.' 이 말은 모든 스포츠에 해당된다. 최강의 팀과 최고 랭킹의 선수라도 미숙한 상대에 지는 날이 있기 마련이다. 1975년 인도가 그 강한 무적의 서인도 제도를 패배시키고 크리켓 월드컵 우승을 하지 않았던가!

예측 불가한 게임의 특성은 인체의 취약점과 깊게 연관되어 있다. 대부분의 프로 선수들이 자신의 몸을 잘 관리함에도 불구하고 통증과 아픔, 부상은 갑자기 발생한다. 실은 다칠 위험이 있을 때 몸은 문제가 더 심각해지기 전에 여기저기 불편함을 호소하는 등 스스로 신호를 보내기 때문에 이는 갑작스러운 일은 아니다. 그러나 선수들은 이런 신호를 무시하기 쉽고 더 이상 통증을 참기 힘든 지경에 이르러서야 해결책을 찾으려 한다.

요가에 따르면 질병이나 장애는 휴면 상태(prasupta avasthā), 쇠잔 상태(tanu avasthā), 방해 상태(vicchinna avasthā), 완전히 활발한 상태(udāra avasthā)에 있을 수 있다. 선수는 자신의 문제가 쇠잔 혹은 휴면 상태에 있을 때에는 그것을 알아채지 못한다. 그 이전의 신호들을 알아차릴 만큼 민감하지 못하기 때문이다. 예를 들어, 예전에는 몸으로 쉽게 할 수 있었던 동작들을 더 이상 하기 힘들다면 그 부위에 휴면 상태에 든 장애가 있다는 뜻이다. 아쉽게도 이런 신호는 대부분 간과된다.

선수가 자신에게 문제가 있음을 알게 되는 것은 그 문제가 통증과 불편함을 초래하는 작은 사건들을 통해 스스로를 드러낼 때이다. 이제 그 문제는 방해 상태에 들었고 주기적으로 있다가 사라지기를 반복한다. 이럴 때조차도 선수는 자신이 갑자기 몸을 잘못 움직여서 통증이 생겼다고 믿고 그런 사실을 잊는다. 문제가 완전히 활발한 상태에 달해 지속적으로 통증을 유발하는 시기에 이르면 그제서야 그는 애써 문제를 해결하고자 한다.

이러한 방치의 원인은 한편으로는 의식의 부족 때문이고 다른 한편으로는 프로 선수들이, 특히 팀 스포츠의 경우, 작은 통증이나 아픔에 대해 불평하면 팀에서 자신의 자리를 잃을까 두려워하기 때문이다. 그래서 이들은 통증을 꾹 참거나 통증 억제제를 사용한다.

많은 스포츠는 불균형적이고 한쪽에 치우친다. 대개의 경우 몸의 한 부위는 과도하게 사용되고 다른 부위는 충분히 사용되지 못하기 때문이다. 인체 내 에너지의 흐름은 강물의 흐름과 같다. 물이 지닌 힘이 강의 흐름을 통제한다. 이 힘이 작거나 없으면 가뭄이 들고 지나치면 홍수가 난다. 이와 비슷한 맥락에서 만약 몸의 어느 부위가 과도하게 사용되면 그 부위에 에너지가 너무 많이 흐르고, 충분히 사용되지 못하면 에너지에 결손이 생긴다. 궁극적으로 두 경우 다 고통 받는다.

운동선수들이 경험하는 건강 이상 증상들은 대부분 특정 근육과 관절만 지나치게 사용한 결과 그 부위가 계속 긴장 상태에 노출된 데서 기인한다. 반면에 거의 쓰지 않은 근육들은 무뎌지고 무거워지다가, 그 근육이 져야 할 하중을 활발히 기능하고 있는 부위들이 대신 지게 함으로써 이 부위들에까지 영향을 끼치게 된다. 예를 들어, 넙다리네갈래근(대퇴사두근)이 과도하게 기능해서 지나치게 발달하면 뒤넙다리근(햄스트링)이 짧아진다. 그러면 뒤넙다리근은 자주 당기거나 찢어지기 쉬우며, 지나치게 발달한 넙다리네갈래근과 약해진 뒤넙다리근의 하중을 견디지 못해 결국 무릎이 약화되고 아프게 된다.

크리켓에서 투수가 팔 운동을 할 때 또 다른 형태의 근육 불균형을 관찰할 수 있다. 경기 중 각 팔의 쓰임새가 다르므로 투수는 양팔을 동시에, 하지만 각기 다른 방향으로 돌리고 이로써 양팔은 부상에 취약해진다. 그러나 이것은 경기의 특성이니 바꿀 수 없다. 직업병이다.

운동선수들이 흔히 토로하는 통증은 허리 통증, 뒤넙다리근의 결림, 등뼈의 뻣뻣함, 어깨 긴장, 무릎의 통증과 피로이다. 아사나를 수련하면 선수는 자신의 몸을 완전히 의식할 수 있게 되어서 모든 관절과 근육의 저항감을 올바르게 없애준다. 부상을 최소화하고 초기에 바로잡거나 예방할 수도 있다.

앞 장에서는 몸의 가장 예민한 부위들, 즉 근골격계를 개발시켜서 부상의 가능성을 낮추는 데 요가가 어떤 도움을 주는지 설명했다. 하지만 애써 노력해도 피할 수 없는 증상들과 부상들이 있다. 이 장에서는 이것들을 극복하는 데 요가가 어떤 도움을 주는지 설명한다. 뿐만 아니라, 지나치게 긴장된 신체 부위를 이완시키고 미처 충분히 사용되지 못한 부위들의 힘과 움직임을 발달시키는 방법도 제시한다.

요가는 참지 않아도 되는 것은 치유한다. 모든 선수들, 특히 이런 증상들을 아직 겪어보지 못한 어린 선수들은 자신도 이런 문제에 취약하다는 사실을 인식해야만 하고 따라서 휴면 상태의 장애들이 깨어나 나중에 선수가 자신의 기량을 펼치는 데 방해하는 일이 없도록 힘써야 한다.

등의 뻣뻣함과 통증

스포츠인들의 경우, 목뼈와 목, 등뼈와 허리뼈에 이르는 등 전체가 통증을 겪기 쉽다.

목과 허리 통증은 몸의 한 부위만 과도하게 사용하는 스포츠에서 가장 흔하다. 이 부위의 근육들을 강화시키고 이완시키는 일련의 아사나 순서는 앞 장에서 자세히 설명했다.

목과 허리 통증은 바라드바자아사나와 우티타 마리챠아사나 같은 비틀기 동작들을 통해서 완화시킬 수 있다. 이 아사나들은 등 전체와 목을 부드럽게 하는 데 도움이 되므로 반드시 매일 수련해야 한다.

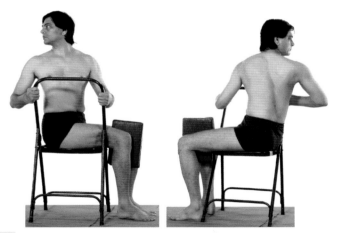

바라드바자아사나

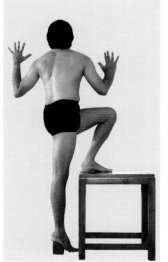

우티타 마리챠아사나

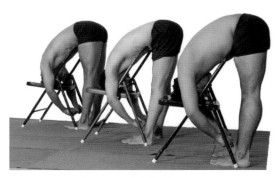

우타나아사나

바라드바자아사나와 우티타 마리챠아사나는 허리와 목에서 척주를 회전시키고 이들 부위의 뻣뻣함을 완화시킨다. 몸의 왼편만 과도하게 늘여서 쓰는 오른손잡이 타자는 이 아사나들을 수련할 때 몸을 오른쪽에서 왼쪽으로 돌리는 것을 자주 해야 하고, 왼손잡이 타자는 왼쪽에서 오른쪽으로 돌리는 것을 자주 해야 한다. 우타나아사나는 허리를 늘여서 이 부위의 긴장과 통증을 완화시킨다. 등뼈는 쉽게 부상을 입는 부위가 아니지만 수영, 골프, 테니스, 크리켓(투수의 경우)처럼 상체를 회전하는 움직임이 많은 스포츠에서는 등 근육이 딱딱해지고, 이것이 과도한 긴장으로 이어진다.

등의 뻣뻣함을 풀어주는 아사나

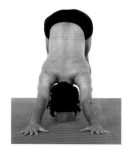

아도 무카 스바나아사나

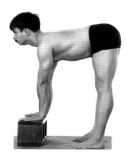

우타나아사나

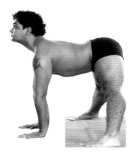

프라사리타 파도타나아사나

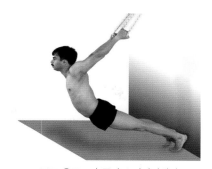

로프 우르드바 무카 스바나아사나

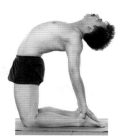

우스트라아사나

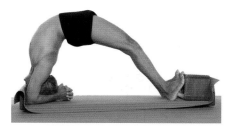

드위 파다 비파리타 단다아사나

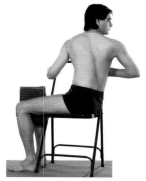

바라드바자아사나

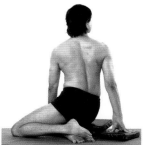

바라드바자아사나

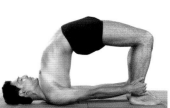

차투쉬파다아사나

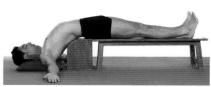

세투 반다 사르반가아사나

엉덩관절(고관절)과 엉덩이 부근의 긴장

빠른 속도로 공을 던져야 하는 속구 투수는 공이 손을 떠나기 직전에 발의 앞부분으로 땅을 힘차게 딛는 경향이 있다. 이런 몸짓은 엉덩관절의 연골에 강한 충격을 가하고 엉치뼈(천골) 부위를 골반대에 연결하는 천장관절(엉치엉덩관절)에 찌릿한 자극을 준다. 발의 앞부분으로 계속 충격을 가하면 다리 앞쪽에서는 서혜부(아랫배와 접한 넙적다리 주변)가 딱딱해지고

다리 뒤쪽에서는 엉덩이 주변의 근육이 비틀리고 긴장한다. 이런 까닭에 많은 투수들이 엉덩이 주변과 엉덩관절의 통증을 호소한다.

이럴 때 비라바드라아사나 III가 아주 요긴하다. 이 자세는 엉덩관절의 정렬을 맞춰 주고 엉덩관절의 죄임과 딱딱함을 완화시키다.

엉덩관절(고관절)과 엉덩이 부근의 긴장을 풀어주는 아사나

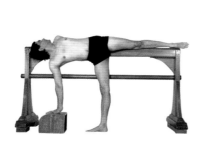

아르다 찬드라아사나

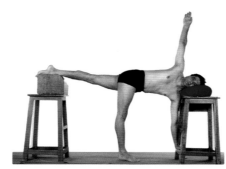

파리브르타 아르다 찬드라아사나

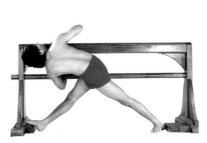

파리브르타 트리코나아사나

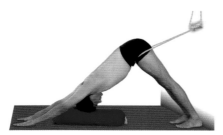

아도 무카 스바나아사나

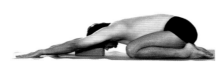

아도 무카 비라아사나

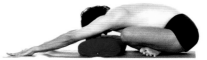

아도 무카 스와스티카아사나

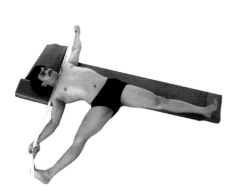

파르스바 숩타 파당구쉬타아사나

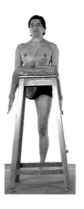
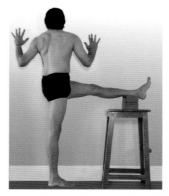
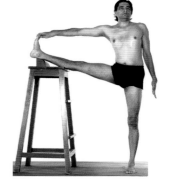

(좌) 우티타 하스타 파당구쉬타아사나
(중앙) 파리브르타 우티타 하스타 파당구쉬타아사나
(우) 파르스바 우티타 하스타 파당구쉬타아사나

만약 운동선수가 보조 도구를 이용해 팔과 다리를 받치고 이 자세를 매일 수련하면 엉덩이 주변의 긴장을 풀 수 있다.

파리브르타 트리코나아사나를 통해서도 엉덩이 근육의 긴장과 뻣뻣함이 해소되는 효과를 즉시 볼 수 있다.

천장관절(엉치엉덩관절)의 불편함을 해소하는 아사나

이 아사나들은 천장관절(엉치엉덩관절)의 뻣뻣함과 뒤넙다리근(햄스트링)의 딱딱함을 완화시킨다.

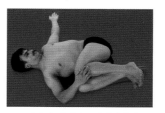
자타라 파리바르타나아사나

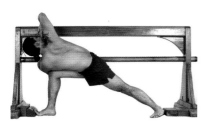
파리브르타 파르스바 코나아사나

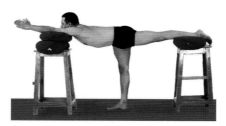
비라바드라아사나 III

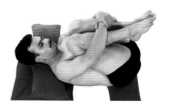
파반 묵타아사나

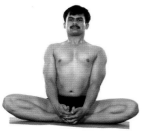
받다 코나아사나

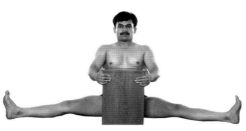
우파비스타 코나아사나

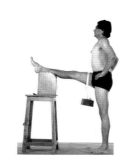
우티타 하스타 파당구쉬타아사나

이 아사나들은 엉덩이의 긴장을 완화시킨다. 비라바드라아사나 III는 기적 같은 효과를 준다.

도구를 사용하면 아사나의 지속 시간을 늘릴 수 있다.

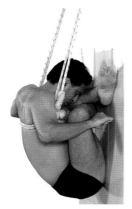
로프 스와스티카아사나

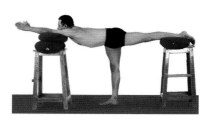
비라바드라아사나 III

뒤넙다리근의 극심한 당김을 막는 데 도움을 주는 아사나

이 아사나들을 규칙적으로 수련하면
뒤넙다리근이 늘어나고 이 근육이
극심하게 당기거나 찢어지는 것을
최소화할 수 있다.

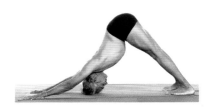

아도 무카 스바나아사나

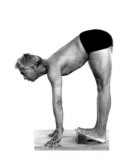

우타나아사나

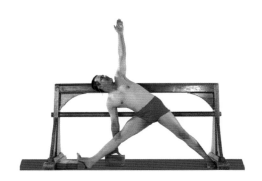

우티타 트리코나아사나

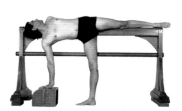

아르다 찬드라아사나

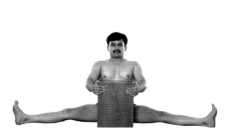

우파비스타 코나아사나

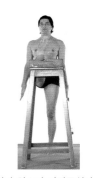

우티타 하스타 파당구쉬타아사나

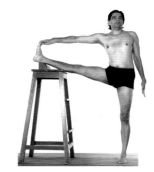

파르스바 우티타 하스타 파당구쉬타아사나

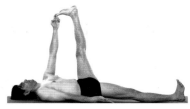

숩타 파당구쉬타아사나

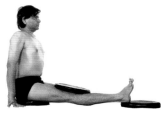

단다아사나

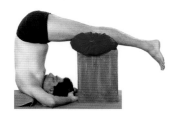

아르다 할라아사나

대부분의 운동선수들은 뒤넙다리근보다 넙다리네갈래근이 더 잘 발달된다. 뒤넙다리근은 쉽게 뻣뻣해지고 딱딱해지며 부상에도 취약하다. 만약 선수가 뒤넙다리근을 조금이라도 한계 이상으로 늘여서 쓰면 이 근육은 찢어질 수도 있다. 규칙적인 아사나 수련으로 뒤넙다리근의 탄력과 유연성을 기르면 이 근육이 극심하게 당기거나 찢어지는 것을 최소화할 수 있다.

뒤넙다리근(햄스트링)의 극심한 당김

뒤넙다리근을 다치면 몸을 앞으로 굽히기가 힘들어진다. 아래에 소개된 아사나들은 이 부상에서 빨리 회복하도록 돕는다.

뒤넙다리근(햄스트링)의 극심한 당김

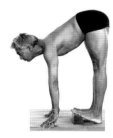

우타나아사나

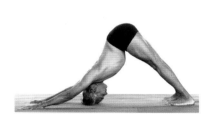

아도 무카 스바나아사나

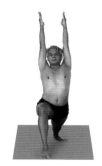

비라바드라아사나 I

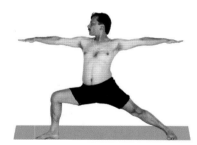

비라바드라아사나 II

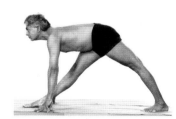

파르스보타나아사나

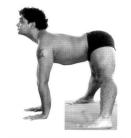

프라사리타 파도타나아사나

이 아사나들은 뒤넙다리근의 극심한 당김에서 빨리 회복하도록 도와준다.

서혜부의 딱딱함

미식축구, 축구, 테니스, 하키와 같이 달리면서 발로 차거나 발을 비트는 스포츠에서는 서혜부의 부상이 흔하다. 위켓 키퍼도 서혜부가 딱딱하게 굳는다. 서혜부를 자연스럽게 열어주는 아사나를 규칙적으로 수련하면 이 부위가 다치거나 단단하게 굳는 것을 완화시킬 수 있다.

받다 코나아사나와 우파비스타 코나아사나는 반복해서 공을 막느라 한쪽으로 치우친 위켓 키퍼의 몸의 균형을 되잡아준다. 이 아사나들은 햄스트링과 무릎도 늘인다. 아르다 숩타 코나아사나는 딱딱하게 굳은 서혜부를 풀어주기도 한다.

무릎 통증

많은 스포츠에서 무릎은 몸의 하중에서 오는 타격을 제일 크게 받는다. 무릎 통증의 원인이 늘 무릎 그 자체에 문제가 있어서 그런 것은 아니며, 넓적다리의 근육에서 기인하기도 한다.

운동선수들 대부분의 경우, 넙다리네갈래근은 과도하게 사용되거나 발달되고 뒤넙다리근은 그렇지 않다. 이로 인해 다리 앞뒤에서 고르지 못한 압박이 무릎 관절에 가해지고 결국 무릎 관절은 점진적으로 손상된다.

무릎 통증을 완화시키는 아사나

이 모든 아사나들은 무릎 뒤에 공간을 만들고 짧아진 뒤넙다리근을 늘이며, 지나치게 사용된 넙다리네갈래근을 부드럽게 하고 무릎의 유연성을 키우는 동시에 인대를 강화시킨다.

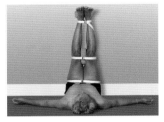
우르드바 프라사리타 파다아사나

서혜부를 부드럽게 하는 데 도움이 되는 아사나

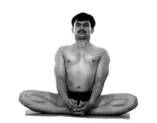
받다 코나아사나

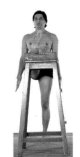
우티타 하스타 파당구쉬타아사나

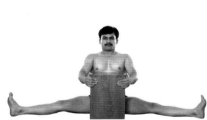
우파비스타 코나아사나

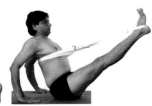
파리푸르나 나바아사나

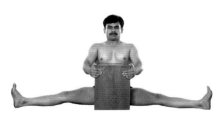
우파비스타 코나아사나

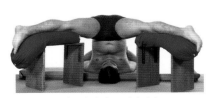
아르다 숩타 코나아사나

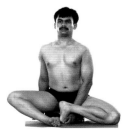
에카 파다 물라반다아사나

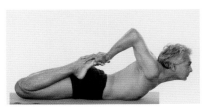
베카아사나

이 관절에 불쑥 통증이 생겼다가 사라지는 초기에는 그 통증이 선수의 본래 기량에까지 영향을 미치지 않을 수도 있지만 증상을 간과하거나 진통제로 다스리면 나중에 무릎 질환으로 악화된다.

무릎이 크게 손상되거나 통증이 극심한 경우라도 무릎 치료에는 아사나 수련의 효과가 매우 크다. 아사나들은 무릎 뒤에 공간을 만들고 짧아진 뒤넙다리근을 늘이며, 지나치게 사용된 넙다리 네갈래근을 부드럽게 하고 무릎의 유연성을 키우는 동시에 인대를 강화시킨다. 이렇게 해서 이 아사나들은 무릎의 통증을, 특히 인대가 긴장함으로써 생기는 통증을 즉각 완화한다.

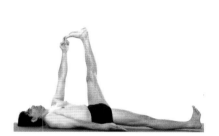

숩타 파당구쉬타아사나

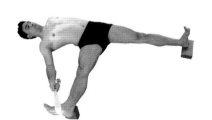

파르스바 숩타 파당구쉬타아사나

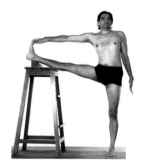

파르스바 우티타 하스타 파당구쉬타아사나

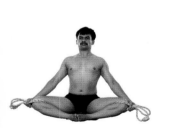

받다 코나아사나

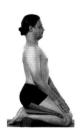

비라아사나

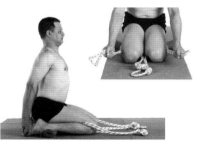

비라아사나

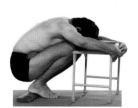

말라아사나

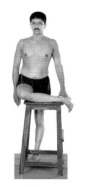

우티타 에카 파다
스와스티카아사나

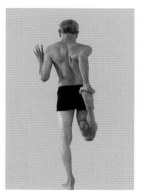

우티타 에카 파다
베카아사나

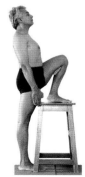

우티타 에카 파다
아쿤차아사나

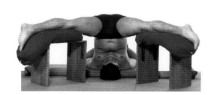

아르다 숩타 코나아사나

발꿈치 통증

발꿈치 주변의 통증을 호소하는 선수들이 많다. 이 통증이 유발되는 원인은 발이 지면에 의한 충격에 지속적으로 노출되거나 골극(osteophytes 기계적 스트레스나 염증성 자극 등에 의해 골 변연부에 신생하는 골성 융기) 때문에 발목 관절에서 발꿈치 아래에 이르는 인대들이 긴장한 탓이다. 받다 코나아사나와 비라아사나의 변형 동작들을 반복해서 수련하면 이러한 통증과 긴장이 완화된다.

받다 코나아사나의 변형 동작에서 양 발꿈치뼈는 서로 붙여서 살짝 들어올리고 발바닥과 발가락은 서로 떨어뜨린 상태에서 양 발꿈치를 서로 강하게 마주 밀어야 한다. 이러면 인대가 짧아져서 생긴 통증이 완화된다.

발꿈치 통증이 발의 골극 때문이라면 비라아사나에서 양발을 서로 포개고 앉아서 발꿈치의 골극을 누른다. 발의 위치를 번갈아가면서 양쪽 모두 고르게 수련해야 한다.

각 아사나를 몇 분 간 유지하기를 반복하면 통증이 가신다.

어깨 통증

크리켓, 야구, 수영, 배구처럼 팔을 지나치게 회전해서 쓰는 스포츠는 어깨를 긴장시킨다. 어깨 관절은 모든 관절들 중에서 가장 움직임이 자유로워서 부상과 탈구에 제일 취약하다.

이들 종목에서 팔을 과도하게 쓰면 어깨 근육이 긴장되고 그러다 힘줄이 하나라도 다치면 선수는 날카로운 통증을 느끼게 된다.

어깨 관절에 안정감을 주는 회전근을 견갑골 쪽으로 가까이 당겨 쓰는 훈련이 되면 힘줄이 덜 긴장되고 회전근의 부상도 줄어든다. 더불어, 넓은등근(광배근)과 어깨세모근(삼각근)이 회전근을 잘 받쳐주면 이 부위의 근육과 힘줄이 훨씬 덜 긴장되고 심지어 투수가 공을 던지는 중에도 그 효과를 볼 수 있다.

어깨 통증의 완화를 돕는 아사나

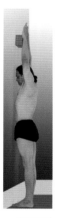 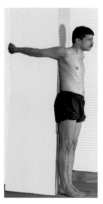 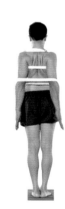

우르드바
하스타아사나   파르스바
하스타아사나   타다아사나

발꿈치 통증을 완화하는 데 도움이 되는 아사나

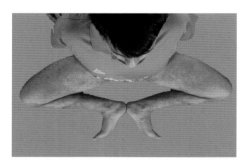

받다 코나아사나

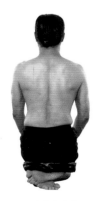

비라아사나

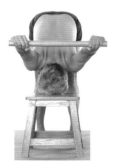   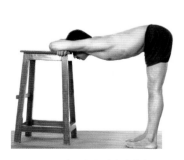

우타나아사나   아르다 우타나아사나

견갑골의 뻣뻣함과 어깨충돌증후군

공 던지기(투구), 볼링, 수영, 야구, 배구처럼 머리 위로 팔을 드는 동작이 반복되는 스포츠에서는 어깨충돌증후군이 흔히 일어난다.

이 뻣뻣함을 없애는 데 아사나 수련이 도움이 된다. 할라아사나는 굳어 있는 견갑골을 풀어 주는데, 등 뒤에서 손깍지를 끼거나 손바닥 위에 웨이트를 올려 놓은 상태에서 수련해도 좋다. 등 뒤에서 손깍지를 끼고 우타나아사나의 변형 자세를 하면 어깨충돌증후군이 완화된다.

견갑골의 뻣뻣함과 어깨충돌증후군을 완화하는 데 도움이 되는 아사나

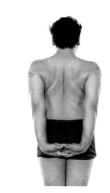

파스치마 바당굴리아아사나

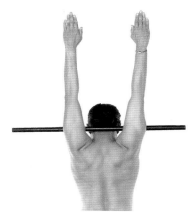

우르드바 하스타아사나

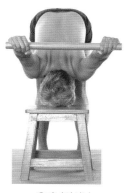

우타나아사나

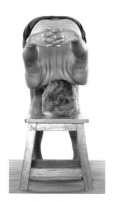

우타나아사나

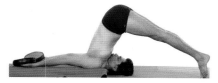

할라아사나

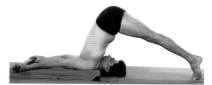

할라아사나

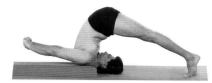

할라아사나

팔의 긴장

배트나 공, 라켓을 쥐는 동작이 필요한 스포츠에서는 팔 근육에 피로와 긴장이 쌓인다. 아도 무카 브륵샤아사나는 위팔 근육을 늘여서 긴장을 해소시킨다. 확장은 근육 이완의 열쇠이다. 팔에 벨트를 걸면 근육을 뼈에 확실히 밀착시킬 수 있다. 이것은 요가만이 줄 수 있는 특별한 경험이다.

아도 무카 스바나아사나에서 손바닥으로 벽을 누른다. 이 동작은 어깨세모근(삼각근)을 들어올려서 어깨 관절 가까이 가져가고 위팔의 긴장을 풀어 준다.

위팔의 긴장 해소에 도움이 되는 아사나

이 아사나들은 위팔과 어깨의 긴장을 풀어 준다. 회전근을 운동시켜서 팔의 움직임을 자유롭게 해준다.

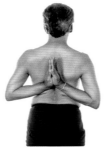

파스치마 나마스카라아사나

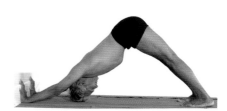

아도 무카 스바나아사나

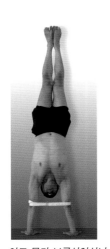

아도 무카 브륵샤아사나

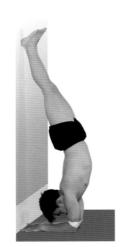

핀차 마유라아사나

위팔만큼은 아니지만 아래팔도 긴장된다. 크리켓의 투구와 라켓 스포츠에서 동작의 시작점은 어깨지만 압박을 받는 부분은 아래팔의 뒤쪽이다. 이는 아래팔뼈가 아래팔 뒤쪽 근육에 부딪힘으로써 피로를 유발하기 때문이다. 손바닥의 방향을 평소와 반대로 하여 손가락 끝이 몸을 향하게 두고 시행하는 우르드바 무카 스바나아사나의 변형 동작은 아래팔의 긴장을 해소하고 활기를 돋운다.

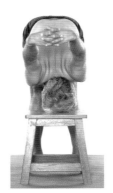

우타나아사나

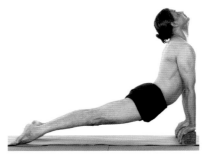

우르드바 무카 스바나아사나

탈진과 피로

근골격계의 문제에 더해, 운동선수들은 탈진과 피로에도 취약하다. 장시간 시합을 뛰며 경기장에서 빠르고 격렬한 동작들을 하려면 운동선수는 장거리 주자의 인내력과 단거리 주자의 스피드를 꼭 갖춰야만 한다. 그러나 경기 사이에 여러 시간 쉴 수 있는 단거리 주자와 달리, 크리켓과 테니스, 스쿼시 선수들은 겨우 몇 분 간, 때로는 몇 초 간 숨을 고르는 게 고작이다. 오버(over 투수가 공 6개를 던지는 일종의 세트)의 각 공을 다 싱글(1득점을 올리는 타구)로 받아 치게 되는 경우, 타자는 기운을 회복할 짬이 전혀 없다.

동작에는 에너지가 필요하고 의식 있는 동작에는 더더욱 그러하다. 크리켓에서 타자가 받아 치는 그 어떤 스트로크를 보아도 목적 없는 타구는 없다. 타자는 공의 속도와 방향을 지성적으로 판단해야 하고, 그 후엔 힘을 조절하여 공을 특정 방향으로 날리기 위해 자신의 발과 손목을 적절한 곳에 배치해야 한다. 이처럼 여러 모로 신중하게 하나의 동작을 계획하는 데 에너지가 소모되고, 이후에 공을 치고 위켓 사이를 뛰어다니는 순전한 육체적 수고까지 더해져서 선수의 에너지 자원은 빨리 고갈된다.

우리 가슴의 양 옆구리는 에너지의 저장고로서 여기가 충전되어야만 프라나도 저장될 수 있다. 양 옆구리를 충전하는 방법들 중 하나는 여기를 잘 들어올리는 것이다. 그러지 못하면 그 사람은 육체적, 정신적 활동을 장시간 감당할 수 없고 아주 빨리 지쳐 버릴 것이다.

탈진을 막는 아사나

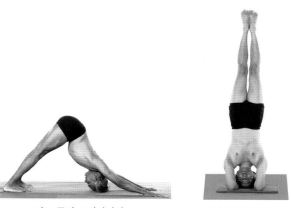

아도 무카 스바나아사   살람바 시르사아사나

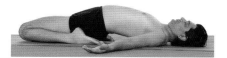

숩타 비라아사나

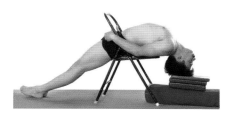

드위 파다 비파리타 단다아사나

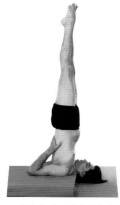

살람바 사르반가아사나

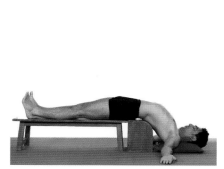

세투 반다 사르반가아사나

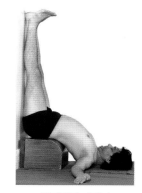

비파리타 카라니

이 아사나들은 가슴의 양옆을 열어서 수련자의 활기를 돕는다. 또한 필요한 순간 언제든 사용할 수 있도록 에너지가 비축된다. 이로써 수련자는 장시간 육체적, 정신적 활동을 견뎌낼 수 있다.

온몸과 마음에 에너지가 부족할 때가 있는가 하면 몸의 특정 부위만 피곤할 때도 있다. 예를 들어, 타자가 다리가 무겁고 뛸 힘이 없다고 느끼는 순간이 있다. 이럴 땐 두 발을 30cm 벌리고 우타나아사나를 행하면 매우 도움이 된다.

호흡은 온몸에 활기를 준다. 몸의 각 세포는 다양한 기능을 수행하기 위해서 숨을 쉬어야 한다. 하나의 예로, 다리 근육의 세포들은 다리에 필요한 에너지를 얻으려고 숨을 쉰다. 이 호흡은 유산소적으로(산소가 있는 상태에서) 혹은 무산소적으로(산소가 없는 상태에서) 일어난다.

무산소적 호흡이 유산소적 호흡보다 훨씬 더 빨리 에너지를 제공하기 때문에 단거리 달리기의 경우에는 다리 근육 세포들에서 무산소적 형태의 호흡이 일어난다고 한다. 아쉽게도 무산소적 호흡은 근육과 체액에 젖산을 축적시키므로 근육이 빨리 피로해지고 무거워진다. 체내에서 젖산이 빨리 없어질수록 근육의 회복도 그만큼 빨라진다. 젖산을 없애는 능력은 사람마다 다르다. 대개는 혈액 속 젖산 함량이 20~30분 내에 절반으로 감소하고, 이런 이유로 단거리 주자들에게는 시합 사이에 근육의 피로를 풀라고 몇 시간쯤 쉬는 시간을 준다. 그러나 많은 운동선수들은 몇 분 간격으로 여러 번 뛰어다녀야 하므로 몸에서 젖산을 없앨 틈이 거의 없다. 따라서 운동선수들이 근육 피로를 자주 호소한다.

달리기는 몸에서 열을 발생시킨다. 결승선에 들어온 단거리 주자들은 본능적으로 상체를 숙인다. 그들의 몸이 자연적으로 그러길 원하는 것이다. 이 자세는 우타나아사나에 매우 가깝다. 그러니 원기를 재빨리 회복하려면 운동선수는 우타나아사나와 프라사리타 파도타나아사나에서와 같이 몸을 숙여야 한다. 프라사리타 파도타나아사나에서처럼 머리를 지면에 두고 쉬면 몸과 뇌는 시원해진다. 만약 머리가 땅에 닿지 않으면 팔꿈치를 쪽 펴서 머리를 아래로 떨구고 양발은 쫙 편다. 이 두 아사나에서 무릎 인대는 의식적으로 확장된다. 이로써 주변 근육이 늘어나고 피로가 사라진다.

등골을 오목하게 유지하면서 우타나아사나와 프라사리타 파도타나아사나를 하면 신장이 자극되고 체내 젖산이 줄어든다. 게다가 이 아사나들은 에너지 저장 센터인 가슴의 양 옆구리를 끌어올린다.

경기 중 피로 회복을 빨리 돕는 아사나

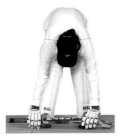

우타나아사나

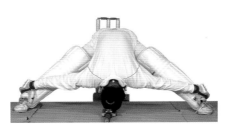

프라사리타 파도타나아사나

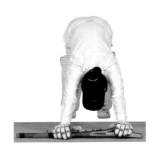

아도 무카 스바나아사나

전반적인 탈진의 회복을 돕는 아사나

하루 일과를 마치고 이 아사나들을
수련하면 빨리 피로를 풀 수 있다.
특히 등과 다리의 긴장이 완화된다.

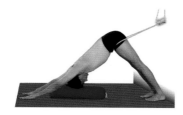

아도 무카 스바나아사나

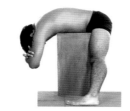

프라사리타 파도타나아사나

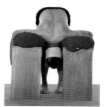

우타나아사나

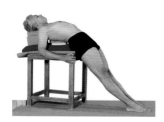

살람바 푸르보타나아사나

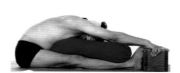

파스치모타나아사나

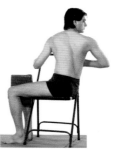

바라드바자아사나

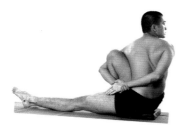

파리브르타 마리챠아사나

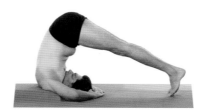

할라아사나

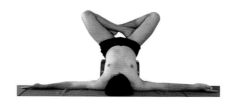

비파리타 카라니에서 스와스티카아사나

일과 후 선수가 전반적인 피로를 풀고 등과 다리의 특정 근육의
원기를 회복시키는 데 도움 되는 아사나들이 있다.

부상은 운동선수의 삶에서 대단히 중요한 부분이고 선수의 몸이
탄탄하지 않다면 더욱 그렇다. 아쉽게도 젊고 재능이 뛰어나지만
만성적인 부상 때문에 기량을 유지하지 못해서 운동을 일찍
그만두는 선수들이 많다.

확실히 실력을 인정 받은 선수들도 경기 중 몸을 사리지 않으므로
신체 특정 부위가 부상에 취약하기는 마찬가지이다. 시합 때마다
찾아오는 특정 증상들을 극복하기 위해서 아사나를 수련하는
습관을 들인다면 그 증상들 때문에 부상 당하는 일이 줄어들
것이다. 선수들은 이런 증상들이 찾아올 때까지 기다려서는 안
되는데, 그쯤 되면 벌써 부상이 발생해서 다시 치유하는 데 많은
시간이 걸릴 것이기 때문이다. 요가는 통증을 완화시킬 뿐만
아니라 그 통증을 근원에서부터 다스린다.

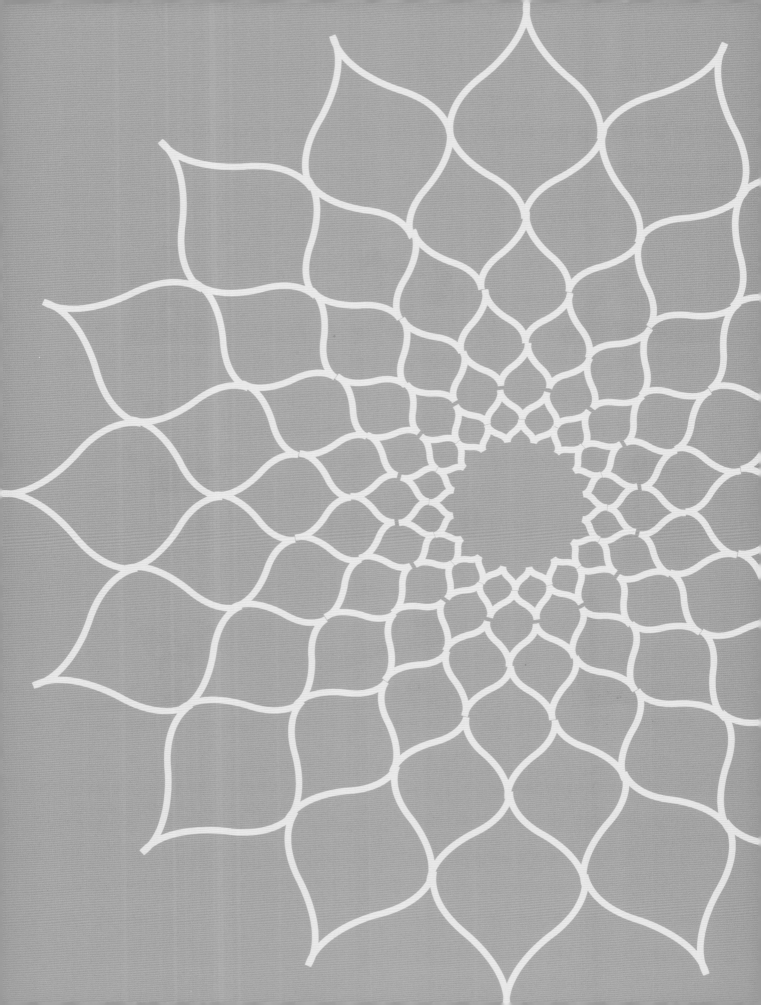

시즌 중의 요가 수련

일기 예보를 보듯, 선수는 특정한 날 자신의 육체적, 정신적 상태를 미리 읽고
그날 자신의 기량이 어떠할지 내다볼 수 있어야 한다. 활기가 없고 무기력한 날에는
기량을 발휘하기가 쉽지 않을 것임을 예상할 수 있다. 날씨를 바꿀 수는 없지만
예보에 맞춰 날씨에 대비할 수는 있다. 이처럼 심신이 날렵하지 못한 상태일 때는
긍정적인 기운과 에너지를 불어넣어 주는 아사나를 수련하고,
불안과 긴장감에 시달릴 때는 시합 전 자신을 차분히 진정시켜주는
아사나를 수련함으로써 선수는 사전 준비를 할 수 있다.

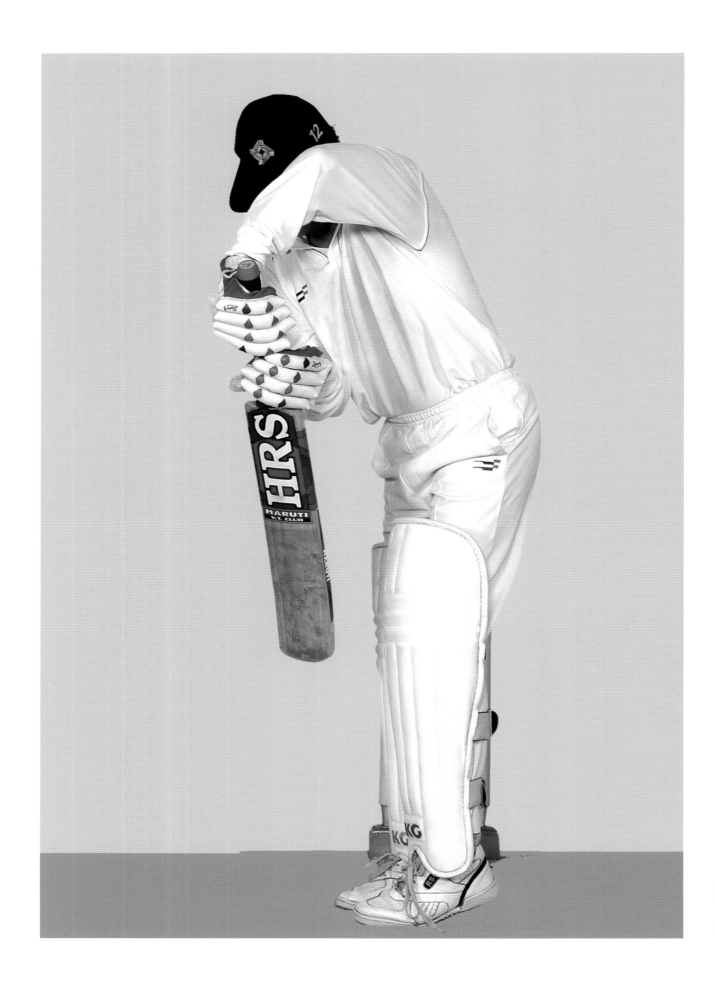

" 요가는 선수의 체력을 전반적으로 끌어올리고 그 어떤 어려운 상대를 만나더라도 **이기겠다는 의지와 건강한 몸, 기민한 정신, 명료한 지성**을 유지할 수 있도록 도와준다. **"**

최강의 팀이나 최고 선수들이 간혹 지극히 평범한 팀과 선수들에게 질 때가 있다. 승자의 실력을 충분히 인정하면서도 이 승리가 단지 승자의 노력에 의한 것만이 아니라 상대 선수들이 기량을 잘 발휘하지 못한 결과이기도 하다는 점을 우리는 이해해야 한다. 실력 있는 선수가 자신감이 지나치거나 상대 선수의 기량을 과소 평가하거나 체력이 너무 떨어져서 경기를 곧잘 뛰지 못하는 경우가 있다. 체력은 육체적인 것 외에 그 선수의 심리적, 정신적, 감정적 건강 상태를 총망라한다.

최고 선수들은 컨디션의 저조나 부상을 몹시 두려워한다. 이들은 매 경기마다 자신을 육체적으로 탄탄하고 정신적으로 깨어 있고 민첩하도록 해줄 코치와 물리 치료사, 트레이너들을 고용한다. 선수들의 훈련과 시합에서 극히 중요한 균형 유지를 가능하게 하면서 선수들이 지치지 않고 심신의 단단함을 꼭 지킬 수 있도록 이들은 하나의 팀을 이루어 매우 열심히 애쓴다. 이 훈련 처방에 요가를 추가하면, 특히 시합 날 몸의 세포들의 활기를 돋우고 근육 경련이나 뒤넙다리근의 과도한 긴장과 부상처럼 경기장에서 흔히 발생하는 부상을 줄이는 데 많은 도움이 된다. 다른 그 어떤 형태의 운동보다도 요가의 효과가 빠르므로 몸을 풀기 위해 별도의 준비 운동을 할 필요가 없다. 요가는 선수의 체력을 전반적으로 끌어올리고 그 어떤 어려운 상대를 만나더라도 이기겠다는 의지와 건강한 몸, 기민한 정신, 명료한 지성을 유지할 수 있도록 도와준다.

우리 몸은 하루하루 다르다. 일기 예보를 보듯, 선수는 특정한 날 자신의 육체적, 정신적 상태를 미리 읽고 그날 자신의 기량이 어떠할지 내다볼 수 있어야 한다. 활기가 없고 무기력한 날에는 기량을 발휘하기가 쉽지 않을 것임을 예상할 수 있다. 날씨를 바꿀 수는 없지만 예보에 맞춰 날씨에 대비할 수는 있다. 이처럼 심신이

날렵하지 못한 상태일 때는 긍정적인 기운과 에너지를 불어넣어 주는 아사나를 수련하고, 불안과 긴장감에 시달릴 때는 시합 전 자신을 차분히 진정시켜 주는 아사나를 수련함으로써 선수는 사전 준비를 할 수 있다.

힘든 경기를 마치고 난 후의 아사나 수련은 피곤해진 근육과 관절의 회복을 돕고 다음 날 다시 경기를 치를 수 있도록 선수의 활기를 돋운다.

선수의 감정적 건강은 신체 단련만큼이나 중요하다. 감정이 훈련되지 않으면 시합 중 감정이 널뛰듯 동요할 수 있고 시합 결과에 영향을 끼칠 것이다. 경기가 잘 풀릴 때는 선수가 자만에 빠져서 적당히 유지되어야 할 긴장마저 풀릴 수 있다. 경기가 잘 풀리지 않을 때는 상대 선수에 맞서 싸울 용기를 잃을 수 있다. 이러한 감정의 기복에 영향을 받지 않으려면 운동 선수는 자기 안에 깨어 있는 내맡김의 태도를 길러야 하고, 이 태도로 인해 그의 마음은 차분하면서도 예리하게, 그의 몸은 민첩하게 유지될 것이다. 요가 수련은 이러한 상태가 가능하도록 도와준다.

중요한 것은 다양한 아사나를 수련하는 것만이 아니라 요가를 통해 선수가 얻고자 하는 바가 분명히 달성되도록 아사나들을 특정한 순서대로 변형 동작과 함께 수련하는 것이다.

시합 날 선수가 요가를 수련할 수 있는 시간은 제한적이다. 이러한 사정과 몇 가지 필요 사항을 감안하여 그날 선수의 기량을 끌어올리는 데 도움이 되는 아사나들과 변형 동작들을 제시해 놓았다. 경기 중에 혹은 휴식 시간에 경기장이나 코트에서 수련할 수 있는 아사나들도 있다.

시합 날 아침에 하는 프라나야마(호흡 조절) 수련

시합 날 아침에는 효과적인 준비 운동이 필요하다. 일반적으로 선수들은 코치나 주장이 이끄는 대로 일련의 운동과 연습, 사기를 높이는 활동을 쭉 따라 한다. 여기에 프라나야마(호흡 조절)와 아사나를 더하면 선수들에게 긴장과 피로를 유발하지 않으면서도 유용할 것이다.

프라나는 우리 안에 숨어 있는 잠재적 에너지이다. 프라나야마의 수련으로 선수는 경기를 정복할 수 있는 능력을 지니게 된다. 시합 날에는 선수가 웃자이나 빌로마 프라나야마를 하기를 권한다. 웃자이는 '위쪽으로 팽창' '힘과 탁월함'을 뜻하는 '우드(Ud)'와 정복이나 성공을 나타내는 '자야(Jaya)'라는 두 낱말이 합쳐진 것이다. 따라서 웃자이는 우리 스스로 자신을 이겨 내는 에너지와 힘, 의지와 자신감을 끌어올리고 강화하는 것을 의미한다. 웃자이 프라나야마는 폐를 활짝 열어서 수련자에게 스스로 자신의 약점을 정복할 수 있는 용기와 능력을 주는 호흡법이다. 두려움 없이 누워서나 앉아서 수련할 수 있다.

빌로마는 또 다른 유형의 프라나야마이다. '로마(Loma)'는 '털'을, '비(Vi)'는 '사물을 이루는 자연의 섭리에 반하는 것'을 뜻한다. 빌로마 프라나야마는 들숨과 날숨이 잠시 멈추는 행위를 포함한다. 빌로마 프라나야마 I 에서는 들숨이 중단되고 날숨은 정상적이다. 빌로마 프라나야마 II 에서는 날숨이 중단되고 들숨은 정상적이다.

만약 아침에 프라나야마를 수련하면 정신이 맑게 깨어나고 수련자의 집중도가 올라간다. 또한 선수에게 적극성과 자신감을 고취한다. 강의나 상담은 외적으로 자신감을 북돋우지만 프라나야마는 내적으로 북돋우고 그 효과도 오래 지속된다. 외적인 동기 부여는 정신을 일시적으로 고무할 수 있으나 프라나야마처럼 내적인 자신감을 불러일으키지는 못한다.

모든 선수들이 아침 활동 전 15분 간 프라나야마를 수련하기를 권한다. 우선 침대에 사바아사나로 누운 상태에서 10분쯤 웃자이나 빌로마 프라나야마 I 을 할 수 있다. 그런 후에는 앉은 자세로 들숨 후 그 숨을 안으로 보유하는 안타라 쿰바카로 웃자이 프라나야마를 할 수 있다.

> 운동 선수는 자기 안에 깨어 있는 내맡김의 태도를 길러야 하고 이 태도로 인해 그의 **마음은 차분하면서도 예리하게**, 그의 몸은 민첩하게 유지될 것이다. **요가 수련**은 이러한 상태가 가능하도록 도와준다.

사바아사나에서 프라나야마

웃자이 프라나야마 : 숨을 천천히 들이마시며 가슴이 상하좌우로 확장되는 것을 느낀다. 동시다발적인 가슴의 수평적, 수직적 움직임을 익힌다. 폐를 긴장시키지 않으면서 고르게 채운다. 폐가 텅 빌 때까지 숨을 천천히 깊고 고르게 내쉰다. 이런 식으로 10분 간 호흡을 유지한다.

빌로마 프라나야마 I : 웃자이 사이클을 몇 회쯤 실시한 후 완전히 숨을 내쉰 상태에서 2~3초 동안 숨을 들이마신다. 숨을 멈추고 그 숨을 2~3초 동안 보유하고 다시 2~3초 동안 들이마신다. 이런 식으로 날숨 없이 폐가 가득 찰 때까지 숨을 계속 들이마신다. 4~5회 정도 호흡 보유의 시간을 가지면서 들숨만 이어간다. 그런 다음 깊고 천천히 숨을 내쉰다. 빌로마 프라나야마 I 을 5~7분 간 지속한다.

안타라 쿰바카(들숨 후 호흡 보유)로 웃자이 프라나야마 하기

들숨 후 그 숨을 안으로 보유하는 안타라 쿰바카로 웃자이 프라나야마를 하는 것은 앉아서도 할 수 있다.

오로지 내적인 몸과 외적인 몸 사이에 일체감이 유지될 때만 호흡을 보유한다. 이 일체감이 사라지는 순간에는 숨을 내쉰다. 호흡이 곤란하거나 빨라진다면 호흡을 보유하는 자신의 능력을 이미 넘어섰다는 뜻이다. 다음 번 사이클에서는 한 번에 호흡을 보유하는 지속 시간을 줄여야 한다. 안타라 쿰바카 사이클을 한 번 한 후에는 호흡 보유 없이 웃자이 호흡 사이클을 2회 반복한다.

만약 불안하거나 긴장된다면 안타라 쿰바카를 실시하는 동안 눈을 뜬 채 시선을 가만히 가슴으로 향하게 한다. 그러면 정신적으로 안정될 것이다. 안타라 쿰바카로 웃자이 호흡 사이클을 5~8 회까지 실시한다.

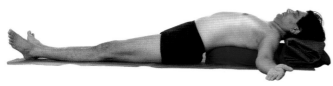

사바아사나에서 프라나야마

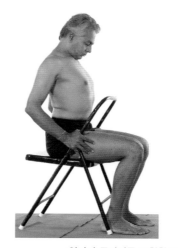
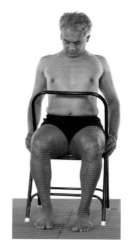

안타라 쿰바카를 포함한 웃자이 프라나야마

아침의 아사나 수련

이 아사나들은 관절을 부드럽게 하고 근섬유를 확장 및 이완시키며 뇌 속에 신선한 혈액이 흐르게 하여 뇌세포를 깨끗하게 한다. 이로써 선수가 하루에 필요한 유연성과 힘, 에너지를 얻도록 돕는다. 달리기 같은 행위는 근육을 지치게 하지만 정지해 있는 듯 보이는 아사나들은 행위 없이 가능한 매우 역동적인 움직임이다. 요가는 행위가 아닌 움직임 속에서 수련자의 활기를 돋운다. 아사나의 장점은 근육을 지치지 않게 하면서 활성화시켜 경기 중 근력이 사용될 수 있도록 한다는 점이다. 몸은 민첩해지고 정신은 기민해진다.

시합 날 아침 10~15분 간 하는 아사나 수련의 목적은 다음과 같다.

- 몸에 열을 내고 스피드와 민첩성을 끌어올리는 것

- 마음에 감정적 안정감과 기민함을 주는 것

- 특히 필드 스포츠에서 선수의 팔다리의 움직임을 부드럽고 강하게 하는 것

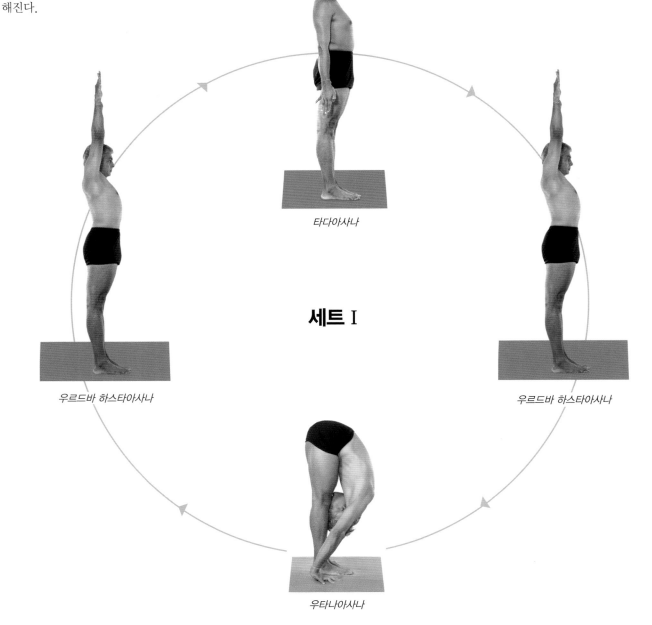

타다아사나

세트 I

우르드바 하스타아사나

우르드바 하스타아사나

우타나아사나

이 아사나 세트들은 5~7회 정도 재빨리 이어서 실시해야 한다. 그러면 관절이 부드러워지고 근육은 확장, 이완된다.

선수들이 경기 전에 이 세트들을 규칙적으로 수련하면 단시간에 유연성과 민첩성, 에너지를 얻는 데 도움이 된다.

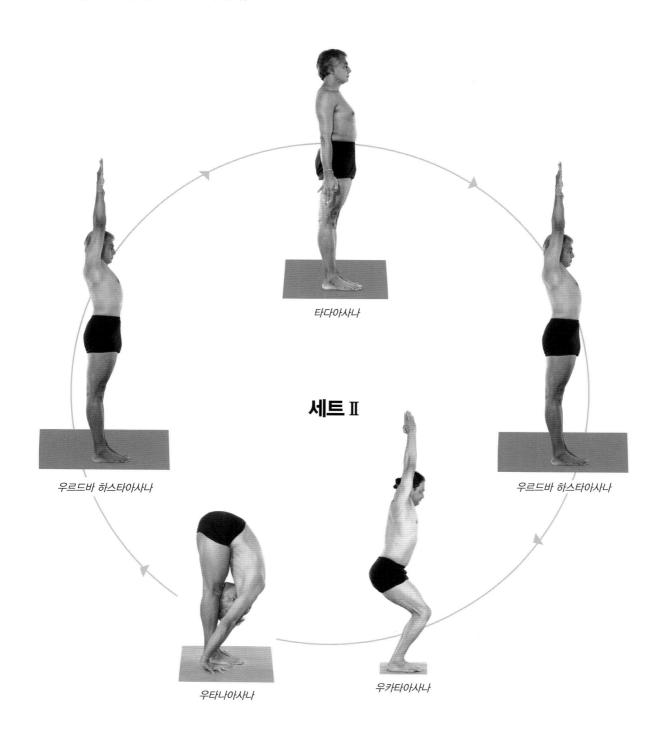

타다아사나

세트 II

우르드바 하스타아사나

우르드바 하스타아사나

우타나아사나

우카타아사나

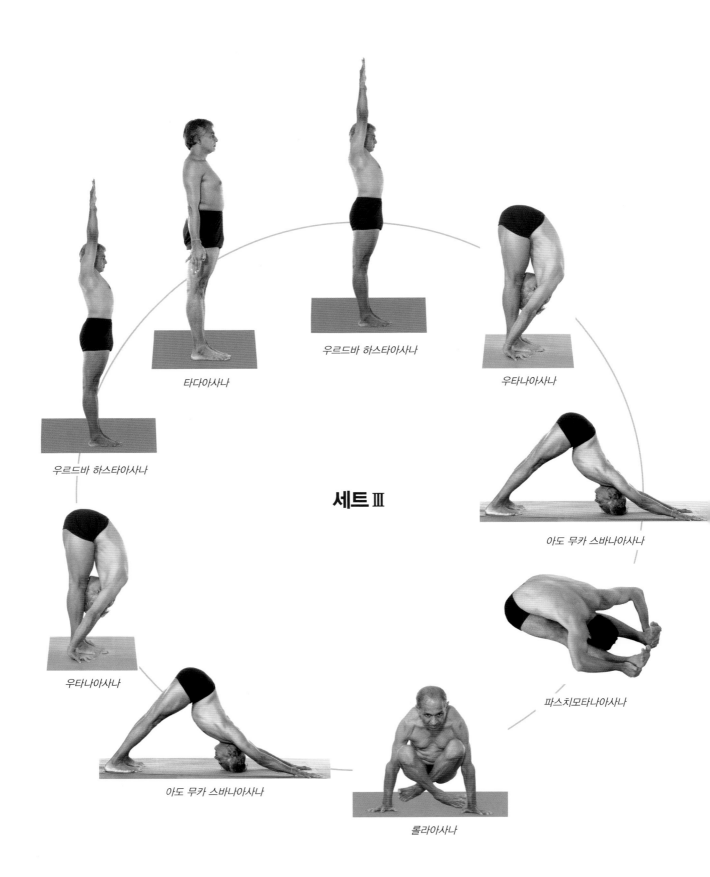

우르드바 하스타아사나

타다아사나

우타나아사나

우르드바 하스타아사나

아도 무카 스바나아사나

세트 Ⅲ

파스치모타나아사나

우타나아사나

아도 무카 스바나아사나

롤라아사나

세트 Ⅳ

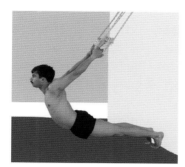

로프 우르드바 무카 스바나아사나

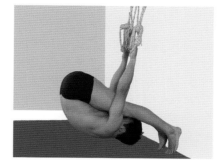

로프 파스치모타나아사나

세트 Ⅴ

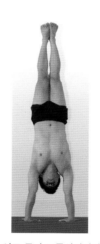

아도 무카 브륵샤아사나

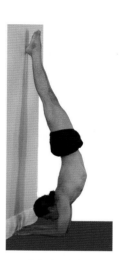

핀차 마유라아사나

아도 무카 브륵샤아사나와 핀차 마유라아사나로 선수는 어깨 세모근과 넓은등근을 완전히 확장시키는 법을 배운다. 어깨뼈 (견갑골) 근육이 튼튼해져서 어깨 부상의 위험도 줄어든다. 크리켓에서 공을 던지는 투수들과 라켓 스포츠 선수들은 반드시 이 두 가지 아사나를 수련해야 한다. 단시간에 정신이 맑고 예리해진다.

경기 중 자기 차례를 기다리면서 아사나 수련하기

가장 단련되고 재능 있고 기민한 선수조차도 자신의 차례를 기다리는 동안 무기력과 피로를 느낄 수 있다. 크리켓에서 첫 두 타자들이 경기를 시작한 후 보호대와 장비를 갖춘 세 번째 타자가 바짝 긴장한 채로 자신의 차례를 기다리는 상황을 생각해 보라. 만약 첫 두 타자들이 경기를 잘 풀어가면 세 번째 타자가 위켓 앞에 서기까지 시간이 걸릴 것이고, 그사이 그의 마음과 몸이 둔하고 무기력해질 수 있다.

테스트 매치(5일 간에 걸친 국제 경기)라면 타자는 경기장에서 몸을 풀고 마음을 진정시킬 시간적 여유가 있지만 원데이 매치의 경우에는 경기장에 서자마자 바로 공을 던져야 한다. 만약 선수의 마음과 몸이 완전히 준비되어 있지 않으면 그는 자신의 역량에 비해 쉽게 좋은 투구를 할 수 없다.

아이들은 똑바로 앉아서 공부하라는 말을 자주 듣는다. 이것은 요추(허리뼈) 주위가 척추에서 가장 중요하고 직접적으로 우리 마음 상태에 영향을 끼치는 부위이기 때문이다. 만약 요추가 올바로 세워지지 않으면 마음이 둔해진다. 구부정한 자세로 자기 차례를 기다리는 선수들을 종종 볼 수 있는데, 만약 갑자기 부름을 받는다면 그들은 경기를 뛸 준비가 되어 있지 않을 수 있다. 그러므로 타자는 요추를 기민하게 유지해서 마음도 그러하도록 해야 한다.

대기 중인 선수는 의자 등받이를 마주하고 앉는 것이 좋다. 이렇게 함으로써 복부는 쉬지만 척추는 깨어 있을 수 있다. 이러면 그 선수는 언제든 경기장에 섰을 때 적극적으로 경기에 참여할 준비가 된다.

자신의 차례를 기다리는 동안 아사나 수련하기

여기에 소개된 아사나들은 단시간에 몸과 마음에 기민함을 가져다 준다.

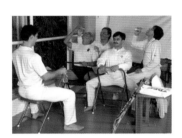
앉아 있을 때는 항상 척추를 곧게 세운다.

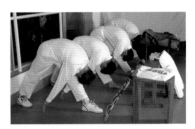
파르스보타나아사나

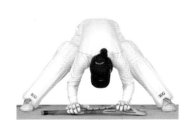
프라사리타 파도타나아사나

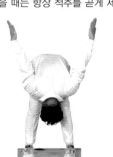
우타나아사나

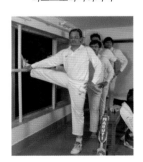
파르스바 우티타 하스타 파당구쉬타아사나

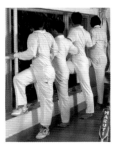
우티타 마리챠아사나

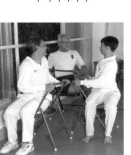
바라드바자아사나

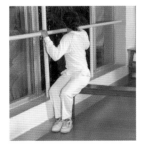
바라드바자아사나

휴식 시간에 아사나 수련하기

크리켓에서는 점심 시간이나 티타임을, 축구에서는 하프타임 같은 휴식 시간을 이용해서 선수들은 경기의 맹렬한 기세로부터 회복되어야 한다. 이따금 개인 경기를 펼치는 선수들은 같은 날 두 경기를 뛰기도 한다. 짧은 휴식 시간을 이용해서 아사나를 수련하면 기력을 회복할 수 있다.

여기 소개된 아사나들은 짧은 휴식 시간 동안 제한된 공간에서 수련할 수 있다. 이 아사나들은 별도의 지침이 없는 한 휴식 시간에 선수들이 흔히 먹는 가벼운 간식 후에도 수련이 가능하다.

비라아사나 : 넓적다리 근육의 피로를 신속히 풀어주고 종아리와 발을 자동으로 이완시킨다. 무릎의 긴장을 풀고 발을 의자 엉덩받이의 뒤쪽으로 빼 둔다. 이것은 차를 마시는 중에도 할 수 있다.

받다 코나아사나와 우파비스타 코나아사나 : 두 아사나 모두 서혜부와 엉덩관절(고관절), 넓적다리 안쪽과 뒤넙다리근(햄스트링)을 이완시킨다. 이 아사나들은 근육의 경련을 풀어서 진정시킨다.

숩타 받다 코나아사나 : 등 근육을 고루 확장시키고 등 근육의 뻣뻣함을 이완시킨다. 날숨은 이완 기술의 열쇠이다. 숩타 받다 코나아사나는 횡격막의 긴장을 풀고 늑간 근육을 이완시켜서 호흡이 자연스럽게 부드럽고 고르게 안정된다. 피로 회복을 위해 이 아사나를 5~10분 정도 유지한다.

바라드바자아사나 : 등과 목 근육의 긴장을 풀어준다. 가벼운 식사 후에도 수련 가능하지만 15~20초면 충분히 할 수 있으므로 가능하면 식사 전에 하기를 권한다. 팀의 동료들과 이야기하는 중에도 이 아사나를 수련할 수 있다.

파반 묵타아사나 : 복부 장기들을 이완시키고 메스꺼움과 구토를 가라앉히며 등의 피로를 풀어준다. 이 아사나는 식사 전에 행해야 한다.

파리브르타 파반 묵타아사나 : 이 아사나를 의자에 앉아서 수련 하면 등과 복부의 긴장이 풀리고 뇌가 시원해진다.

주어진 시간적 여유에 따라 이 아사나들의 일부나 전체를 휴식 시간에 수련할 수 있다.

휴식 시간을 활용해서 아사나 수련하기

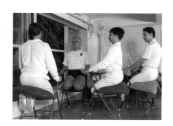

비라아사나

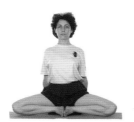

받다 코나아사나

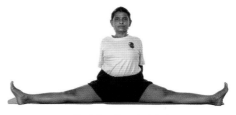

우파비스타 코나아사나

숩타 받다 코나아사나

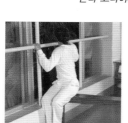

바라드바자아사나

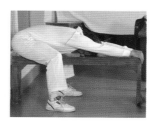

파반 묵타아사나

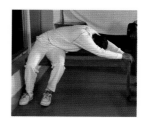

파리브르타 파반 묵타아사나

경기장에서 수련할 수 있는 아사나

선수들끼리 공을 주고 받는 랠리(rally)가 장시간 이어지거나, 경기장을 오래 누비거나 하루에 여러 경기를 치러야 하는 경우, 선수는 기진맥진하여 최상의 경기를 펼칠 수 없는 상태에 이른다. 이럴 때 잠깐의 휴식은 선수가 피로와 탈수 증세에서 회복되도록 돕는다.

운동선수들은 경기장에서 몇 초 간, 가능하다면 몇 분 간 다음의 아사나들을 수련할 수 있다. 피로가 쌓이는 주된 원인은 호흡률이 증가하고 몸과 머리 속 열기가 올라가는 탓이다. 이 아사나들은 뇌와 몸의 열을 식히고 호흡률을 정상으로 돌려서 선수의 빠른 회복을 돕고 그 결과 선수가 활기를 되찾아서 경기로 돌아가게 한다.

프라사리타 파도타나아사나 : 머리를 지면에 놓고 쉬기 때문에 선수의 몸과 뇌의 열기가 빨리 식는다. 만약 몸이 뻣뻣해서 머리가 지면에 닿지 않으면 손으로 발목을 잡고 머리는 편안하게 늘어뜨린다. 또한 이 아사나로 다리에 생기가 돌게 된다. 다리는 활력을 되찾아 가벼워진다.

파리브르타 트리코나아사나 : 등의 긴장을 풀어준다. 척추 전반에 작용하며 단시간에 몸과 마음을 깨운다. 예를 들어, 크리켓에서 외야수(outfielder)들은 공이 한 번도 그들 쪽으로 날아오지 않은 채로 장시간 경기장에 서 있어야 할 때가 있다. 이러면 몸과 마음이 둔해질 수 있고 갑자기 공이 날아들었을 때 원하는 만큼 신속하게 반응을 보이지 못하기도 한다. 경기장에서 간헐적으로 이 아사나를 수련하면 민첩한 상태를 지속하는 데 도움이 된다.

우타나아사나 : 갑자기 경기에 투입되는 교체 선수들처럼, 빨리 몸을 풀고 경기의 흐름을 타야 하는 경우 이 아사나가 크게 도움이 된다.

크리켓에서 투수는 실제로 공을 던지기 전에 경기장에 머무는 시간이 길다. 이럴 때 등 뒤에서 손깍지를 끼고 우타나아사나를 수련할 수 있다. 어깨와 어깨뼈(견갑골), 손가락의 긴장이 풀려서 언제라도 공을 던질 준비가 된다. 우타나아사나에서 오른쪽에서 왼쪽으로 스윙하기를 최대한 많이 반복한다.

아도 무카 스바나아사나 : 타자와 위켓 키퍼들이 흔히 겪는 어깨 및 목의 압박을 풀어준다. 종아리와 뒤넙다리근의 긴장도 이완시킨다.

받다 코나아사나와 우파비스타 코나아사나 : 서혜부가 딱딱해지면 부상의 위험도 커진다. 이 두 개의 아사나들은 서혜부의 긴장을 풀어준다. 이 아사나들은 신발을 신은 채로 수련해도 된다. 실은 신발 때문에 발을 지면에 더 확실히 고정시킬 수 있어서 아사나의 효과가 커지고 서혜부를 더 이완시킬 수 있다.

우티타 에카 파다 베카아사나 : 종아리 근육의 경련은 운동선수들이 흔히 겪는 증상이고 주로 탈수 증세와 근육 피로 때문에 발생한다. 이 아사나는 근육 경련을 완화시킨다.

경기장에서 수련할 수 있는 아사나

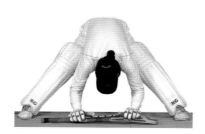

프라사리타 파도타나아사나

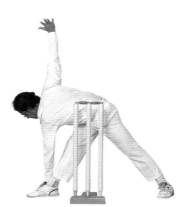

파리브르타 트리코나아사나

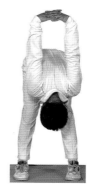

우타나아사나

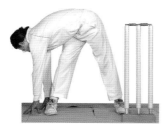

파르스바 우타나아사나

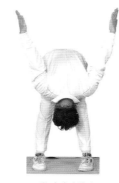

우타나아사나

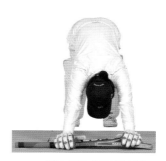

아도 무카 스바나아사나

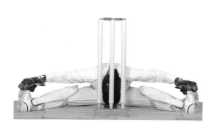

우파비스타 코나아사나

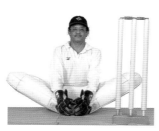

받다 코나아사나

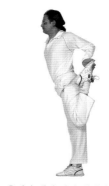

우티타 에카 파다 베카아사나

하루 일과를 마치고 아사나 수련하기

하루 동안 선수들은 육체적 피로 외에도 감정이 격하게 요동치는 것을 경험한다. 날이 나쁘면 긴장과 스트레스가 유발되고 수면과 기량 발휘에 영향을 끼친다. 날이 좋으면 선수의 기분이 들떠서 가끔은 자기만족에 빠지기도 한다. 토너먼트에서 감정적으로 침착함을 유지하는 일은 선수에게 대단히 중요하다. 경기장에서 감정의 기복에 따라 흔들려서는 안 되며 힘써 평정을 지켜야 한다. 다음의 아사나들과 프라나야마는 재충전에 도움이 된다.

비라아사나 : 다리와 종아리, 발에 신선한 혈액을 공급해서 이들 부위의 긴장을 완화한다. 이 아사나를 5분 간 유지한다.

숩타 비라아사나 : 장시간 서 있거나 달리거나 몸을 굽히는 것은 요추 주위의 근육을 수축시키고 다리에까지 영향을 미친다. 이 아사나는 다리, 특히 넓적다리 근육을 마치 따뜻한 물 속에 담가 둔 듯 가볍게 해준다. 이 아사나는 장이 딱딱해지는 것과 복부 및 횡격막의 긴장을 예방하기도 한다.

받다 코나아사나와 우파비스타 코나아사나 : 다리와 서혜부의 피로를 풀어준다.

살람바 시르사아사나(로프에서) : 생각을 멈추게 하고 수련자의 마음을 비워 준다. 정맥혈이 심장으로 돌아옴으로써 생각이 없는 상태는 침착하고 감정적으로 안정된 상태로 이어진다. (만약 몹시 피곤한 상태가 아니라면 이 아사나를 로프 없이도 수련할 수 있다.)

비파리타 단다아사나 : 가슴 주변의 근육이 부드러워지고 호흡도 부드러워진다. 피로를 덜고 마음을 쉬게 하고 감정을 안정시킨다. 잠재의식을 끌어올리되 의식적인 마음은 고요히 가라앉힌다. (이 아사나는 침대에서도 할 수 있다.)

살람바 사르반가아사나와 아르다 할라아사나 : 하루 종일 바깥에서 활동하면 눈과 머리가 피곤해지고 무거워지는데 이들을 시원하게 해준다. 이 아사나들은 목구멍이 마르는 증상을 없애고 코에서 목구멍으로 가는 통로를 깨끗하게 한다. 또한 일사병에서 회복하도록 돕는다.

하루 일과를 마치고 수련할 수 있는 아사나

이 아사나들은 모두 평정, 고요, 감정의 안정을 가져오고 선수가 전반적인 피로에서 회복되도록 도와준다.

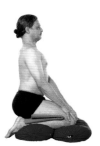
비라아사나

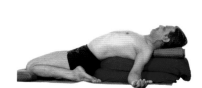
숩타 비라아사나

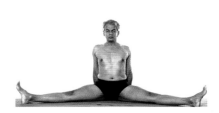
우파비스타 코나아사나

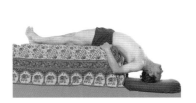
비파리타 단다아사나

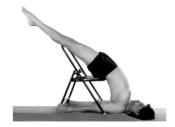
살람바 사르반가아사나

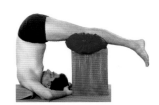
아르다 할라아사나

세투 반다 사르반가아사나(벤치나 침대에서 수련 가능) : 몸 속에 에너지를 고루 돌게 한다. 눈을 시원하게 하고 눈에 활력을 준다. 눈이 편안하면 뇌도 차분해진다. 수련자 본인이 즐겁게 할 수 있는 만큼만 이 아사나를 유지한다.

비파리타 카라니(침대에서 수련 가능) : 다리의 긴장을 해소한다. 정맥혈이 심장으로 흘러 다리에 신선한 혈액을 공급할 수 있게 됨으로써 다리의 긴장이 풀린다. 복부가 딱딱해지는 증상과 소화기 계통에 연관된 가벼운 통증을 완화한다.

프라나야마(호흡 조절법)

몸과 마음과 호흡과 감각 기관들 사이에는 밀접한 상호 작용이 일어난다. 하루 일과를 마치고 수련하는 프라나야마는 몸의 활기를 돋우고 마음을 차분히 가라앉히며 감정을 중화시킨다.

선수는 사바아사나에서 날숨에 호흡을 억제하는 빌로마 프라나야마 Ⅱ뿐만 아니라 호흡의 보유 없이 혹은 짧게 호흡을 보유하는 안타라 쿰바카(들숨 후 호흡 보유)로 웃자이 프라나야마를 할 수 있으나 오로지 스스로 기력이 회복되고 차분한 에너지로 충만하다고 느껴지는 한도 내에서만 수련해야 한다.

긴 하루를 마친 선수가 가장 필요로 하는 것은 숙면이다. 하지만 육체 피로와 불안, 실망 또는 과도한 흥분으로 너무 긴장되어서 잠을 이룰 수 없을 때가 흔하다. 웃자이와 빌로마 프라나야마 모두 변동이 심하고 불안정한 뇌세포를 진정시킨다.

웃자이나 빌로마Ⅱ 프라나야마는 침대 위에서 등을 베개로 받치고 누운 상태에서 수련할 수 있다. 등을 받치면 복부가 편안해지면서 마음이 더욱 진정된다. 프라나야마 사이클을 몇 회 반복하면 점차 뇌와 신경 세포들도 이완되고, 이때 가끔 잠이 드는 선수들도 있다. 만약 잠이 온다면 억지로 깨어 있으려고 애쓰지 마라. 이럴 때는 프라나야마는 잊고 그냥 잠을 잔다.

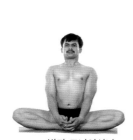
받다 코나아사나

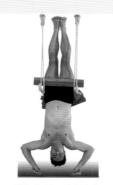
살람바 시르사아사나

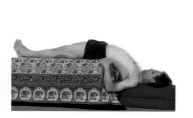
세투 반다 사르반가아사나

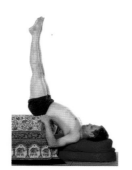
비파리타 카라니

침대에서 사바아사나를 한 채로 행하는 프라나야마

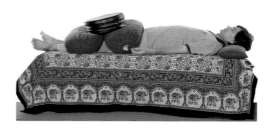

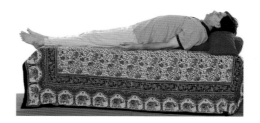

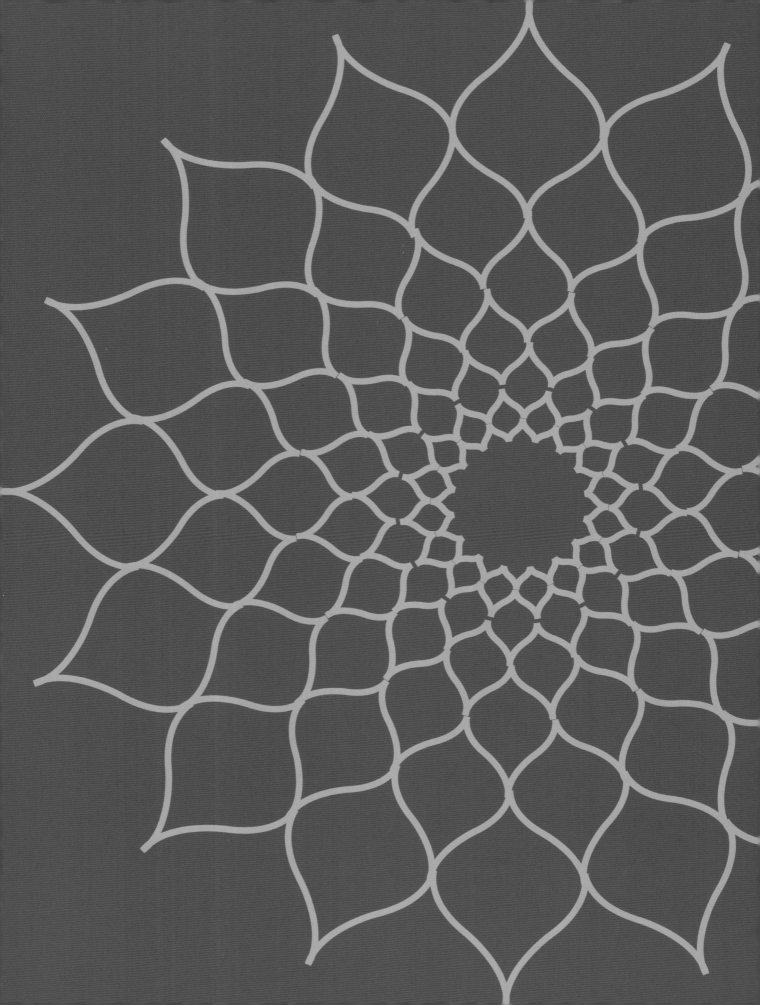

흔히 있는 건강상 문제들의 예방과 치유

현인 파탄잘리에 따르면
'아직 오직 않은 고통은 피할 수 있고, 또 피해야 한다. Heyaṁ duḥkham anāgatam'
요가는 운동선수들에게 아직 오지 않은 아픔과 통증을 막을 수 있는 수단을 제공한다.
요가는 흔한 건강상의 문제들이 발생하는 것을 막고 이미 발생한 문제들은 치유할 수 있다.
요가는 치료의 기능보다는 예방의 기능이 훨씬 더 뛰어나다.

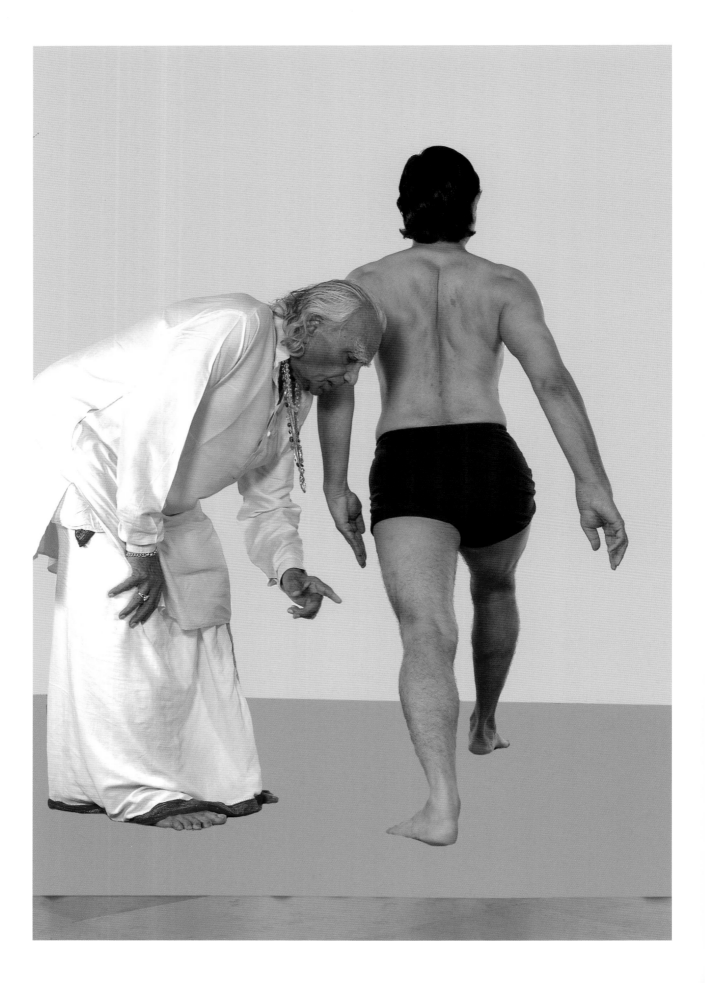

❝ 아사나와 프라나야마는 어떤 환경 조건에서도 **면역 체계를 강화**하고 저항력을 길러주므로 빠짐없이 수련해야 한다. **❞**

모든 사람은 저마다 독특한 육체적, 정신적 기질을 지닌다. 어떤 사람은 매우 작은 자극에도 아파한다. 이런 사람은 날씨가 조금만 변해도 감기에 걸려 기침을 한다. 경미한 스트레스에 방광과 장의 기능이 떨어지는 사람도 있다. 이와는 반대로 무엇이나 소화시킬 수 있고 앓는 일도 없이 극기심으로 어떤 정신적 격변도 이겨 내는 사람들이 있다. 이들은 모진 역경에도 항상 침착하고 차분한 성향이 있다. 자연히 모든 운동선수는 서로 다 다르고 선수의 기량에 직접적으로 영향을 미치는 각자 자기만의 내적인 힘과 약점을 가진다. 여행, 음식과 날씨의 변화, 시합에서 오는 스트레스와 압박감에 보이는 반응은 선수마다 다르다.

일반적으로 대부분의 사람들은 호흡기 계통과 소화기 계통이 가장 취약하고 이 부분에 제일 많은 주의가 필요하다. 만약 이 둘 중 어느 하나가 조금이라도 아프면 선수는 최선을 다해 경기를 뛸 수 없다.

시합이나 훈련으로 장시간 바깥에서 시간을 보내는 탓에 운동 선수들은 햇볕과 열에 과다 노출되어 발생하는 질병들에도 특히 취약하다.

주요 의학적 관점에서는 대부분 이 문제들의 증상을 다스리는 것이 흔한 처방이다. 만약 콧물이 나면 항알레르기성 약을, 코가 막히면 울혈완화제를 먹으라고 선수들은 조언을 받는다. 이런 약들이 일시적으로 불편함을 덜어주긴 하지만 졸림, 둔함, 무기력 같은 많은 부작용을 일으키기도 한다. 차세대 제약 개발로 부작용이 전보다 덜 할 수는 있지만 어쨌거나 부작용은 여전히 있을 수 밖에 없다. 이러한 이유로 어떤 선수들은 힘들더라도 콧물을 멈추는 약을 먹지 않고 차라리 콧물을 흘리며 경기장에 서기를 택한다.

근본 원인을 다루지 않는 한 증상은 또다시 나타날 것이므로 증상을 없애는 것만으로는 문제를 해결하지 못한다. 그러므로 문제의 근원을 밝혀서 조속히 처치해야만 만성 질환으로 자리잡지 않을 것이다. 아사나는 증상을 완화시킬뿐더러 문제가 재발하지 않도록 문제의 근원을 다스리는 데 도움을 준다.

이 장에 제시된 아사나와 프라나야마는 어떤 환경 조건에서도 면역 체계를 강화하고 저항력을 길러주므로 빠짐없이 수련해야 한다.

요가아사나(요가 자세) : 예방 기능

현인 파탄잘리에 따르면 '아직 오지 않은 고통은 피할 수 있고, 또 피해야 한다. Heyaṁ duḥkham anāgatam'

요가는 운동선수들에게 아직 오지 않은 아픔과 통증을 막을 수 있는 수단을 제공한다. 요가는 흔히 있는 건강상 문제들이 발생하는 것을 막고, 이미 발생한 문제들은 치유할 수 있다.

요가는 치료의 기능보다는 예방의 기능이 훨씬 더 뛰어나다.

우리는 우리의 건강 상태가 기후나 음식 같은 외부 요인에 의한 것이라고 믿는 경향이 있다. 만약 그렇다면, 특별한 환경에 노출된 사람들은 전부 병에 걸려야 한다. 하지만 그런 일은 거의 일어나지 않는다.

실제로 환경 변화에 대한 민감성은 사람마다 다르고 이러한 차이는 각자의 내적인 힘이 다른 데서 비롯한다. 사람의 내적인 힘은 그의 육체적, 생리적, 정신적, 감정적, 심리적, 도덕적, 지적, 영적 기질을 전부 합한 것이다. 그 사람의 육체적 건강은 이런 변수들을 따로 떼어놓기보다는 오히려 이런 변수들에 근거해서 측정되어야 한다.

따라서 만약 운동선수가 기침, 감기에 취약하거나 자주 설사나 속쓰림에 시달린다면, 그것은 곧 그 사람의 정신 상태를 나타낸다. 자신의 기량에 대해 그 선수가 심한 불안과 두려움, 스트레스를 느끼고 있음을 보여주는 징후들인 것이다. 기후와 음식의 변화나 시합의 압박감에도 불구하고 선수가 건강을 유지하기 위해서 반드시 필요한 내적인 힘을 얻는 데 요가가 도움이 된다.

내적인 힘 기르기

폐는 우리 체내의 힘, 즉 우리의 생명 에너지인 프라나가 저장되는 곳이다. 자신감 넘치는 사람은 가슴을 펴서 들어올리고 곧게 서는 반면에 우울하거나 소심한 사람은 가슴이 굽어져 있다. 하늘을 나는 새의 날개는 좌우로 넓게 펴져 있고 가슴은 확장되어 있다. 만약 가슴이 무너지면 날개가 양껏 열리지 않으므로 그 새는 날지 못한다. 운동선수들이 자신의 생명 에너지를 활용해서 자신감 있게 경기를 펼치고자 한다면 그들도 '가슴을 여는 것'이 중요하다. 아래 소개된 아사나들은 수련자의

가슴을 열어 그가 내적인 힘을 얻도록 도와서 결과적으로 주변 환경 변화에 민감한 기질을 다스려 준다.

예방은 분명히 치료보다 낫다. 그러나 늘 튼튼하고 건강하게 지내려고 아무리 애를 써도 우리는 이따금 아프게 된다. 몸이 존재하는 한 몸은 질병에 취약할 것이다. 요가를 통해 우리는 주로 호흡기 계통과 소화기 계통에 연관되거나 열기 때문에 발생하는 흔히 있는 건강상 문제들의 고통을 완화하고 그것들로부터 빨리 회복하는 법을 배운다.

체내의 힘과 면역력을 기르는 아사나

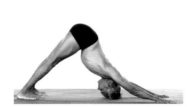

아도 무카 스바나아사나

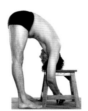

우타나아사나

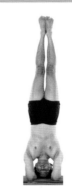

살람바 시르사아사나

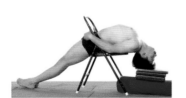

비파리타 단다아사나

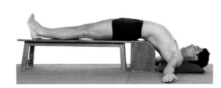

세투 반다 사르반가아사나

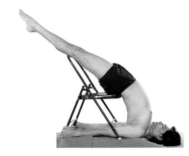

살람바 사르반가아사나

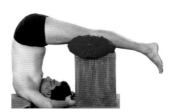

아르다 할라아사나

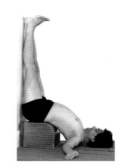

비파리타 카라니

이 아사나들은 수련자의 가슴을 열고 내적인 힘을 키우며 면역력도 길러준다. 이 아사나들을 규칙적으로 수련하면 호흡기 계통과 소화기 계통에서 흔히 발생하는 문제들을 예방할 수 있다.

흔히 발생하는 호흡기 계통의 문제들

호흡기 계통과 관련해서 가장 흔히 발생하는 문제는 감기로 콧물, 코막힘, 기침, 인후염, 코곁굴(부비강) 염증과 귓병을 동반한다.

감기, 기침, 머리가 무거움, 콧물, 코막힘 그리고 그 외 호흡기 계통에 관련된 문제들은 불편과 피로로 이어진다. 증상 자체는 심하지 않을 수 있으나 호흡에 영향을 미치기 때문에 온몸이 무겁고 무기력해진다. 이 아사나들은 감기 증상을 없애고 선수들에게 활기를 되찾아 준다.

아르다 할라아사나와 니라람바 사르반가아사나를 5~10분 간 지속한다. 만약 아르다 할라아사나를 한 후에도 코곁굴(부비강) 통로가 뚫리지 않으면 이 아사나를 더 오래 지속하고, 니라람바 사르반가아사나는 시행하지 않는다.

비파리타 단다아사나는 머리를 살짝 들어 올린 상태에서 2~3분 간만 유지한다. 머리를 뒤로 젖힌 채로 두면 코곁굴 통로가 다시 막힐 것이다.

나머지 아사나들은 약 5분 간 지속한다. 처음에는 호흡하기가 쉽지 않겠으나 아사나를 지속하다 보면 점차 호흡이 수월해진다.

호흡기 계통의 문제들을 완화시키는 아사나

이 아사나들의 목적은 특히 코곁굴 (부비강) 통로와 같은 호흡기 계통을 깨끗하게 해서 호흡이 쉽고 부드러워지도록 하는 것이다. 고전적 아사나들의 변형 자세들을 할 때는 도구 사용법에 주의한다.

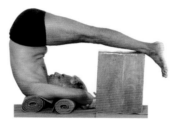

아르다 할라아사나

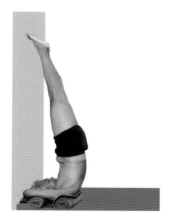

니라람바 사르반가아사나

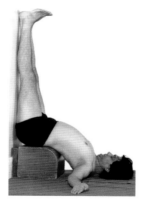

비파리타 카라니

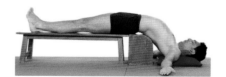

세투 반다 사르반가아사나

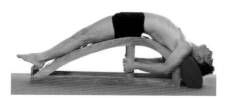

비파리타 단다아사나

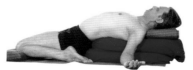

숩타 비라아사나

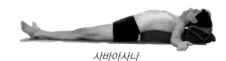

사바아사나

흔히 발생하는 소화기 계통의 문제들

호흡기 계통처럼 소화기 계통도 주변 환경과 스트레스, 긴장에 매우 민감하다. 소화기 계통에 흔히 발생하는 문제들은 위장염, 속쓰림, 명치 통증, 메스꺼움, 설사, 과민성대장증후군 등이다.

소화기 장애는 일반적으로 오염된 음식이나 물의 섭취, 스트레스에서 비롯된다. 경기장에서 극도의 열기와 습도에 노출되거나 식사에 변화가 생기면 소화기 문제는 악화된다. 시합에 대한 부담감도 소화기 계통의 기능에 이상을 야기한다. 소화기계 위쪽의 기능이 떨어지면 속쓰림, 명치 통증과 메스꺼움으로 이어지고 소화기계 아래쪽이 과로하면 설사를 유발하게 된다. 감염이나 전염병은 반드시 적절한 약으로 치료해야 한다.

요가는 스트레스로 인한 소화기 장애를 예방할 수 있고 감염 질환에 대비하는 면역력 향상에 도움이 된다.

음식은 먼저 입 안에서 부분적으로 소화된 후에 식도를 통해 위에 도달한다. 위에서는 위산에 의해 더 잘게 부서진 다음 작은창자(소장)로 내려가는데, 여기서 음식의 영양분은 흡수되고, 노폐물은 배설되기 위해서 더 아래로 내려가게 된다. 이 전 과정은 간, 이자(췌장), 지라(비장) 같은 주변 장기들이 분비하는 효소들에 의해 진행된다.

메스꺼움과 속쓰림 완화

소화기 계통이 막히면 음식의 통로가 방해를 받는다. 이따금 불안과 스트레스도 음식의 이동을 막는다. 음식이 소화기 계통을 통해서 매끄럽게 이동하지 못하면 메스꺼움, 입맛의 변화, 속쓰림, 복부 위쪽과 복장뼈(흉골)의 맨 아래 부분에서 통증이 느껴진다. 위산은 염증과 통증을 일으키면서 식도로 역류한다. 제산제는 위산을 중화시켜서 이런 증상들을 완화하지만 신물을 없애지는 못한다. 따라서 증상은 처리되지만 문제는 여전히 그대로이다. 소화기 계통을 통해 음식이 적절히 이동하도록 하고 이로써 소화기 장애를 극복할 수 있게 돕는 아사나들이 있다.

속쓰림과 메스꺼움에 시달리는 사람들은 숩타 비라아사나, 세투 반다 사르반가아사나, 비파리타 카라니를 규칙적으로 수련해야 한다. 매일 저녁 이 아사나들을 규칙적으로 수련하면 소화기 계통의 장애들을 근본 뿌리에서부터 해결하는 데 도움이 된다.

속쓰림과 위산과다에 의한 메스꺼움, 구토의 완화를 돕는 아사나

이 아사나들을 할 때 만약 트레슬러(tressler)를 쓸 수 없다면 벽을 활용한다. 모든 아사나에서 복부는 부드럽고 편안하게 이완하되 확장된 상태를 유지한다. 받다 코나아사나에서 등은 뒤쪽으로 기대어 편안하게 받친다. 들숨은 정상적으로, 날숨은 평소보다 더 깊고 길게 한다.

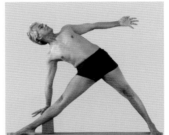
우티타 트리코나아사나

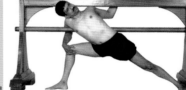
우티타 파르스바코나아사나

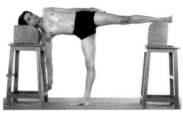

아르다 찬드라아사나

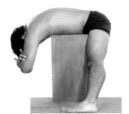
프라사리타 파도타나아사나

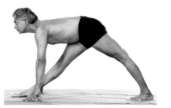
파르스보타나아사나

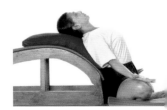
받다 코나아사나

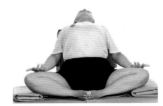
받다 코나아사나

메스꺼움, 구토, 속쓰림을 예방하는 아사나

이 아사나들은 앞에서 제시한 아사나들에 더해서 규칙적으로 수련해야 한다.
이 아사나들은 복부 근육을 부드럽게 해서 척추 쪽으로 이완시켜 준다.
이 아사나들을 할 때 들숨은 정상적으로, 날숨은 깊고 부드럽게 유지한다.

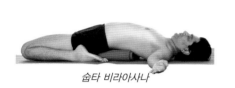
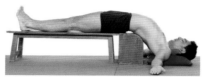
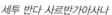
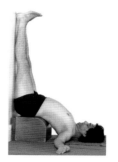

숩타 비라아사나   *세투 반다 사르반가아사나*   *비파리타 카라니*

설사 완화

많은 사람들이 같은 음식과 물을 섭취하지만 그 중 몇몇만 감염 질환에 걸린다. 이것은 특정인들이 다른 사람들보다도 면역 체계가 약하고 감염에 민감하다는 것을 뜻한다. 이 민감성도 그 사람의 정신 상태와 연관되어 있다. 스트레스와 불안감 때문에 장이 과로하면 설사를 부른다. 원인과는 상관없이 우선 치료의 시작은 환자가 탈수 증세를 보이지 않도록 하는 것이다. 환자는 유동식을 충분히 섭취해야 하며 감염 질환은 적절한 항생제나 항아메바약 그리고 그 외 다른 약으로 다스려야 한다.

이럴 때 아래 소개된 아사나들을 수련하면 관련 증상이 완화될뿐더러 체내 저항력이 향상된다. 이 모든 아사나에서 복부 주변이 확장되면서 장기들이 편안해진다. 비파리타 카라니 이전의 아사나들에서 부드럽게 늘어났던 복부가 비파리타 카라니를 통해 편안하게 이완된다. 이로써 복부 근육이 이완되고 복부 통증이나 경련은 완화된다.

설사의 완화를 돕는 아사나

사진에 보이는 시연대로 도구를 조정하면서 이 아사나들을 하는 것이 중요하다. 복부 주변이 확장되면 장이 편안해진다.

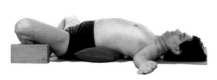
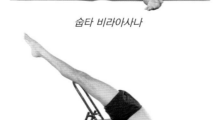
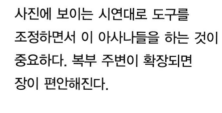

숩타 받다 코나아사나   *숩타 비라아사나*

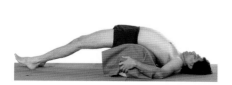
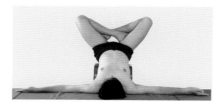

세투 반다 사르반가아사나   *살람바 사르반가아사나*   *비파리타 카라니*

소화기 계통을 강화시키는 아사나

이 아사나들은 소화기 계통, 특히 장의 운동을 촉진시킨다.

만성 소화기 질환에 취약한 사람들은 이 아사나들을 규칙적으로 수련해야
하지만 설사 중일 때는 수련하지 않는다. 이 아사나들의 규칙적인 수련은
소화기 계통을 강화시키고 관련 질환의 재발을 예방한다.

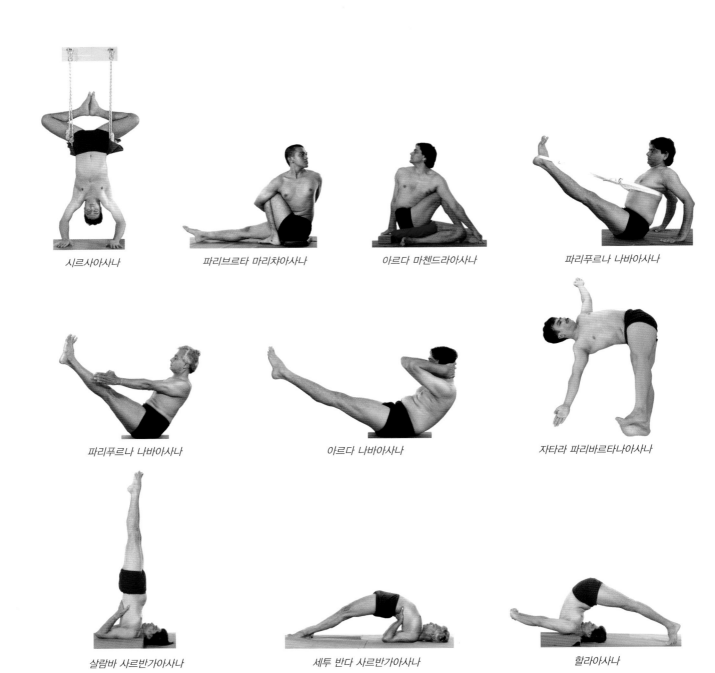

시르사아사나

파리브르타 마리챠아사나

아르다 마첸드라아사나

파리푸르나 나바아사나

파리푸르나 나바아사나

아르다 나바아사나

자타라 파리바르타나아사나

살람바 사르반가아사나

세투 반다 사르반가아사나

할라아사나

열기 관련 문제들

하키, 크리켓, 축구, 테니스, 골프 같은 필드 스포츠의 운동선수들은 일주일에 여러 날을 뙤약볕 아래에서 장시간 지낸다. 그들의 몸은 햇볕에 지속적으로 노출되는 일에 익숙하지만 근육 경련과 부종을 포함한 열기 관련 질환에는 여전히 취약하다.

근육 경련 : 타자와 속구 투수(pace bowler 크리켓에서 공을 빨리 던지는 투수), 육상선수, 테니스 선수, 축구와 럭비 선수들은 신체적으로 매우 활동적이며 많이 뛰어야 하므로 근육 경련에 훨씬 더 취약하다.

우리 근육은 쉴 때보다 운동할 때 20배 이상 많은 에너지를 생성한다고 한다. 이 에너지의 75퍼센트 가량이 열로 전환된다. 몸에서 열이 지나치게 발생하면 땀을 많이 흘리게 되고, 이는 몸의 염분 손실을 초래한다. 과도한 염분 손실로 근육은 짧아지고 결국엔 근육 경련으로 이어진다. 그 영향을 제일 먼저 받는 부위가 바로 종아리 근육이다.

과도한 몸의 열기를 중화시켜서 근육 경련을 극복하는 최선의 방법은 머리와 몸을 식히는 것이다. 이 효과를 보려고 선수들은 자주 열기를 식혀주는 외부 장치들, 예를 들면 목 둘레에 걸쳐서 열을 식히는 냉각 패드(cooling pad) 같은 것을 사용한다. 여기에 소개된 아사나들은 몸 속에부터 열기를 식혀주는 체내 냉각 기제를 자극해서 몸의 열을 중화시킨다.

육상선수, 특히 타자를 비롯한 크리켓 선수 그리고 장시간 경기장에서 지내는 선수들은 종아리 근육의 경련에 예민하다. 격렬한 운동도 근육 경련을 일으킬 수 있다. 이런 경련은 숩타 파당구쉬타아사나로 즉각 완화될 수 있다.

경기장에서 몸을 식혀주는 아사나

몸을 빨리 식히기 위해서는 경기장에서 이 아사나들을 간헐적으로 행해야 한다. 그러면 열에 의한 근육 경련의 발생이 줄어든다.

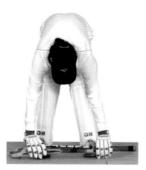

우타나아사나

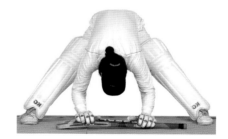

프라사리타 파도타나아사나

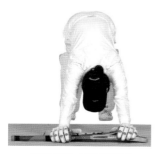

아도 무카 스바나아사나

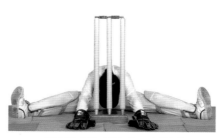

아도 무카 우파비스타 코나아사나

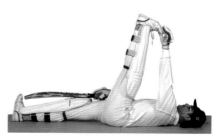

숩타 파당구쉬타아사나

부종 없애기 : 갑자기 고온에 노출될 경우 부종과 함께 몸이 부어오른다. 대개는 외부 열기의 증가가 체온의 증가로 이어져서 수분과 염분의 정체, 말초혈관의 확장을 일으킨다. 부종은 일시적인 증상으로 일단 외부의 고온에 익숙해지면 곧 진정된다. 그러나 부종 때문에 몸이 무겁고 무기력해지므로 선수들로서는 상당히 불편하다. 발이 부어오르면 선수들의 움직임은 제한되고 느려진다. 부종은 저절로 가라앉지만 대부분의 선수들은 정상적인 훈련을 재개해서 되도록 빨리 다시 경기를 뛸 수 있기를 바란다.

신장을 자극해서 몸 속 수분을 빠르게 제거해 주는 아사나들은 고온으로 유발된 부종을 가라앉히는 데 도움이 된다.

열 부종을 극복하는 아사나

이 아사나들로 체내 수분이 줄어들기 시작하면서 고온 노출에 의한 체내 부종이 완화된다. 비라아사나와 비파리타 카라니는 특히 다리가 붓는 증상의 완화를 돕는다.

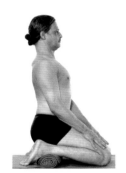
비라아사나

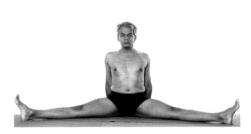
우파비스타 코나아사나

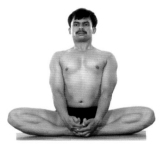
받다 코나아사나

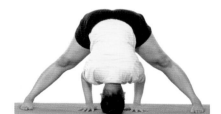
프라사리타 파도타나아사나

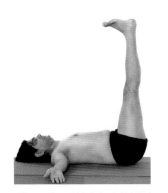
우르드바 프라사리타 파다아사나

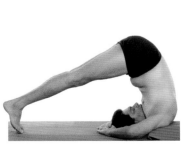
할라아사나

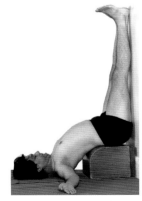
비파리타 카라니

열기에 의한 질환 예방하기

앞에서 언급한 바와 같이 요가는 치료만 아니라 예방에 있어서도 중요한 기능을 한다. 열 관련 질환은 그것이 열 부종이든 열 경련이든 혹은 일사병과 열사병처럼 급성 응급질환이든 간에 고온 부적응에 따른 것이다.

적응이란 매우 상대적인 과정이다. 고온 다습한 곳에서 나고 자란 선수들은 언덕이 많고 선선한 지역 출신의 선수들보다 더운 날씨에 훨씬 빨리 적응한다.

운동 자체가 열을 발생시킨다. 고온 기후의 뙤약볕에서 훈련하고 운동하는 것은 더더욱 많은 열을 발생시킨다. 선수들은 자신의 몸이 한계에 달해서 열 관련 질환의 증상을 조금이라도 보이기 전에 반드시 몸의 열을 식혀야 한다. 고온 다습한 곳에 도착해서 곧바로 수련하면 자연스럽게 몸의 열을 식히고 외부 고온에 적응하도록 돕는 아사나들이 있다. 이 아사나들을 수련하면 열 관련 질환에 시달릴 가능성을 최소화할 수 있다.

열 관련 질환의 예방을 위한 아사나

이 아사나들은 눈과 이마를 탄력 붕대(crepe bandage)로 감은 상태에서 수련해야 한다. 하루 종일 햇볕에 있은 후 열기를 식히는 데 도움이 된다.

극한 환경 조건들에 신속히 적응하기 위해서는 이 아사나들을 반드시 수련해야 한다.

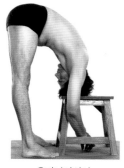

우타나아사나

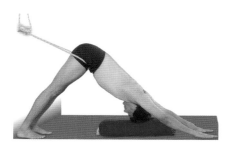

아도 무카 스바나아사나

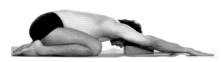

아도 무카 비라아사나

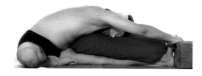

자누 시르사아사나

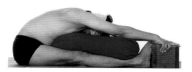

파스치모타나아사나

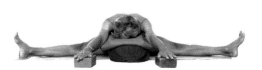

아도 무카 우파비스타 코나아사나

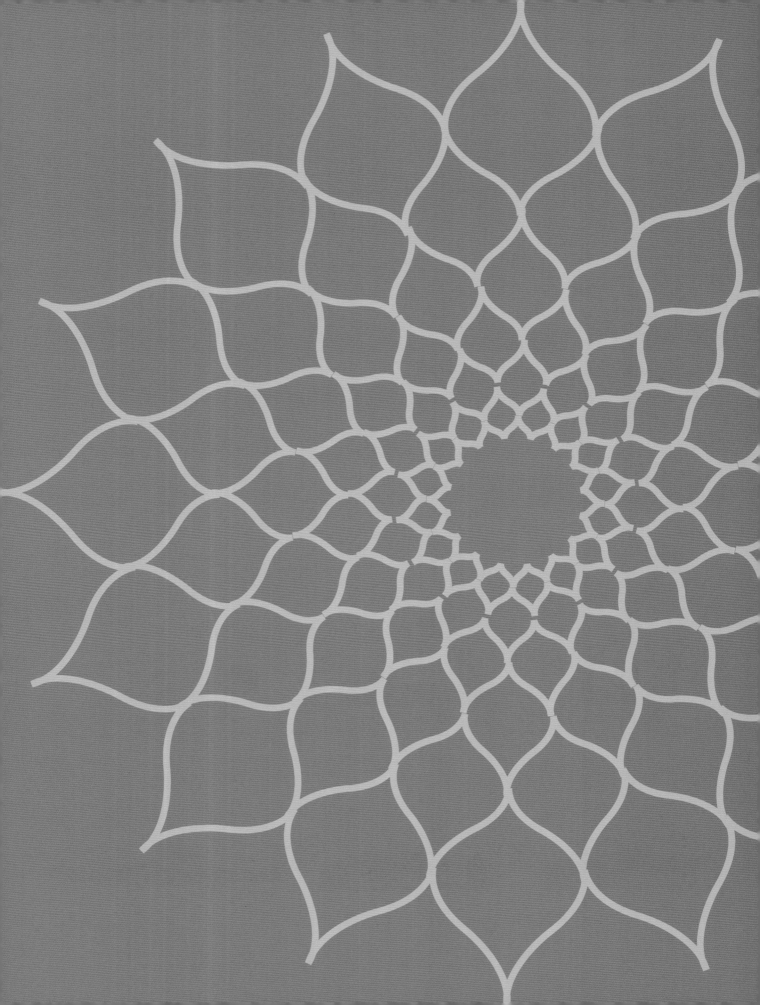

원정 경기의
부담을 떨치고
기력을 되찾는 법

인체는 다양한 환경 변화에 적응하는 선천적 능력을 지닌 신비한 유기체이다.
요가는 우리가 각기 다른 환경에 되도록 빨리 잘 적응할 수 있게 해준다.

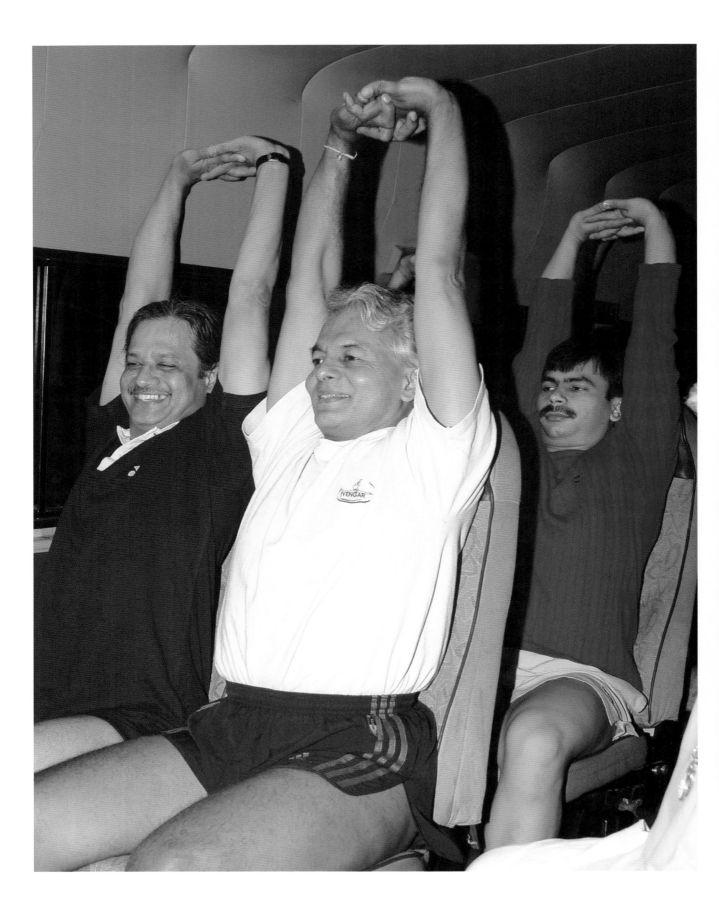

여행은 프로 선수들의 삶에서 빼놓을 수 없는 부분이다. 처음에는 낯선 곳에 가서 새로운 사람들을 만나는 일로 기분이 들뜨기도 한다. 하지만 활동 범위가 구단에서 국제 수준으로 발전하면서 여행은 오히려 선수에게 방해가 되기 시작한다. 원정 경기보다는 홈 경기에서 운동선수들과 스포츠 팀들의 성과가 항상 좋은 것도 이와 같은 이유에서이다.

교통 수단의 종류와는 관계없이 장기 여행은 육체 피로를 초래한다. 시니어 선수들에 비해 주니어 레벨 선수들에게는 편안한 여행의 혜택이 덜 주어지기 때문에 이들의 사정은 더욱 좋지 못하다.

여행 중에는 충분히 움직이지 못해서 몸이 뻣뻣해지고 정신은 흐려진다. 습관처럼 익숙한 운동과 훈련 일정도 빠지고 없다. 버스와 비행기를 막론하고, 특히 장시간 여행에서 등의 긴장, 발과 다리의 부기, 근육 경련과 관절 통증은 선수들을 자주 괴롭히는 증상들이다.

여행 중에는 제대로 된 요가 수련이 불가능하지만 상황에 맞춰 수련을 변형할 수는 있으므로 주변 환경에 따라 요가 수련을 어떻게 조정할 수 있는지 선수들에게 알려줘야 한다.

공간은 제한을 받지만 시간은 그렇지 않다. 여행 중에는 먹고 이야기하고 책 읽고 잠을 자고 영화를 보는 것 말고는 할 일이 거의 없다. 선수들은 이 시간을 활용해서 긴장을 풀고 다리의 혈액 순환을 개선할 수 있다. 요즘은 항공사들도 여행의 피로를 막기 위해서 운동을 권한다. 하지만 운동과 아사나의 차이는 운동은 기계적으로 실행되는 반면 아사나는 깨어있는 마음과 신체에 대한 생리적인 자각을 필요로 한다는 점이다.

여행 중

여행에 맞게 변형된 아주 효과적인 아사나들을 소개하겠다.

바라드바자아사나

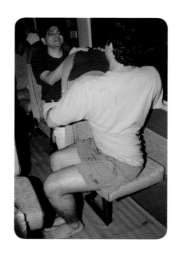

- 버스나 기차, 비행기 좌석에 등을 곧게 세우고 앉는다. 엉덩이와 무릎은 같은 높이에 오도록 한다.

- 만약 엉덩이가 무릎보다 낮으면 엉덩이 아래에 담요를 깐다.

- 양발은 지면에 확고히 둔다.

- 척추를 위로 뻗고 숨을 내쉬며 몸통을 오른쪽으로 튼다.

- 양손으로 좌석 등받이를 잡는다. 정상적으로 호흡한다. 숨을 내쉬며 몸통을 오른쪽으로 더 깊이 튼다. 이 움직임에서는 빨래를 짜는 모양새를 떠올린다. 몸통을 튼 상태에서 척추를 덮고 있는 살 위의 피부를 짜서 헹군다고 상상한다.

- 숨을 내쉬며 어깨뼈에서부터 목과 머리를 틀어서 오른쪽 어깨 너머를 바라본다.

- 이 자세를 유지하면서 몇 초 간 정상적으로 호흡한다.

- 숨을 내쉬며 등받이를 잡고 있던 손을 푼다. 몸통을 똑바로 세운 다음 이전과 같은 방식으로 이번에는 몸통을 왼쪽으로 튼다.

좌석 등받이를 잡을 수 없을 때는 다음과 같이 한다.

- 왼 손바닥을 오른쪽 넓적다리 바깥에 둔다. 앞에서 설명한 대로 지시를 따른다.

- 숨을 내쉬며 팔을 풀고 몸통을 돌려 중앙을 본다. 오른 손바닥을 왼쪽 넓적다리 바깥에 두고 왼쪽도 같은 방식으로 반복한다.

- 등의 긴장과 결림이 완화될 때까지 이 아사나를 양쪽 모두 행한다.

마리챠아사나 I

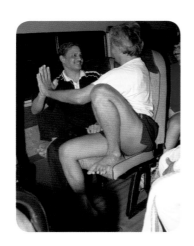

- 자리에서 등을 곧게 세우고 앉는다. 엉덩이와 무릎을 한 선에 둔다.

- 만약 엉덩이가 무릎보다 낮으면 엉덩이 아래에 담요를 깐다.

- 양발은 지면에 확고히 둔다.

- 등을 곧게 세우고 앉아서 몸통을 위로 들어올리고 왼 무릎을 구부려서 왼발을 좌석에 올려놓는다. 왼쪽 발꿈치를 최대한 왼쪽 엉덩이 가까이 가져간다.

- 숨을 내쉬며 팔꿈치에서 왼팔을 구부린다. 그런 후 위팔과 팔꿈치를 앞으로 뻗고 겨드랑이가 최대한 왼쪽 넓적다리와 수직을 이루도록 둔다.

- 아래팔과 손가락을 위쪽으로 뻗는다. 한두 차례 정상적인 호흡을 한다.

- 숨을 내쉬며 복부와 가슴, 머리를 오른쪽으로 튼다.

- 오른쪽 어깨와 함께 목을 틀어서 오른쪽 어깨 너머를 바라본다.

- 이 자세를 유지하면서 몇 초 간 정상적으로 호흡한다.

- 숨을 내쉬며 몸통을 돌려 중앙을 보고 다리를 내린다.

- 이번에는 오른발을 좌석에 올리고 몸을 왼쪽으로 틀어서 아사나를 행한다.

- 이 아사나는 식전에 여러 번 반복해도 된다.

바라드바자아사나와 마리챠아사나 I 모두

- 등의 결림을 완화시킨다.
- 온몸의 혈액 순환을 개선한다.
- 장시간 앉아 있느라 멍해진 정신을 다잡는다.

앉아서 하는 파반 묵타아사나

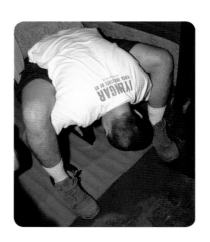

- 자리에서 등을 곧게 세우고 앉는다. 양 무릎과 발을 서로 띄운다. 양발은 지면에 확고히 둔다.

- 담요를 말아서 좌석 위의 넓적다리 사이에 놓는다. 숨을 들이마시며 팔을 위로 뻗는다. 한 두 차례 정상적인 호흡을 한다.

- 숨을 내쉬며 아래 복부를 부드럽게 뻗고 그대로 상체를 앞으로 숙여서 담요 위에서 복부를 이완한다. 머리는 아래로 늘어뜨린다.

- 팔을 다리 사이로 집어넣고 아래팔을 뒤쪽으로 뻗는다.

- 가능한 한 오래 이 자세를 유지하면서 정상적으로 호흡한다.

- 여행 중에 이 아사나를 여러 번 반복한다.

- 몸통을 옆으로 비튼 상태에서 앞으로 숙여도 된다.

- 양발은 서로 붙여서도 띄워서도 할 수 있다.

- 양쪽을 다 반복한다.

- 음식을 섭취한 직후에는 이 아사나를 하면 안 된다.

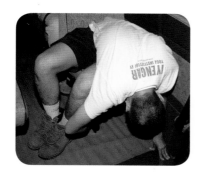

앉아서 하는 파반 묵타아사나는 장시간 앉아 있으면
눌리기 쉬운 요추를 늘인다.

파르바타아사나

- 좌석에 똑바로 앉는다.

- 엉덩이와 무릎을 한 선에 둔다. 만약 엉덩이가 무릎보다 낮으면
  엉덩이 아래에 담요를 깐다. 양발은 지면에 확고히 둔다.

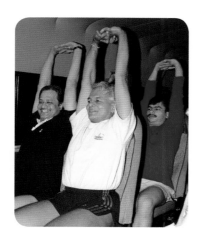

- 손깍지를 끼고 팔을 머리 위로 수직으로 뻗는다. 손바닥이 위를
  향해야 한다. 양 손목이 서로 평행을 이룰 수 있도록 고르게
  돌린다.

- 팔꿈치 관절이 풀리지 않도록 단단히 힘을 주어 팔을 곧게
  유지한다.

- 팔은 옆구리와 어깨뼈(견갑골)에서부터 위로 쭉 뻗는다.

- 머리는 정면을 향하고 턱은 가슴뼈 쪽으로 살짝 당긴다.

- 이 자세를 유지하면서 잠시 정상 호흡 혹은 깊은 호흡을 한다.

그런 후 팔을 내려서 손깍지의 방향을 바꾸고 이 아사나를 다시
반복한다.

장시간 앉아 있으면 어깨가 처지고 몸이 구부정해진다. 정신도
흐릿해진다.

파르바타아사나는 처진 어깨를 펴게 하고 복부 장기들의
혈액 순환을 돕는다. 정신을 맑게 깨우고 어깨와 등의 긴장을
해소하며 팔의 결림을 완화시키고 목의 근육을 부드럽게 한다.

파리푸르나 나바아사나와 우바야 파당구쉬타아사나

이 아사나들은 앞뒤 좌석 사이의 공간을 활용해서 할 수 있다.

- 좌석 중앙에 앉는다.

- 숨을 내쉬며 몸을 뒤로 기대고 무릎을 구부려서 발이나
  종아리 아래 부분을 앞 좌석의 등받이에 놓는다.

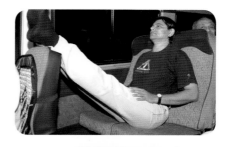

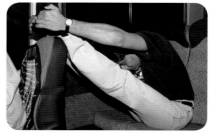

- 가능한 한 멀리 다리를 늘이면서 무릎을 편다.

- 발을 잡고 숨을 내쉬며 척추를 다리 쪽으로 뻗는다.

- 가능한 한 오래 이 자세를 유지하면서 정상적으로 호흡한다.

장시간 여행 중 좌석에서 할 수 있는 아사나

다음의 아사나들은 여행 중 좌석에서 행할 수 있다.
무릎의 긴장, 등과 목의 결림, 발과 다리의 부종을
완화시킨다.

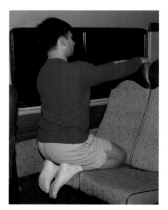

비라아사나

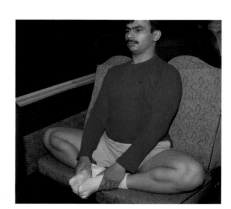

받다 코나아사나

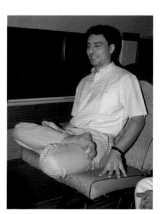

파드마아사나

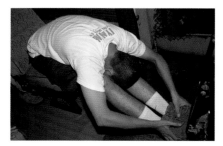

파스치모타나아사나

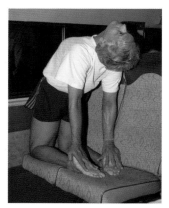

우스트라아사나

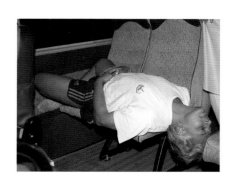

숩타 스와스티카아사나

여행 후에

움직임이 제한된 탓에 여행의 피로를 가장 많이 느끼는 부분은 무릎 관절이다. 무릎
관절이 뻣뻣해진다. 심하면 장시간 여행 후에 특히 이동 중에 줄곧 앉아 있어야 하는 경우
발이 붓는다. 이 아사나들은 관절의 혈액 순환을 돕는 공간을 만들어서 특히 무릎에
작용한다. 여행 후 관절의 회복을 위해 이 아사나들을 행할 수 있다.

여행 후의 아사나

무릎 관절은 움직임의 제한으로 여행의 피로를
가장 많이 느낀다.

이 아사나들은 무릎 관절에 공간을 만들어서
관절을 이완시킨다.

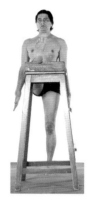
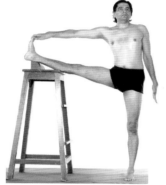
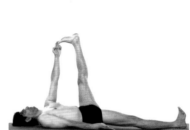
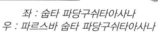

좌 : 우티타 하스타 파당구쉬타아사나
우 : 파르스바 우티타 하스타 파당구쉬타아사나

좌 : 숩타 파당구쉬타아사나
우 : 파르스바 숩타 파당구쉬타아사나

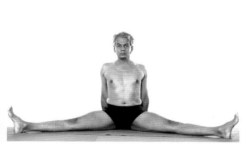
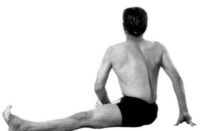
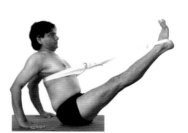

우파비스타 코나아사나

파르스바 우파비스타 코나아사나

파리푸르나 나바아사나

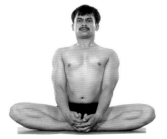
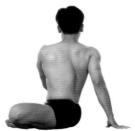
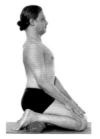

받다 코나아사나

파르스바 받다 코나아사나

비라아사나

수면 부족

여행 중에 나타나는 또 다른 몸의 증상은 수면 부족이다. 잠은 우리의 신경계를 쉬게 하고 피로와 싸우는 자연의 방식이지만 애석하게도 잠은 이동 중에 선수들을 피해 간다. 수면은 신경계의 균형을 되찾아 주고 기관계를 쉬게 하며 동맥 혈압을 낮추고 맥박수를 줄이며 근육을 이완하고 일반적으로 몸의 전반적인 대사율을 거의 30퍼센트까지 낮춘다. 따라서 수면 부족은 자연히 심신의 회복을 방해한다.

비좁은 버스 좌석이나 심지어 상대적으로 편안한 비행기 비즈니스석에서 잠깐 조는 것은 자기 침대에서 숙면을 취하는 것과 비교조차 할 수 없다.

장시간 잠을 못 자는 상태가 이어지면 정신이 나른하면서 짜증스러워진다. 몸과 마음은 쉬어야 하는데도 많은 사람들이 새로운 장소에서 잠을 자는 것을 어려워한다. 근육 이완제, 진통제, 수면 유도제를 자주 처방 받지만 이들 뒤에는 항상 후유증이 따라다닌다. 약에 취한 잠은 절대로 자연적인 수면과 같을 수 없다!

상황이 이렇다면 베개로 머리를 받치고 침대 위에서 세투 반다 사르반가아사나와 비파리타 카라니를 할 수 있다. 이 아사나들을 수련하면 마음이 고요해지고 숙면하게 된다.

반듯이 누워서 웃자이 프라나야마를 수련하면 몸, 마음, 신경이 이완되어서 자연히 숙면하게 된다. 뇌와 마음, 신경이 쉴 수 있도록 들숨은 정상적으로, 날숨은 호흡의 보유와 더불어 깊고 부드럽게 이어간다.

수면 부족의 극복을 돕는 아사나

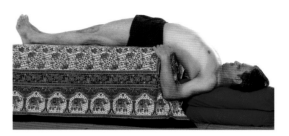

세투 반다 사르반가아사나

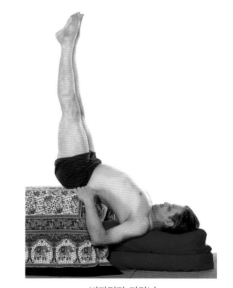

비파리타 카라니

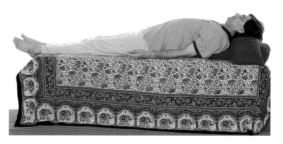

사바아사나

시차

해외 여행은 여행자의 생체 시계와 여행지의 실제 시각 사이에 차이가 생기게 하기 때문에 여행자의 수면 양상에도 영향을 미친다. 이 차이로 인해 여행자의 수면과 소화 주기는 여행지의 실제 시각보다 뒤처지거나 앞서가게 된다. 이런 상황을 해결하는 최선의 방법은 몸이 새로운 시간대에 적응할 수 있도록 충분한 시간적 여유를 주는 것이지만 선수들에게 시간은 늘 귀하다. 선수들은 곧바로 낯선 환경에 적응해서 최대한 빨리 훈련과 연습을 계속 이어가야 한다.

몸의 신속한 적응을 돕는 아사나들이 있다. 이 아사나들은 생체 시계를 조절하는 솔방울샘(송과체)과 환경 변화에 반응하도록 몸을 자극하는 시상하부에 작용한다. 이 두 개의 내분비기관들은

뇌에 둘러싸여 있다. 아래 소개된 아사나들은 이 내분비기관들로 혈액을 흐르게 해서 이들을 재충전시킨다. 그러므로 몸은 새로운 시간대에 빨리 적응하고 시차도 사라진다.

여행이나 시차와 관련된 문제들은 대부분 근육과 뇌로 이어지는 혈액 순환에 장애가 생긴 탓이다. 반쯤 눕거나 불편하게 앉아 있으면 뇌로의 혈액 공급이 줄어든다. 이런 까닭에 뇌는 더욱 피곤해질뿐더러 반쯤 활발한 상태에 놓인 뇌는 여행 중에 완전히 쉴 수도 없다. 여행이 끝나면 뇌로 혈액과 에너지를 충분히 공급해서 뇌를 재충전해야 한다.

시차 회복을 위한 아사나

이 아사나들은 신속히 생체 시계를 조절함으로써 시차에서 회복되게 돕는다.

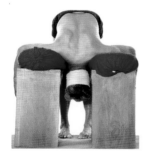

우타나아사나

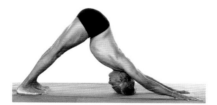

아도 무카 스바나아사나

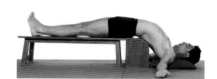

세투 반다 사르반가아사나

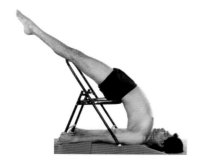

살람바 사르반가아사나

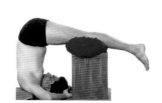

아르다 할라아사나

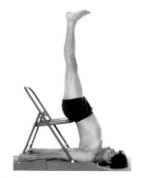

사르반가아사나에서 비파리타 카라니

기후 변화에 적응하기

인체는 다양한 환경 변화에 적응하는 선천적 능력을 지닌 신비한 유기체이다. 인체는 기후에 적응하고 익숙해지는 기제를 본래부터 그 안에 지니고 있다. 만약 우기 직전의 인도 남부 지역처럼 극도로 고온 다습한 날씨에서 훈련하던 선수들이 겨울인 호주로 경기를 하러 간다면 그들이 이 변화에 적응하는 데 많은 시간이 걸릴 것이다. 이와 비슷하게 선선한 기후에서 온 팀들도 인도의 여름에 적응할 시간이 필요하다. 몸이 기후 변화에 적응하려면 상당한 양의 에너지가 사용된다. 훈련이나 시합에 써야 할 에너지가 날씨 적응을 목적으로 전용된다. 따라서 에너지와 시간의 손실을 최소화하면서 가능한 한 빨리 새로운 기후에 적응하는 것이 매우 중요하다. 다양한 아사나들을 통해서 몸이 아주 덥거나 추운 기후에 익숙해지도록 도와줌으로써 요가는 적응 과정의 속도를 높인다.

몸이 더운 기후에서 체온을 낮추고 추운 기후에서 체온을 올리는 데는 훈련이 필요하다. 추위에 가장 먼저 영향을 받는 부위는 몸의 끝부분, 즉 손발이다. 몸을 덥히는 아사나들은 아도 무카 브륵샤아사나, 살람바 시르사아사나, 살람바 사르반가아사나처럼 거꾸로 서는 아사나들과 바카아사나, 부자피다아사나, 바시스타아사나처럼 팔로 균형을 잡는 아사나들, 그리고 그 외 사진에서 볼 수 있는 아사나들이다.

더운 기후에서 몸을 식히려면 도구로 머리를 받치고 아사나들을 행해야 한다. 우타나아사나, 아도 무카 스바나아사나 외에도 파스치모타나아사나처럼 몸을 앞으로 숙이는 아사나들, 그리고 머리를 목침으로 받친 상태에서 의자를 활용한 비파리타 단다아사나 등이 여기에 해당된다. 더운 날씨는 피로를 야기하므로 모든 아사나는 도구의 도움을 받아 행한다.

더운 기후에 적응하도록 돕는 아사나

이마에 탄력 붕대(crepe bandage)를 두르고 이 아사나들을 행한다. 머리는 받친 상태여야 한다. 그러면 몸과 뇌가 시원해지고 수련자가 더운 기후에 빨리 적응하는 데 도움이 된다.

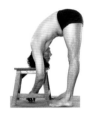

우타나아사나

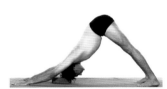

아도 무카 스바나아사나

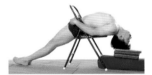

비파리타 단다아사나

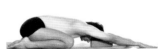

아도 무카 비라아사나

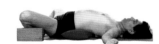

숩타 받다 코나아사나

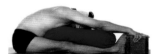

파스치모타나아사나

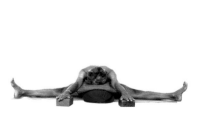

아도 무카 우파비스타 코나아사나

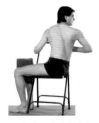

바라드바자아사나

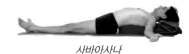

사바아사나

차가운 기후에 적응하도록 돕는 아사나

이 아사나들은 몸을 빨리 덥혀서
차가운 기후에 적응할 수 있게 한다.

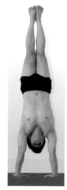
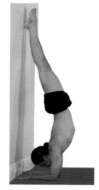

아도 무카
브룩샤아사나

핀차
마유라아사나

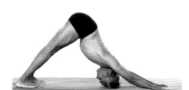

아도 무카 스바나아사나

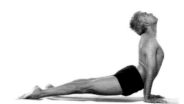

우르드바 무카 스바나아사나

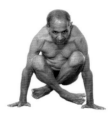

롤라아사나

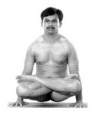

톨라아사나

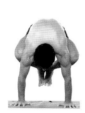

바카아사나

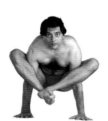

부자피다아사나

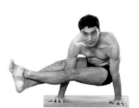

아스타 바크라아사나

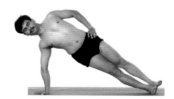

바시스타아사나

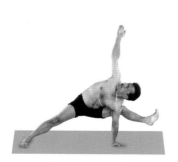

비스바미트라아사나

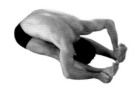

파스치모타나아사나

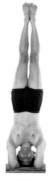

살람바
시르사아사나

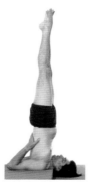

살람바
사르반가아사나

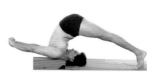

할라아사나

장시간 가족과 멀리 떨어져 지내는 트라우마 극복하기

장기 순회 경기 중 젊은 선수들은 국가 대표 유니폼을 입고 나라를 위해 경기를 뛰고 싶은 자기 꿈을 실현하려고 고군분투하지만 동시에 향수병을 앓는다. 그러다 프로 선수가 되면 경기 시즌은 더욱 길어지고 프로 경기를 뒤따르는 명성과 인기, 돈을 즐기면서도 집과 가족, 친구, 집의 밥이 늘 그립다.

이 젊은 남녀 선수들이 장기 순회 경기를 떠날 때 그 대부분은 사랑하는 연인이나 배우자와 아이들을 뒤에 남긴다. 수개월 간 이들과 함께하지 못하는 것은 선수의 감정과 결과적으로 그의 경기에도 영향을 끼칠 수 있다.

운동선수들은 동료 선수와 코치, 트레이너를 포함한 전체 팀을 확장된 가족의 개념에서 바라볼 필요가 있다. 위켓을 쓰러뜨리거나 골을 넣은 후에 잠깐 옹기종기 모이는 것만으로는 충분하지 않다. 소속감은 순회의 모든 순간을 통해 배어나야 한다.

원정 경기 중에 각 선수는 감정의 격변을 겪는다. 신체적 질환과 부상, 집에서 주는 부담으로 힘든 선수들도 있다. 선수들의 삶이 늘 매끄럽지만은 않다. 경기장에서 얼마나 능숙하든지 간에 프로 선수의 사생활은 그의 선수로서의 삶과 겹치는 경향이 있다. 불안한 개인사는 선수의 경기에 영향을 줄 수 있다. 선수로서는 집에 두고 온 병든 어머니나 출산을 앞둔 아내를 생각하지 않기가 쉽지 않다. 때때로 원정 경기 기간이 너무 길어서 결혼 생활이 순탄하지 못하게 되기도 한다.

장기 여행은 일종의 따분함과 우울함을 일으켜서 가장 재능 있고 열정적인 선수마저 경기에 흥미를 잃는 수가 있다. 그런 상황에서는 선수의 심장, 감정 센터가 재충전되어야 한다.

> ❝ 요가를 같이 수련하는 팀은 가족처럼 유대가 깊어진다. 인간 관계는 억지로 만들 수 없고 유대를 통해서 다듬어지는 것이다. 요가 수련은 그 유대감이 생기기에 적절한 분위기를 형성한다. ❞

일단 선수들이 하루 일과에 요가를 포함시키면 소풍 간 아이들처럼 선수들도 원정 경기 기간 동안 예전의 열정과 열의를 유지하려 할 것이다. 밥을 같이 먹는 가족은 끝까지 함께한다는 말이 있다. 비슷한 맥락에서 요가를 같이 수련하는 팀은 가족처럼 유대가 깊어진다. 인간 관계는 억지로 만들 수 없고 유대를 통해서 다듬어지는 것이다. 요가 수련은 그 유대감이 생기기에 적절한 분위기를 형성한다.

거꾸로 서거나 몸을 뒤로 말아 젖히는 아사나들은 우리의 심장 혹은 감정 센터를 고무시킨다. 이 아사나들을 할 때 도구의 도움을 받으면 지속 시간을 늘릴 수 있다.

감정적 트라우마를 이겨 내기 위한 아사나

이 아사나들은 감정 센터를
고무시키고 가슴을 열어서 수련자가
가족과 떨어져 지내는 트라우마를
극복하도록 안정감과 힘을 준다.

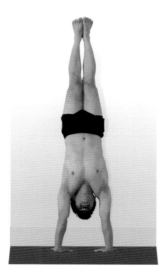

아도 무카 브륵샤아사나

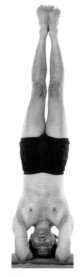

살람바 시르사아사나

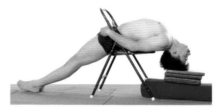

비파리타 단다아사나

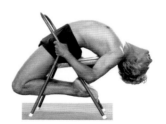

카포타아사나

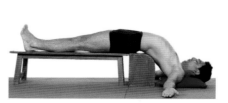

세투 반다 사르반가아사나

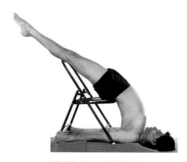

살람바 사르반가아사나

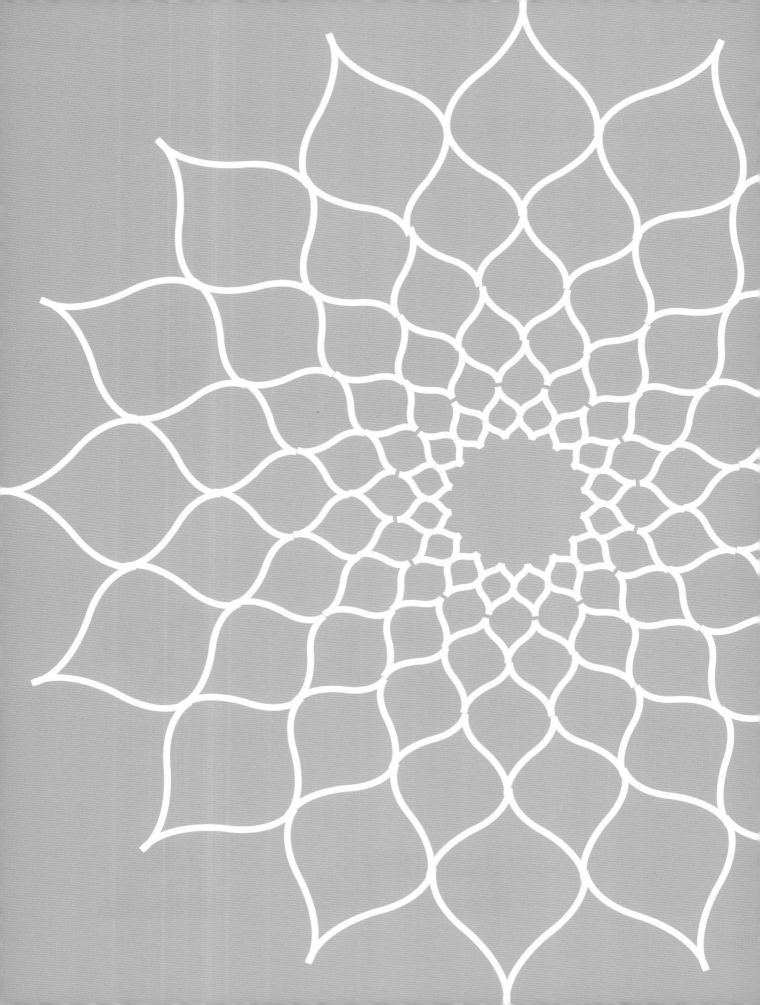

과훈련증후군을
이기는 법

요가아사나는 몸과 마음의 이원성을 없앤다.
요가아사나로 몸은 이완되고 활기를 되찾으며 마음은 고요하면서도 활발해진다.

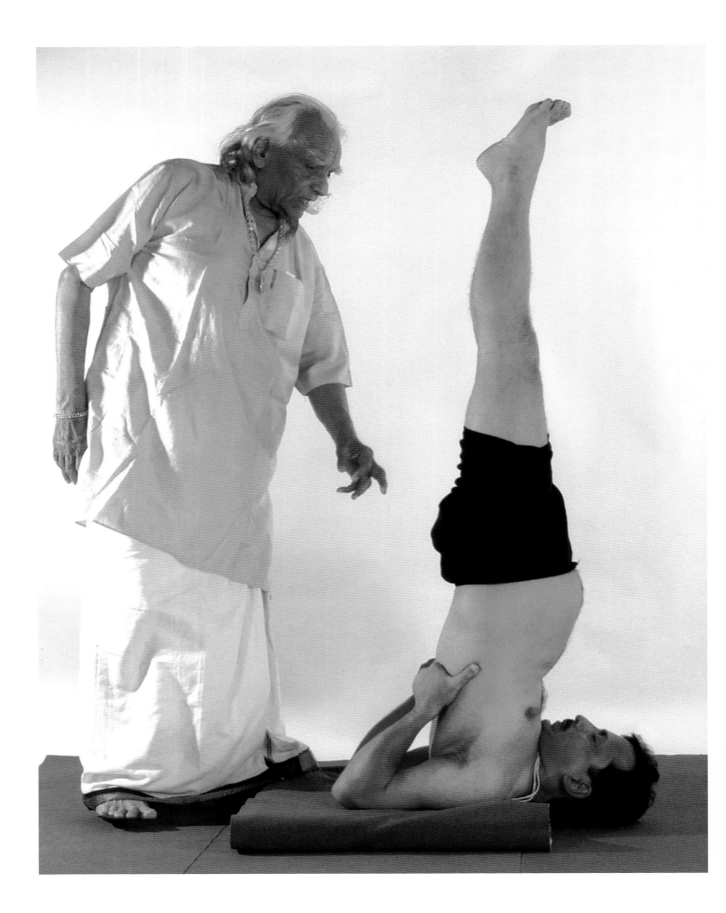

최근 스포츠 생리학자들이 인정한 바대로 운동선수들의 규칙적인 훈련이 반드시 기량의 향상으로 이어지는 것은 아니다. 오히려 가끔은 기량의 저하를 가져오기도 한다. 이런 상황을 과훈련증후군이라 부른다.

각 선수의 능력과 인내 수준은 다르다. 한 선수에게 정상적인 훈련이 다른 선수에게는 과도한 훈련일 수 있다. 그래서 크리켓, 축구 같은 팀 스포츠의 선수들이나, 설령 개인 스포츠 선수들이라도 함께 모여서 훈련한다면 어느 시점에서 그 집단의 몇몇 선수들이 과훈련증후군을 경험할 가능성이 있다.

만약 훈련을 더 받으려는 노력에도 불구하고 기량이 계속 저하된다면 그 운동선수는 과훈련증후군에 시달리고 있다는 진단이 가능하다. 경기 실적이 부진한 것 외에도 그는 다음과 같은 어려움에 봉착한다.

• 식욕 감퇴, 기력 손실, 근육 경련과 만성 피로

• 우울함과 기분장애

• 수면 부족이나 수면장애

• 기침, 감기와 같은 경미한 감염에 대한 민감도 증가

스포츠의학 연구원들은 이 증후군 뒤에 숨은 병태생리학을 이해하려고 노력 중이다. 과도한 훈련을 받은 선수들의 혈액과 신진대사의 변화를 관찰했지만, 아직 이 증후군의 정확한 원인은 밝혀내지 못했다. 이 장애를 이해하려고 연구하는 동안 과학자들 눈에 분명한 것은 몸이 본래 가지고 있거나 획득 가능한 것보다 훨씬 많은 양의 에너지를 쓴다는 점이다. 정상적인 경우 몸은 주 에너지원으로 탄수화물과 지방을 사용하고, 이 두 가지의 공급이 충분하지 않을 때만 단백질을 사용한다. 하지만 과도한 훈련을 받은 선수들의 경우 주 에너지원으로 단백질이 사용된다. 이로써 체내 에너지 균형이 깨져 있음을 확실히 알 수 있다.

간단히 말해서 산출량이 투입량보다 많다는 뜻이다. 따라서 에너지 공급이 원활하지 못한 선수가 기력 손실, 피로, 기분장애, 면역력 저하와 같은 증상들을 보이고 경미한 질환에 더욱 취약해지는 것은 당연하다.

에너지를 필요로 하는 것은 육체적, 생리적 활동만이 아니다. 정신적, 감정적 반응들도 에너지를 소비한다. 육체적으로 지치지 않았다 하더라도 경기 실적에 대한 불안, 긴장, 두려움과 자신감 부족은 운동선수의 기운을 앗아간다.

과훈련증후군에 시달리는 운동선수는 지독한 악순환에 빠진다. 열심히 훈련할수록 에너지를 더 많이 잃게 된다. 그 결과 선수의 기분과 수면, 식습관에 영향을 끼치는 감정적, 정신적 장애를 겪는다. 이 지독한 악순환의 고리를 끊어야 한다.

이 증후군에 시달리는 선수에게 스포츠의학자들이 권하는 치료법은 2주 간의 완전한 휴식이다. 하지만 기량 향상을 위해 더 열심히 훈련하고 싶은 마음뿐인 선수는 하릴없이 앉아서 좌절을 곱씹게 되므로 이 치료법은 선수를 돕기는커녕 심리적 트라우마를 초래한다. 더욱이 지속적인 신체 활동에 익숙한 경쟁심 강한 선수가 훈련을 멈추고 완전히 쉬기란 매우 어렵다. 이 권고는 선수에게 두려움 콤플렉스를 형성하고, 이는 더 심각한 에너지 손실로 이어진다. 더 열심히 훈련해서 '딱지'를 뗄 것인지, 의사의 말을 듣고 쉴 것인지, 선수는 딜레마에 빠진다. 요가는 이 딜레마의 해결을 돕는다.

" 아사나 수련은 **과도한 훈련을 받은**
선수의 기운을 돋우고 자신감을 심어주며
두려움과 **불안**을 떨치고
회복을 앞당겨서 **새로운 열정**과
자신감으로 경기장에 돌아갈 수 있게 한다. **"**

몸이 쉰다고 마음까지 쉬는 것은 아니기 때문에 요가는 휴식을 권하지 않는다. 실은 선수가 몸을 움직이지 않을 때 온갖 부정적인 생각들로 더 안절부절못하고 불안에 떨 수 있다.

마음은 우리를 상대로 게임을 한다. 당신이 마음을 고요히 가라앉히고 텅 비워내길 바랄 때 마음은 오히려 산만해진다. 따라서 강제적 휴식으로 몸은 무거워지고 마음은 초조해진다. 마음은 열의를 잃고 선수는 열정과 용기를 잃는다. 몸과 마음의 이원성은 더 커지고 선수가 회복 후 경기장으로 돌아가기까지 더 오랜 시간이 걸린다.

요가아사나는 몸과 마음의 이원성을 없앤다. 요가아사나로 몸은 이완되고 활기를 되찾으며 마음은 고요하면서도 활발해진다. 이는 확실히 유기체로서의 몸을 이완시키고 몸과 마음을 연결하는 신경을 활발하게 하는 수행을 함으로써 이룰 수 있다. 요가아사나는 신장 및 확장, 휴식이 동시에 가능하도록 몸을 이끌고 그 결과 마음은 자연히 진정된다. 아사나는 호흡의 흐름을 조절해서 호흡이 더 부드럽고 안정되게 하며 이로써 스트레스에 시달렸던 선수를 진정시키고 그의 기분을 개선하고 사기를 북돋운다.

휴식과 달리 아사나는 근육을 녹슬게 하지 않고 긴장됨 없이 근육의 활기와 민첩함을 유지시킨다. 아사나 수련은 과도한 훈련을 받은 선수의 기운을 돋우고 자신감을 심어주며 두려움과 불안을 떨치고 회복을 앞당겨서 의무적인 2주 간의 휴식 없이 새로운 열정과 자신감으로 경기장에 돌아갈 수 있게 한다.

다음에 소개된 아사나들은 과도한 훈련을 받은 선수들에게는 만병통치약이다. 며칠 간 규칙적으로 수련하면 선수의 육체적, 정신적, 감정적 상태에 변화가 올 것이다.

완전한 순서에 따른 정확한 수련만이 선수들의 내적 환경을 변화시키므로 이 아사나들은 사진에 보이는 시연대로 도구와 함께 주어진 순서에 따라 행해야 한다. 각 아사나는 7~10분 간 지속해도 된다. 이는 도구를 사용하기 때문에 가능하다.

아르다 우타나아사나

이 아사나는 복부 근육을 이완하고 호흡을 고르게
하고 마음을 진정시킨다. 초조, 두려움, 불안과 피로를
극복하도록 돕는다. 눈은 감아도 된다. 뇌와 신경이 쉬는
동안 다리는 활기 차고 역동적인 상태가 유지되는데,
이는 다리 근육이 피곤에 지치지 않고 적극적으로
늘어나서 재충전되기 때문이다.

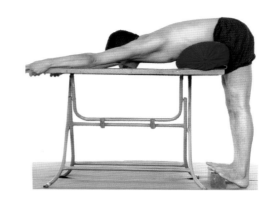

아도 무카 스바나아사나

머리는 베개 위에 두고 로프를 써서 수련한다.
엉덩이에서부터 발꿈치까지 다리 뒤쪽을 이완시켜서
피로를 없앤다. 베개로 머리를 받치면 뇌가
시원해져서 과거의 실패나 미래에 대한 불안에
사로잡히는 것을 막는다. 가슴 양옆이 열려서 감정적
안정감이 회복된다.

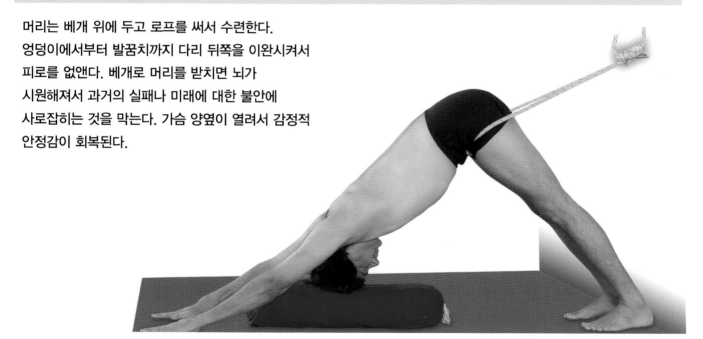

" 아사나는 **신경계를 이완**하고
복부 경련을 없애고 **식욕을 증진**하며
에너지의 손실과 피로를 막는다. **"**

살람바 푸르보타나아사나

이 아사나에서는 가슴의 늑간 근육들이 안팎으로
늘어나면서 가슴우리(흉곽)에 공간을 생성한다.
등이 받쳐져 있으므로 힘이 들지 않는다.
이 아사나는 수련자의 폐활량을 향상시킨다.

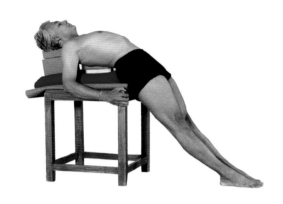

숩타 비라아사나. 숩타 스와스티카아사나. 숩타 받다 코나아사나

누워서 하는 이 세 가지 아사나는 복부를 늘이고
호흡을 늦춘다. 불안이 가라앉고 서서히 평온해진다.

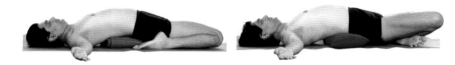 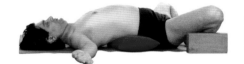

로프 시르사아사나

이 아사나는 중요 기관들을 위한 공간을 만들어서 긴장감
없이 에너지를 얻을 수 있도록 유기체인 몸을 길게
늘인다. 이 아사나로 뇌는 시원해지고 생각은 멈추고
마음은 상쾌해지며 우울함과 피곤이 가신다.
만약 두렵다면 머리를 도구로 받쳐야 한다.

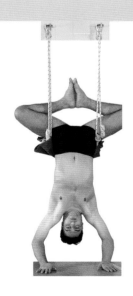

드위 파다 비파리타 단다아사나

사람이 우울하면 어깨가 처지고 가슴이 닫힌다.
드위 파다 비파리타 단다아사나는 닫힌 가슴을 활짝
열고 처진 어깨를 들어올린다. 역순환시키는 자세이므로
의자에서 행하면 등세모근(승모근)에서부터 발꿈치까지
신체의 뒤편이 늘어난다. 이 아사나는 곧바로 우울함을
없애고 수련자를 감정적, 지성적으로 고무시킨다.

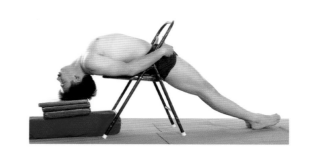

살람바 사르반가아사나

의자를 활용해서 이 아사나를 행하면 근육의 뻣뻣함이
사라지고 전 신경계가 이완된다. 더불어 몸은 가벼워지고
마음은 안정되고 고요해진다. 과훈련증후군에 따른
좌절감이나 짜증이 사라지고 대신 정신적으로
안정적이고 침착해진다.

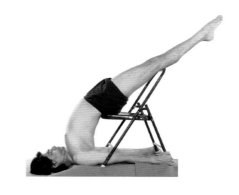

사르반가아사나에서 비파리타 카라니

의자 위에서 사르반가아사나를 취하고 이어서 비파리타
카라니를 행할 수 있고 이는 사르반가아사나의
진정 효과를 더욱 높인다.

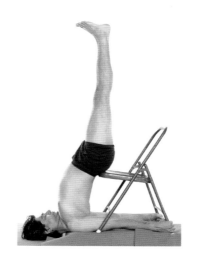

아르다 할라아사나

아르다 할라아사나의 수련으로 실망스럽고 슬픈 감정이
사라진다. 자기 존재감이 저절로 향상되므로 자신감을
회복하려고 다른 사람과 상담할 필요가 없다.

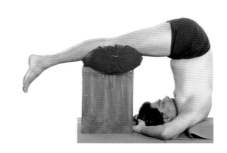

세투 반다 사르반가아사나

이 아사나는 신경계를 이완시키고 복부 경련을 없애고
식욕을 증진시키며 에너지의 손실과 피로를 막는다.
수련자로 하여금 부진했던 과거의 실적을 잊고 활기를
되찾아 용기와 자신감, 희망을 품게 한다.

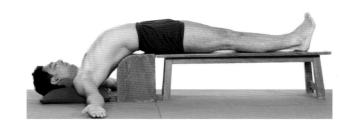

비파리타 카라니

이 아사나의 수련으로 몸은 고요해지고 뇌는 시원해지며
마음은 상쾌해지고 신경계는 이완된다. 수련자의 활력을
북돋아서 필요에 따라 에너지를 쓸 수 있게 돕는다.

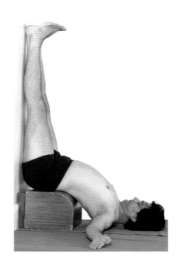

샤라판자라아사나

이 아사나에서는 등을 받침으로써 부정적인 느낌들과 감정들이
희석되고 선수들의 사기가 올라간다. 이 아사나는 심장으로 가는
혈액 공급을 개선하고 선수들이 차분하고 자신감에 차서 경기로
되돌아갈 수 있게 돕는다.

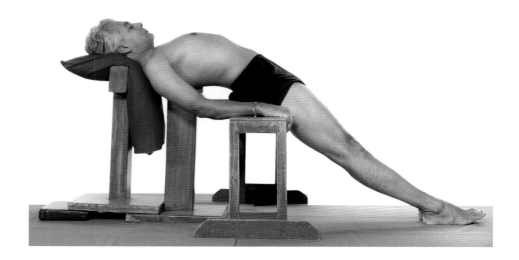

❝ 젊고 재능 있는 이들의 선수 생활이
과도한 훈련으로 무너질 수 있다. 만약
이들이 즉각 **요가 수련**을 시작한다면
이 **증후군의 특징**인 육체적, 정신적, 감정적인
불쾌한 증상들을 겪지 않아도 된다. ❞

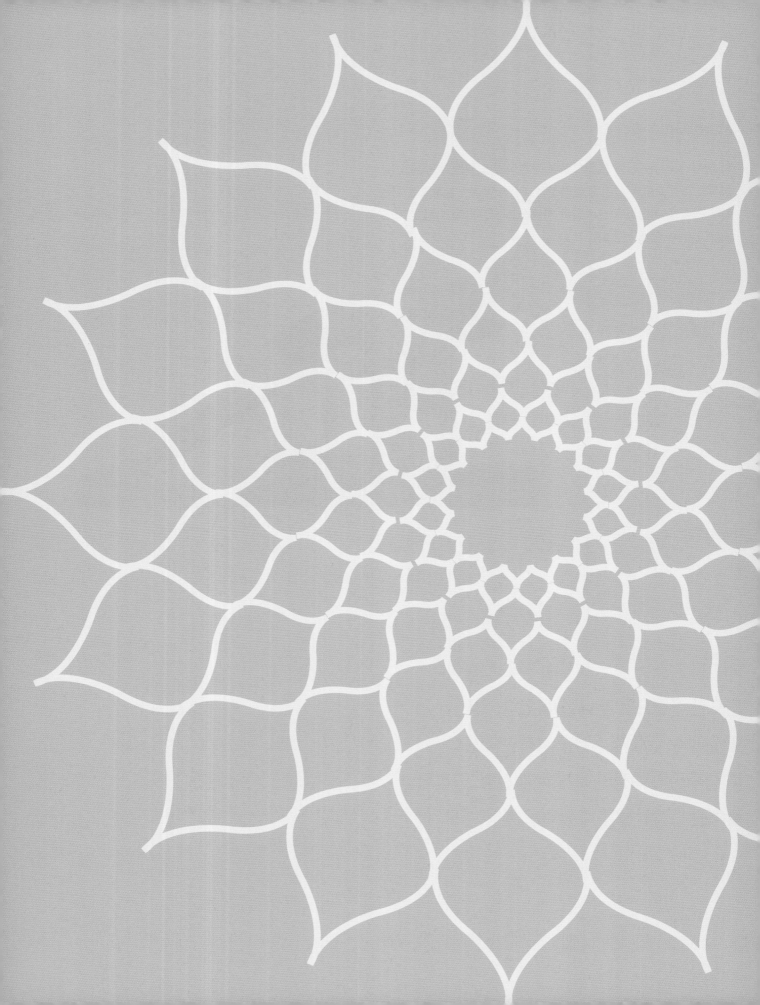

은퇴 후 건강을
유지하는 법

운동선수들이 자기 직업 생활의 끝이 시작됨을 의연히 받아들이고
왕성한 스포츠 활동에서 바나프라스타스라마(vānaprasthāśrama 힌두교에서 말하는
삶의 네 단계 중 세 번째에 해당하는 은퇴기)의 단계로 들어서기 위해서는
가슴 중앙에 위치한 감정 센터가 충전되어야 한다.

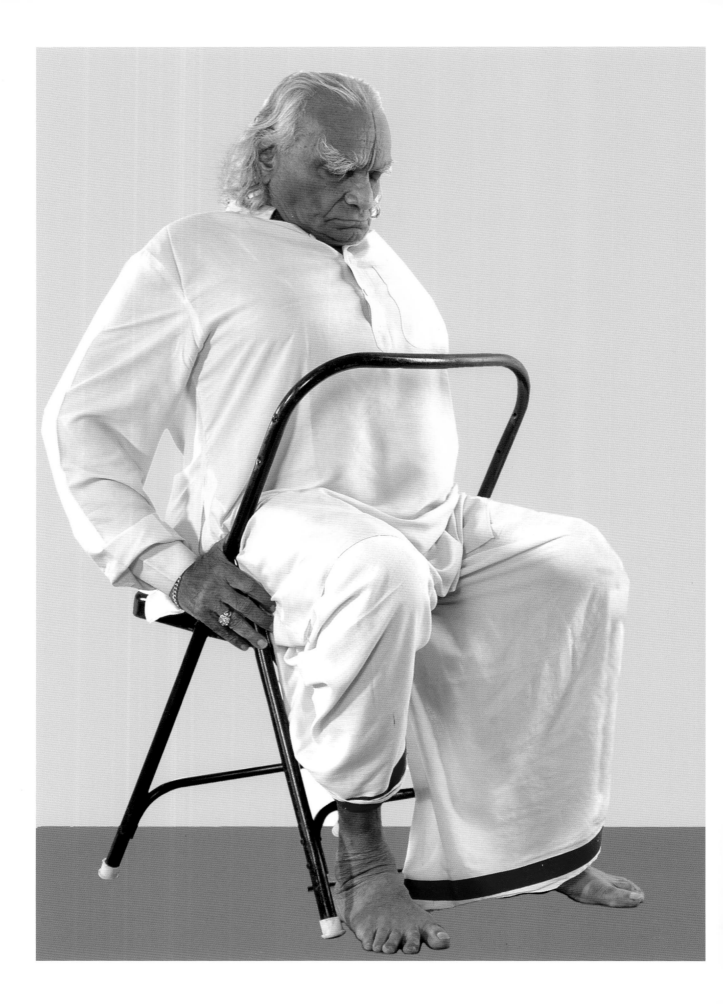

" 치열하게 활동적이었던 삶에서 **은퇴한 삶**으로의 이행은 누구에게도 쉽지 않은데, 젊은 사람에게는 더더욱 그러하다. **"**

고대 인도에서는 인간의 삶을 네 가지 단계(āśrama)로 나누었다. 이 체계가 고안된 것은 한 인간이 삶의 어느 단계에 있는지 알게 하고, 그 사람이 신과의 합일 혹은 자기실현이라는 최후의 단계에 이를 때까지 계속 다음 단계로 나아가도록 그를 준비시키기 위해서였다. 이는 각 개인이 육체적, 생리적, 감정적, 지적으로 삶의 모든 면에서 체계 있게 성장하는 데 도움이 되었다. 그 네 단계는 브라마차리아(brahmacarya 고대 경전을 공부하고 영적 스승에게 봉사하는 '학생의 삶'), 그리하스타(gṛhasta 결혼해서 가정을 꾸리는 '가정인의 삶'), 바나프라스타(vānaprastha 가정을 떠나 종교 생활에 몰두하는 '은퇴한 삶'), 그리고 산야사(sanyāsa 세속적인 것을 포기하고 영적 탐구에 헌신하는 '포기의 삶')이다.

현대적인 맥락에서 보면 이 분류가 과거에 그랬던 것처럼 오늘날에도 유효하다는 것을 알 수 있다. 개인은 학생으로 지식을 배우고 얻으면서 삶의 초년을 보낸다. 삶의 두 번째 단계에서는 생계를 꾸리면서 가족을 이루고 직업인으로서 발전해 간다. 세 번째는 비집착을 배우는 단계이다. 여기서 개인은 가정이나 직업에 연관된 문제들에 전처럼 적극적으로 관여하지 않지만 자신의 경험과 지식을 젊은 후손들과 계속 공유한다. 끝으로 산야사스라마(sanyāsāśrama)에서 그는 해방과 자유, 지복을 위해 스스로 준비한다.

개개인은 자신의 연령과 정서 발달에 맞춰 이 단계들을 거치면서 성장한다. 하지만 운동선수의 경우에는 이런 생애주기가 남들보다 빠르게 진행된다. 프로 선수는 그의 또래들이 여전히 학생의 시기를 보내고 있을 때 벌써 돈을 벌기 시작한다는 사실만 봐도 그렇다. 20대 후반이나 30대 초반 즈음 같은 나이 또래의 사람들이 아직도 직업인으로서 입지를 세우려고 애쓰는 시기에 그 선수의 기량은 최고조에 달한다. 30대 후반 그는 은퇴하지만, 직업이 다른 친구들은 그제서야 자신에게 꼭 맞는 역할을 찾아 자리잡기 시작한다. 간단히 말해서 프로 선수는 다른 직업군의 사람들보다 너무 이른 나이에 활동적인 스포츠를 그만두게 된다.

요즈음 35~40세의 사람들은 감정적으로 바나프라스타스라마를 위한 준비가 되어 있지 않다. 30~40대의 운동선수라면 활동적으로 살아야 할 날들이 아직도 많다. 은퇴 후에도 생계를 유지하면서 바쁘고 생산적인 삶을 살기 위해서는 새로운 직업을 찾아야 한다. 치열하게 활동적이었던 삶에서 은퇴한 삶으로의 이행은 누구에게도 쉽지 않은데, 젊은 사람에게는 더더욱 그러하다. 직업적 나이와 실제 연령이 일치하지 않아서 생애 주기에 따른 과업에 혼란이 생기면 운동선수는 충격에 빠진다.

은퇴 후에도 바쁘게 지낼 수 있도록 운동선수는 활동거리를 찾아야 한다. 많은 선수들이 자신의 스포츠 분야와 관련된 활동을 찾는다. 해설가나 심판, 코치가 되기도 하고 스포츠 행정 업무를 맡거나 아예 전혀 다른 영역에 도전해서 활발히 활동하기도 한다.

이 단계에서 요가 수련은 운동선수들이 직업 생활의 끝에서 그들 눈앞에 닥친 이원성을 극복하도록 도움을 주기 때문에 그 가치가 실로 엄청나다. 요가수트라에 따르면 '수련자가 수련의 완성을 성취하면 더 이상 이원성의 방해를 받지 않는다. tataḥ dvandvāḥ anabhighātaḥ'

신체 활동이 활발했던 삶에서 소극적인 삶으로 옮겨 가기

운동선수들의 삶은 정신없이 바쁘다. 그들의 직업 생활에 필수적인 건강을 지키기 위해 아주 혹독한 훈련을 받는다. 하지만 은퇴 후에는 굳이 그럴 필요가 없다고 느끼므로 이 건강 관리는 느슨해지거나 끝이 난다. 그의 몸은 수년간 격렬한 육체 활동에 익숙해져 있기 때문에 이 큰 변화로 즉각 침울해진다.

규칙적인 운동은 기관계, 특히 소화기, 호흡기, 순환기 계통에 도움을 준다. 그래서 운동선수들이 운동을 줄이거나 그만두면 그들의 체내 체계가 망가진다. 생활 방식의 변화는 몸의 뻣뻣함 외에도 여러 건강상의 문제들을 야기한다. 몸이 노화되므로 젊었을 적의 활력과 속도로 운동하는 것은 불가능하다. 대신 적정한 정도로 훈련을 유지해야 하는데, 이는 요가를 통해서 가장 잘 해결된다.

선수 생활 중 운동선수의 몸은 지나친 훈련에 노출된다. 부상, 근육과 세포 조직의 손상, 관절의 무리한 사용 등은 자주 만년에 문제를 일으킨다. 그러므로 운동선수들은 왕성한 스포츠 활동에서 은퇴하자마자 자신의 근육과 조직, 관절, 기관계를 재교육, 재훈련, 재배양해야 한다. 은퇴한 프로 선수들이 가지는 이점은 재생적이고 심신통합적인 요가 수련을 추구하는 데 효과적으로 사용할 수 있는 시간이다.

설령 운동선수가 더 이상 혹독한 건강 관리를 따르지 않아도 관절이 굳거나 뻣뻣해지고 근육이 딱딱해지는 것을 아사나 수련으로 막을 수 있다. 아사나 수련은 도구의 도움 없이 혹은 도움을 받으면서 행할 수 있다. 도구는 아사나의 지속 시간을 늘리고 아사나의 유익한 효과를 높인다. 적절한 순서대로 아사나를 수련하면 온몸은 활기를 되찾고 기분이 상쾌해지고 마음은 젊어진다.

삶의 활동이 왕성한 시기에서 소극적인 시기로 이행하는 데 도움 되는 아사나 – I

이 아사나들은 관절과 근육이
굳거나 뻣뻣해지지 않도록 해준다.

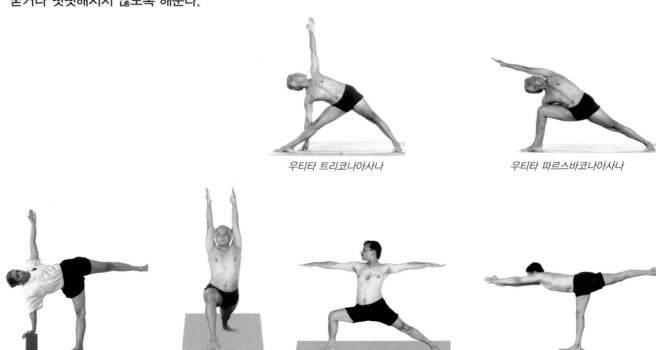

우티타 트리코나아사나

우티타 파르스바코나아사나

아르다 찬드라아사나

비라바드라아사나 I

비라바드라아사나 II

비라바드라아사나 III

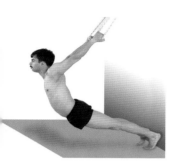

로프 우르드바 무카
스바나아사나

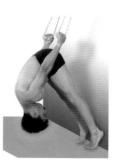

로프 우르드바 무카
파스치모타나아사나

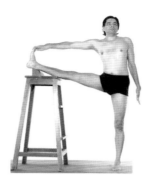

파르스바 우티타 하스타
파당구쉬타아사나

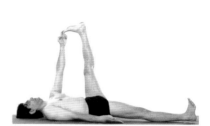

숩타 파당구쉬타아사나

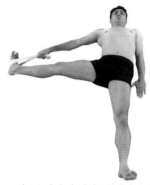

파르스바 숩타 파당구쉬타아사나

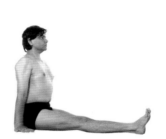

단다아사나

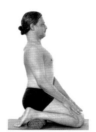

비라아사나

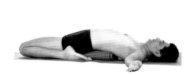

숩타 비라아사나

삶의 활동이 왕성한 시기에서 소극적인 시기로 이행하는 데 도움 되는 아사나 – Ⅱ

이 아사나들은 온몸의 활기를
되찾아 준다.

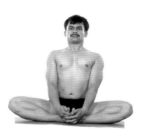

받다 코나아사나

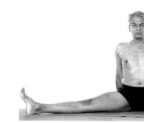

우파비스타 코나아사나

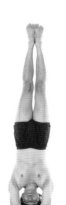

살람바 시르사아사나

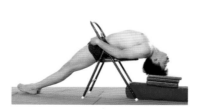

드위 파다 비파리타 단다아사나

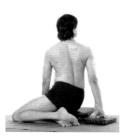

바라드바자아사나

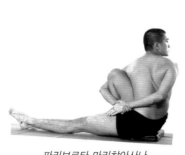

파리브르타 마리챠아사나

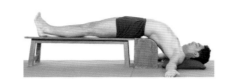

세투 반다 사르반가아사나

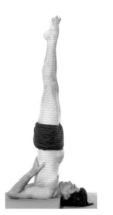

살람바 사르반가아사나

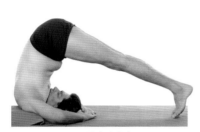

할라아사나

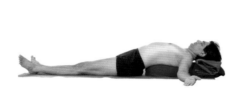

사바아사나

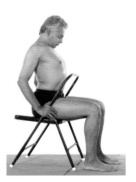

웆자이 프라나야마

은퇴 후 우울증 예방 및 극복

뛰어난 경력으로 성공한 운동선수는 은퇴 후 생계 유지를 걱정할 필요가 없다. 그의 불안감은 특별한 사람에서 보잘것없는 사람으로의 갑작스런 지위 변화로 엄청난 공허감을 느끼는 데서 비롯된다.

왕성하게 활동한 시기에 줄곧 세상의 이목을 끌었던 성공한 운동선수가 그를 따랐던 인기와 명성, 대중을 그리워하는 것은 지극히 당연하다. 인기와 명성은 일시적임을 누구나 알지만 유명 선수들의 입장에서는 찬사가 쏟아질 때 무관심하고 그 모든 게 사라진 후에 아쉬워하지 않기가 불가능하다.

선수 생활이 활발했던 사람일수록 은퇴 후 느끼는 공허감은 더 크다. 앞에서 언급했듯이 어쩔 수 없이 은퇴해야 하지만 아직도 젊은 그들은 활기찬 에너지로 들끓는다.

요가는 은퇴 후 우울증을 예방하고 극복할 수 있는 단단한 지원 체계를 제시한다. 요가는 인기와 명성, 영예에 집착하지 않는 자질(non-attachment 비집착)을 길러 주고 그 모든 찬사들이 사라졌을 때 운동선수들이 그에 영향 받지 않도록 돕는다.

운동선수들이 자기 직업 생활의 끝이 시작됨을 의연히 받아들이고 왕성한 스포츠 활동에서 바나프라스타스라마의 단계로 들어서기 위해서는 가슴 중앙에 위치한 감정 센터가 충전되어야 한다. 아사나는 감정 센터를 자연스럽게 열고 안정화시켜서 그 이행 과정이 수월하도록 돕는다. 아사나를 통해 프로 선수는 감정적으로 성숙해지고 안정감을 느끼게 된다. 은퇴 후 삶의 품위를 지킬 수 있도록 이 아사나들을 매일 수련해야 한다.

은퇴 후 우울증을 예방하는 아사나

은퇴 후 삶을 의연히 마주할 수 있으려면 이 아사나들을 매일 수련해야 한다.

도구는 아사나의 지속 시간을 늘리고 그 효과를 높이는 데 도움이 된다.

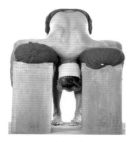

우타나아사나

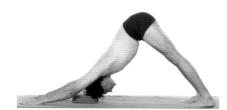

아도 무카 스바나아사나

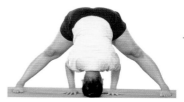

프라사리타 파도타나아사나

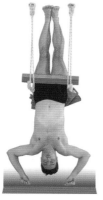

로프 시르사아사나

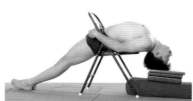

드위 파다 비파리타 단다아사나

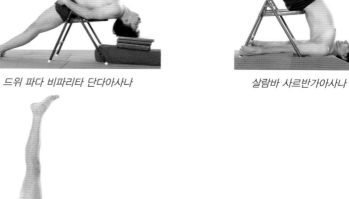

살람바 사르반가아사나

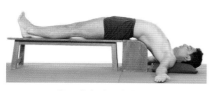

세투 반다 사르반가아사나

비파리타 카라니

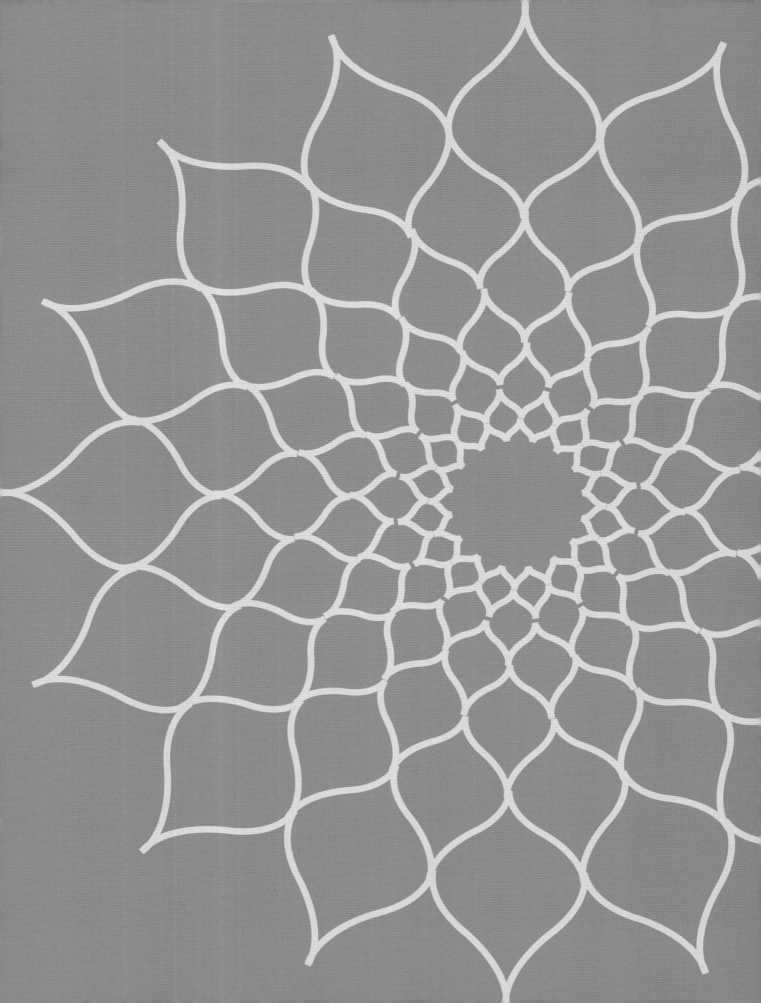

여성 운동선수들을 위한 특별한 도움말

고대 그리스의 초기 올림픽 경기에 여성의 출전은 금지되었다.
스포츠 역사상 여성 출전의 첫 기록은 16세기 스코틀랜드의 메리 여왕이
자국을 위해 골프를 쳤을 때였다. 수세기 동안 여성은 경쟁을 벌이는
스포츠 경기를 치를 수 없다고 여겨졌다!

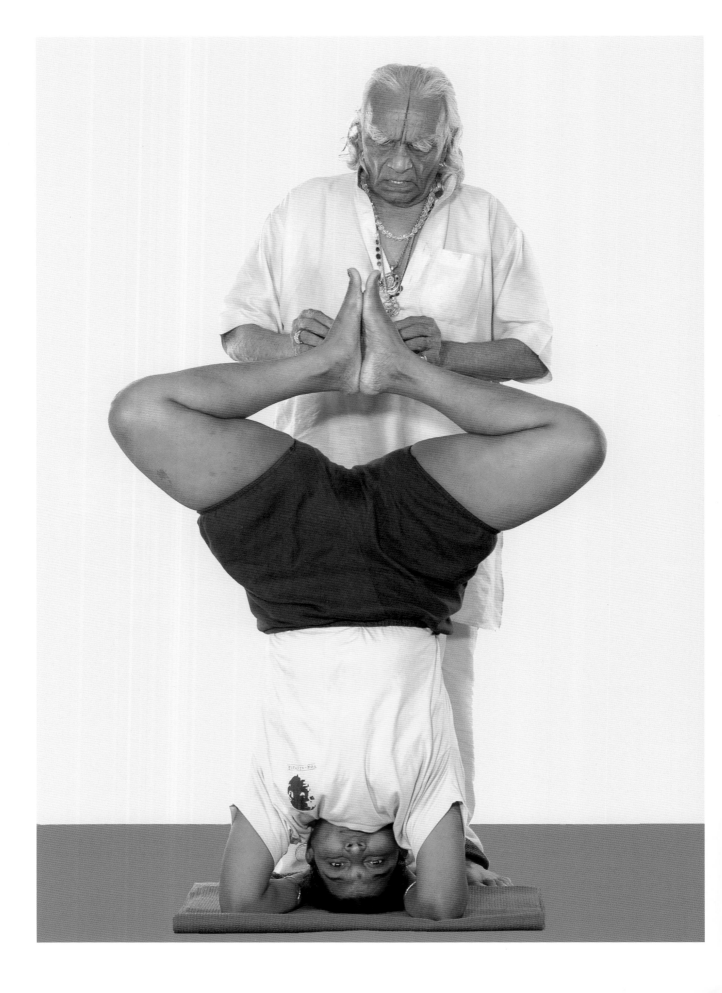

" 운동선수의 동기는 몸과
마음과 자아 사이의 **협동, 조화,**
통합을 이루고자 함이어야 한다. **"**

고대 그리스의 초기 올림픽 경기에 여성의 출전은 금지되었다. 스포츠 역사상 여성 출전의 첫 기록은 16세기 스코틀랜드의 메리 여왕이 자국을 위해 골프를 쳤을 때였다. 수세기 동안 여성은 경쟁을 벌이는 스포츠 경기를 치를 수 없다고 여겨졌다!

크리켓 역사상 여성의 첫 출전 기록은 1745년으로 거슬러 올라간다. 당시 영국의 지역 신문 「리딩 머큐리 The Reading Mercury」의 기사에 따르면 "그 경기에서 소녀들은 웬만한 남자 선수들만큼이나 공을 던지고 치고 뛰어가 받아 냈다."

여자들도 남자들처럼 그때부터 계속 크리켓 경기를 치르고, 또 남자들만큼이나 잘 치렀다면, 의문이 하나 생긴다. 선수의 성별이 다르다고 경기도 달라지는가?

경기 자체는 같다 하더라도 남녀의 기량에는 차이가 있다는 사실을 아는 것이 중요하다. 이 기량의 차이는 대부분 호르몬의 차이로 설명된다. 그래서 여성이 남성과 경쟁을 벌이는 스포츠는 거의 없다. 경기 지속 시간은 성에 따라 달라진다. 예를 들면, 테니스 시합에서 남자는 5세트를 뛰지만 여자는 단지 3세트만 뛴다. 크리켓에서 국제 경기를 일컫는 테스트 매치의 경우 남자들의 시합은 5일 간 지속되는 데 반해 여자들의 시합은 3일 간만 지속된 지 오래다.

여성이 겪는 호르몬의 주기적인 변화는 그녀의 생리, 심리, 기질, 체력, 기운에 일정한 영향을 미친다. 그러므로 여성의 경기 기량은 몸에서 일어나는 정상적인 호르몬의 변화와 거기서 비롯되는 월경에 좌우된다.

월경 중 요가 수련

월경은 피곤하고 나른한 기분을 동반하는데, 이는 사람마다 주기마다 다를 수 있다. 어떤 여성들은 월경 전부터 피로와 불편을 느낀다. 격렬한 신체 활동을 하면서 햇볕 아래 경기장에 있는 것은 이 피로감을 악화시키고 탈진으로 이어질 수도 있다. 많은 여성들은 월경 중에 복부 경련과 허리 통증을 경험하고 이것이 심하면 그들의 일상 활동이 방해 받기도 한다.

과거에는 월경 중인 여성들은 일상적인 가사도 돌보지 못하고 억지로 쉬어야 했다. 하지만 여성 운동선수는 월경 중이라 해도 경기에 출전해야 한다. 물론 그것 때문에 꼼짝 못할 정도가 아니라면 말이다.

월경 중인 여성에게 경기 시작 전 다음의 아사나들을 수련하기를 권한다. 요가를 수련할 시간이 많지 않을 것을 감안하여 단지 몇 가지 아사나만 소개하였다.

월경 중 아사나 수련

시합 전

이 아사나들은 복부 기관에 공간을
만들고 월경과 관련한 불편함들을
해소하도록 돕는다.
이 아사나들을 행할 때는 도구를
사용하므로 몸이 긴장되지 않는다.

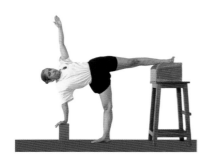

아르다 찬드라아사나

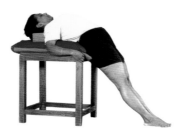

살람바 푸르보타나아사나

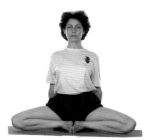

받다 코나아사나

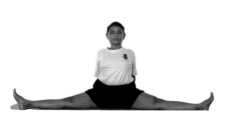

우파비스타 코나아사나

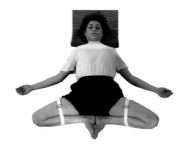

숩타 받다 코나아사나

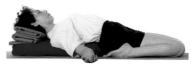

숩타 비라아사나

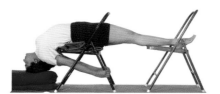

드위 파다 비파리타 단다아사나

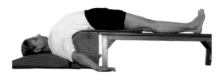

세투 반다 사르반가아사나

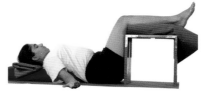

사바아사나

바쁜 하루를 마친 후

이 아사나들은 이마를 받친 상태로 행한다.
만약 몸이 긴장된다면 베개와 낮은 스툴을
써서 머리를 더 높게 받친다. 이 아사나들은
햇볕 아래에서 장시간 지낸 후 생긴 몸의 열을
식힌다. 피로와 복부 통증을 느낀다면 우선
시합 전에 하라고 권한 아사나들을 먼저 행한
다음 이 아사나들을 순서대로 이어가야 한다.

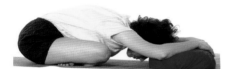

아도 무카 스와스티카아사나

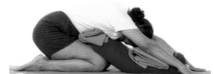

아도 무카 비라아사나

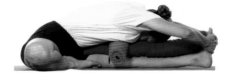

자누 시르사아사나

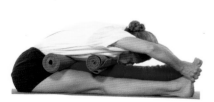

파스치모타나아사나

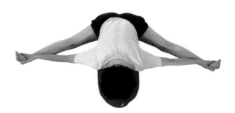

아도 무카 우파비스타 코나아사나

월경 후 요가 수련

월경 중 여성들은 살람바 시르사아사나와 살람바 사르반가아사나처럼 거꾸로 서는 아사나들을 피해야 한다. 그 경우가 아니라면 이 아사나들은 뇌하수체를 자극하고 월경 주기를 규칙적이게 하는 데 중요한 역할을 한다. 뇌하수체가 제대로 기능하지 않으면 온몸이 영향을 받는다. 월경 후에는 잠시 중단했던 요가 수련을 다시 정상적으로 이어갈 수 있다.

불규칙한 월경 주기

여성들, 여기서는 특히 여성 운동선수들이 가장 흔히 경험하는 월경 관련 문제는 불규칙한 월경 주기와 월경전증후군이다.

고된 신체 훈련을 받는 여성들의 다수는 일년에 3~4번만 월경을 하고 아주 이른 시기에 월경이 아예 멈추는 경우(무월경)도 있다.

불규칙한 월경 주기를 위한 아사나 수련

이 아사나들은 내분비기관에 작용해서 월경 주기를 규칙적이게 한다. 이 문제로 고생하는 여성들은 이 아사나들을 주기적으로 행해야 한다.

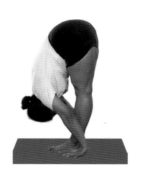

우타나아사나

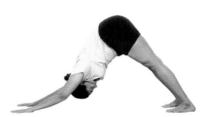

아도 무카 스바나아사나

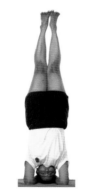

살람바 시르사아사나

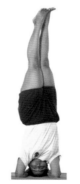

파르스바 시르사아사나

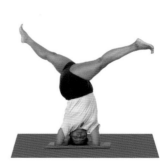

파리브르타 에카 파다 시르사아사나

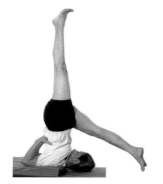

에카 파다 사르반가아사나

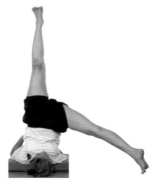

파르스바 에카 파다 사르반가아사나

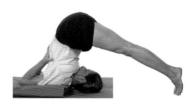

할라아사나

이는 이 여성들의 체지방이 적기 때문이다. 호르몬을 생성하기 위해서는 최소한의 체지방이 꼭 필요하다. 매우 활동적인 여성 선수들의 경우 격렬한 신체 활동에 필요한 에너지를 내기 위해서 지방의 대부분이 분해된다. 스포츠 활동에 의한 무월경증은 장기적으로 불임과 노화 촉진의 결과를 낳는다. 아사나 수련은 심한 신체 활동의 부작용 없이 몸을 운동시킨다. 더불어 월경 주기를 규칙적이게 하고 호르몬의 균형을 지키고 나이 들어서 여성 운동선수들의 생식 건강이 위태로워지는 것을 막는다.

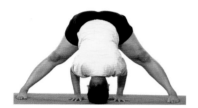

프라사리타 파도타나아사나

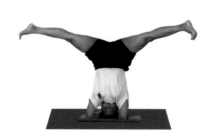

시르사아사나에서
우파비스타 코나아사나

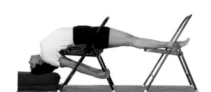

드위 파다 비파리타 단다아사나

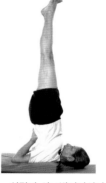

살람바 사르반가아사나

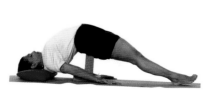

세투 반사 사르반가아사나

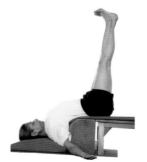

비파리타 카라니

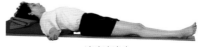

사바아사나

월경전증후군(PMS)

월경 시작 며칠 전, 머리와 몸이 무겁고 붓고 두통과 요통, 심한 복부 통증을 경험하는 여성들이 있다. 그들은 심한 감정 기복과 우울증, 불안과 짜증을 겪기도 한다. 시합 중인 여성 운동선수들에게 월경전증후군은 몹시 곤란한 문제이다. 기분이 우울한 선수는 스스로 우승에 대한 동기를 부여하기가 힘들다. 그런 감정이 팀의 다른 동료들에게까지 영향을 미치기 전에 반드시 적절한 조치를 취해야 한다.

월경전증후군의 증상에 따라 행해야 할 아사나

(특정 증상에 따라 이 아사나들을 수련하라. [+] [−]는 해당 증상의 유무를 나타낸다.)

아사나	머리의 무거움	붓는 느낌	허리 통증	복부 통증
숩타 받다 코나아사나	+	+	−	+
숩타 비라아사나	+	+	−	+
파르스바 숩타 파당구쉬타아사나	−	+	+	+
아도 무카 스바나아사나 (머리를 받치고)	+	+	+	−
우타나아사나 (스툴에 머리를 받치고, 상체는 편안히)	+	+	+	
프라사리타 파도타나아사나 (머리를 받치고)	+	+	+	
아르다 찬드라아사나	−	+	+	+
아도 무카 비라아사나	+	+	+	+
자누 시르사아사나	+	+	+	−
파스치모타나아사나	+	+	+	+
우파비스타 코나아사나	−	+	+	+
받다 코나아사나	−	+	+	+
로프 시르사아사나	−	+	+	+
드위 파다 비파리타 단다아사나 (의자나 벤치 위에서)	−	+	+	+
살람바 사르반가아사나 (의자를 이용한)	+	+	+	+
아르다 할라아사나	+	+	+	+
바라드바자아사나 (의자 위에서)	−	+	+	+
세투 반다 사르반가아사나 (벤치 위에서)	+	+	+	+
비파리타 카라니	+	+	+	+

신체적 제약을 무릅쓰고 기량 향상시키기

남성 호르몬을 총칭하는 안드로겐은 남성의 근육 발달을 책임진다. 그래서 남성들에게는 근력이 있고 여성들에게는 없다. 일반적으로 말해서 여성은 남성보다 체지방이 많기 때문에 스피드와 힘이 요구되는 스포츠에서 여성의 기량은 남성의 기량과 꼭 같을 수 없다. 하지만 신체적이든 정신적이든 인내력에 있어서는 여성들 특히 여성 운동선수들이 남성들보다 유리하다.

여성 운동선수는 이러한 기본적인 생리적 차이를 염두에 두어야 한다. 신체적으로 그녀는 남자 선수들과 같은 에너지로 스트로크를 날릴 수 없다. 상대적으로 부족한 힘은 자신의 정신적 민첩함과 임기응변술로 대신할 수 있다. 그녀는 정신적, 지성적 힘으로 자신의 신체적 제약을 극복해야 한다.

요가에 따르면 우리는 행동하는 데 쓸 수 있는 저마다 다른 힘을 가지고 있다. 우리는 신체 활동에 몸의 힘(śarīra bala)을 먼저 쓰기 시작한다. 나중에는 이 행위가 정신의 힘(mano bala)에 따라 변화되고 다듬어진다. 우리의 의지의 힘(icchā bala)은 신체적 제약에도 불구하고 우리가 그 임무를 수행할 수 있도록 돕는다. 순전히 투지와 기개만으로 시합을 이긴 선수들의 이야기는 결코 적지 않다. 선수들은 어려운 상대를 만났을 때 '마음먹기에 달렸다'와 같은 문구에서 힘을 얻는다.

정신의 힘(mano bala)과 의지의 힘(icchā bala) 너머에 지성의 힘(buddhi bala)이 있다. 어떤 투수들은 순전히 공을 던지는 신체적인 힘만으로도 위켓을 넘어뜨린다. 하지만 각 투구의 방향과 거리를 달리하는 지성적인 투구를 통해서 같은 목표에 도달하는 투수들도 있다. 지성적인 투수들은 단지 신체적 힘만 사용하는 선수들보다 에너지를 덜 소모하므로 종종 팀에 더 오래 남아서 더 많은 경기를 이끌 수 있다. 테니스에서는 팔의 힘을 사용해서 샷에 에너지를 실을 수 있는데, 이는 선수의 팔을 피곤하게 한다. 혹은 손목의 지성을 활용해서 공을 적절한 곳으로 날림으로써 오히려 상대편 선수를 지치게 할 수도 있다. 요가 수련은 이런 특징을 지닌 지성의 획득을 돕는다. 같은 과업을 훨씬 더 효율적으로 처리할 수 있게 돕는 것이 지성이다. 이 모든 힘(bala) 너머에 아트마의 힘, 즉 우리 안에 내재하는 천부적인 힘인 아트마 발라(ātma bala)가 있다. 아트마 발라는 다른 힘(bala)들과 더불어 자기 역량에 대한 자존감, 자기 신뢰와 신념을 길러준다.

우리는 뇌가 우리의 모든 행동을 지배한다는 잘못된 생각 속에 산다. 우리는 지성이 단지 머리에만 존재한다고 믿는다. 그러나 아사나 수련으로 여성 운동선수는 마음의 지성이 온몸에 미치도록 할 수 있다. 그렇게 함으로써 그녀는 정신적 지성뿐만 아니라 머리부터 발끝까지 이르는 몸의 각 부분의 지성에 귀 기울일 수 있게 되고, 이를 유리하게 활용할 수 있다.

바가바드 기타에 따르면 '요가는 진정한 행위의 기술이다. yogah karmasu kauśalam' 요가 수련은 운동선수가 행위의 탁월함, 즉 행위의 적합함, 재주, 능숙함을 얻도록 도와줄 것이다.

요가수트라에 따르면 '인위적인 노력이 그치고 내면의 무한한 존재에 도달하게 되면 아사나의 완성이 성취된다. prayatna śaithilya ananta samāpattibhyām' 이처럼 힘들이지 않는 행위는

직관에 의한 기예와 헌신적이고 경건한 수련, 즉 타파(tapah 수련에 대한 불타는 열정), 스바드야야(svādhyāya 자기 탐구 및 경전 공부), 이스바라 프라니다나(Īśvara praṇidhāna 절대 신성에 대한 헌신)를 통해서만 가능하다. 요가수트라(sūtra)는 '수련에 대한 불타는 열정, 자기 탐구, 신에게로 귀의가 곧 요가의 행위' 라고 설한다.

이런 태도로 아사나를 수련하면 어떤 과업도 힘을 덜 들이고 수행하는 능력이 수련자 안에서 개발된다. 그러면 이런 과업들이 지극히 직관적이고 자연스럽게 느껴진다. 모든 운동선수들 특히 신체적 제약을 보완할 필요가 있는 여성들에게 이러한 자질은 큰 도움이 된다. 단순히 아사나를 행하는 것만으로는 이 같은 자질을 개발시킬 수 없다. 아사나를 어떻게 수련하느냐, 그것이 중요하다.

아사나를 통해 행위의 능숙함을 기르기 위한 도움말

아사나는 단순한 동작이 아니라 행위의 능숙함임을 확실히 알리고자 아사나 수련 시 마음에 꼭 새겨야 할 도움말을 제시한다. 여기서는 한 두 가지 기본적인 아사나만 예로 들어 놓았지만 이 원칙은 모든 아사나 수련에 적용된다.

몸의 특정 부위가 바닥에 맞닿는 정도를 관찰하라.

예를 들어, 타다아사나와 다른 서서 하는 아사나들에서는 발이 지면에 닿는 정도를 관찰한다. 지면에서 떨어진 발의 장심을 느껴 보고, 양발의 장심을 서로 비교한다.

단다아사나에서는 다리 뒤쪽이 지면에 닿는 정도를 관찰한다. 가능하면 지면에 많이 닿도록 한다.

몸의 무게가 어떻게 안배되는지 관찰하라.

타다아사나와 다른 서서 하는 아사나들에서는 몸의 무게가 발과 넓적다리의 앞부분에 실리는 경향이 있다. 아사나 수련 시 몸의 무게가 발의 앞뒤로 고루 실릴 수 있도록 주의 깊게 살펴야 한다.

몸의 정렬 상태를 관찰하라.

예를 들어, 우티타 트리코나아사나에서는 옆으로 돌린 다리를 관찰한다. 발과 종아리, 무릎, 넓적다리가 고르게 돌아가 있는가? 아니면 무릎은 안쪽을 향하고 발의 바깥쪽 면만 돌아가 있는가? 이것은 신경 써서 바로잡아야 한다.

팔다리의 바깥쪽과 안쪽의 느낌을 관찰하라.

예를 들어, 아도 무카 스바나아사나에서는 손바닥과 팔의 바깥쪽은 강하게

느껴지는 반면 팔의 안쪽에는 의식이 없다. 다리 앞쪽이 더 강하게 느껴지고 다리 뒤쪽에는 힘이 느껴지지 않는다. 팔의 안팎과 다리의 앞뒤 느낌이 균형을 이룬다면 이때 지성은 뇌에만 국한되지 않고 동일한 힘과 확장으로 팔다리에까지 미치고 있는 것이다.

이러한 관찰은 운동선수들에게 절대적으로 필요한 집중력을 개발시킨다. 수련자는 관찰한 바를 곰곰이 따져서 적절한 조치를 취해야 한다. 가장 기본적인 아사나인 타다아사나에서 발의 앞뒤로 몸의 무게가 고루 분배되지 않는다면 수련자는 무게를 고르게 싣도록 움직여야만 한다. 마음이 산만한 상태에서는 이런 식의 반성적 행동이 이뤄지지 않는다. 수련자는 자연히 다라나(dhāraṇā 집중, 응념)의 특질을 개발하게 될 뿐만 아니라 좋은 기량의 발휘를 막는 자기 몸의 한계를 이해하게 된다.

호흡을 관찰하라.

아사나를 지속하는 중에 호흡은 안정되고 부드럽고 고르고 고요해야 한다. 아사나가 육체적으로 지향하는 바를 위해서 더 섬세하고 예리한 정렬이 이루어지면 호흡도 안정감과 부드러움의 속성을 얻을 수 있다.

이상은 모든 아사나 수련 시 따라야 하는 몇 가지 가장 기본적이고 간단한 지침들이다. 이들은 남녀 모두에게 해당된다.

수련자는 길이와 너비, 폭의 경계를 뛰어넘을 만큼 자기 내부로 깊이 들어가 몸을 느낄 수도 있다. 요가의 궁극적인 목적은 몸과 마음의 합일, 마음과 개별적 자아의 합일이다.

철학적으로는 요가의 정의가 개별적 자아와 우주적 자아의 합일이지만 운동선수들의 동기는 이와 다를 수 있다. 이들의 목적은 몸과 마음과 자아 사이의 협동, 조화, 통합의 성취여야 한다. 일단 선수들이 여기 지침들과 도움말을 활용하기 시작하면 각자 가슴으로 경기를 한껏 품고 자신의 능력을 최고조로 발휘할 것으로 나는 확신한다.

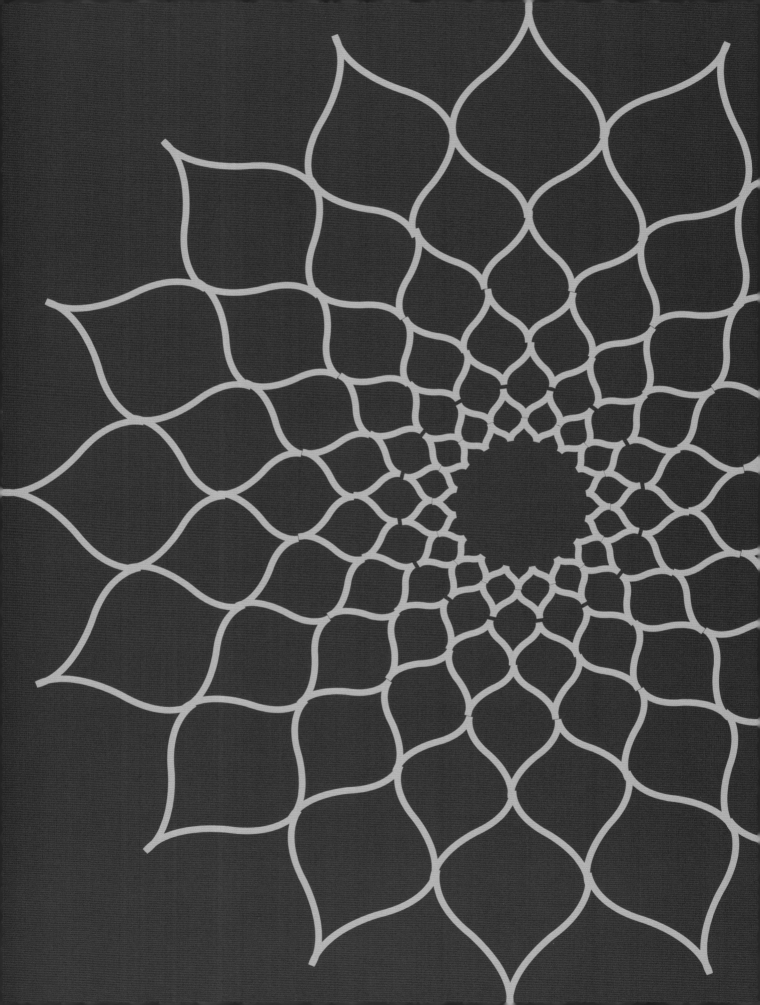

제2부

아사나(요가 자세)와 프라나야마(호흡법)

이 책의 제1부는 선수 생활 중 겪게 되는 다양한 상황들을 헤쳐 나가는 데 꼭 필요한
여러 자질들을 높이려면 운동선수들이 어떤 아사나와 프라나야마를 수련해야 하는지를 설명한다.
제대로만 수련한다면 이 아사나들과 프라나야마들은 매우 효과적일 것이다.
바라는 효과를 얻기 위해서는 세밀한 정확함, 올바른 몸의 정렬, 각 동작에 대한 고찰과 함께
각 아사나(요가 자세)와 프라나야마(호흡법)를 수련해야 한다. 제2부는 앞에서 소개한 아사나와
프라나야마를 다양한 변형 동작들과 더불어 수련자의 필요에 따라
도구를 쓰거나 쓰지 않고 수행하는 방법에 대해 자세히 이야기한다.

서서 하는 아사나

타다아사나

타다(Tāda)는 산을 뜻한다. 이 아사나는 수련자가 안정감과 확고함의 자질을 얻게 한다. 타다아사나는 모든 서서 하는 아사나들의 토대를 마련한다.

등 뒤에 막대를 끼고 하는 타다아사나

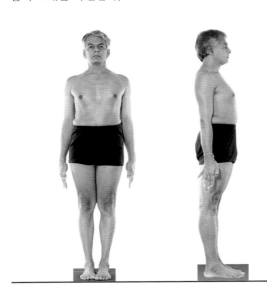

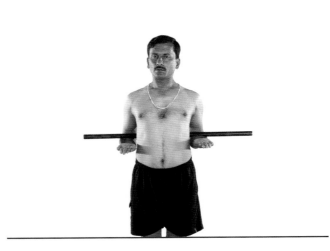

방 법

1 양발을 모으고 똑바로 선다.

2 발가락은 쫙 펴고 발가락 뿌리와 발꿈치를 지면으로 강하게 누른다.

3 체중을 양발에 고르게 싣는다.

4 바깥쪽 발목을 안으로 조여서 안쪽 발목이 서로 가까워지도록 한다.

5 넙다리네갈래근(대퇴사두근)을 넙다리뼈(대퇴골)에 밀착시키되, 바깥쪽으로 벌어지지 않게 안으로 돌려 모으고 무릎뼈(슬개골)는 튀어나오지 않게 안으로, 위로 끌어당긴다.

6 복부는 안으로 들이고 가슴은 열린 상태로 유지한다.

7 어깨를 뒤로 돌려 어깨뼈(겹갈골)를 끌어내린다.

8 팔은 아래로 뻗고 손바닥은 몸의 양옆에서 서로 마주 향하도록 한다. 팔꿈치가 안으로 굽지 않도록 힘 있게 뻗어 단단히 조이고 손가락 끝을 쭉 편다.

9 머리와 가슴은 한 선에 둔다. 시선은 똑바로 앞을 향한다.

10 이 자세를 20~30초 간 유지하면서 정상 호흡을 한다.

효 과

• 빠르게 몸에 주의를 집중하게 하고, 기민한 상태로 만든다.

방 법

1 타다아사나로 선다.

2 나무나 쇠로 된 막대를 수평으로 길게 위팔과 등 사이에 끼운다.

3 팔꿈치를 구부려서 아래팔이 바닥과 수평을 이루게 하고 위팔로 막대를 등 쪽으로 민다.

4 위팔의 안쪽은 아래를 향해, 가슴 양옆은 위를 향해 뻗는다.

5 양팔의 힘을 고르게 주면서 막대로 척추를 누른다. 이때 가슴이 앞으로 밀리게 하지 않으면서 막대에 저항한다.

6 이 자세를 30~60초 간 유지하면서 정상 호흡을 한다.

효 과

• 많은 운동선수들이 어깨의 뻣뻣함을 호소한다. 이 아사나는 부상의 위험 없이 가슴을 여는 데 도움이 된다.

팔과 어깨에 벨트를 사용한 타다아사나

이것은 어깨와 팔꿈치, 손목을 벨트로 묶는 타다아사나의 변형이다. 이 변형 동작은 치료 효과가 있으므로 어깨뼈의 과도한 긴장이나 어깨충돌증후근에 시달리는 사람들에게 좋다. 이 아사나는 벨트로 어깨뼈와 팔꿈치를 묶을 때 다른 사람의 도움이 필요하다.

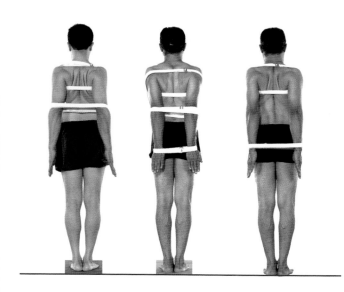

효 과

- 운동선수들이 자주 반복하는 움직임으로 짧아진 위팔두갈래근 (상완이두근)을 늘인다.
- 팔꿈치를 강화시킴으로써 테니스 엘보(상과염)로 고생하는 선수들에게 굉장히 좋다.
- 어깨뼈(견갑골)를 서로 가깝게 해서 어깨 관절의 충돌을 완화시키고 어깨 관절의 힘을 키운다.
- 가슴을 열고 폐활량을 개선한다.
- 가시위근(극상근), 넓은등근(광배근), 배빗근(복사근)을 포함한 등 근육을 탄탄히 한다. 이 근육들의 탄탄함은 등의 부상을 막는 데 필수적이다.

방 법

1. 죄임쇠를 적당히 조정해서 어깨 너비보다 살짝 더 넓은 둥근 고리를 만든다.
2. 타다아사나로 서서 양팔을 가슴보다 약간 뒤에 두고 쭉 편다.
3. 보조자는 벨트 고리를 수련자의 위팔과 겨드랑이 사이에 건다.
4. 머리 쪽에 가까운 위쪽 벨트를 양 어깨 모서리 끝까지 끌어 올린다.
5. 위아래 벨트가 꼭 서로 수평을 이루도록 벨트를 잘 조정한다.
6. 어깨가 앞으로 말리지 않고 뒤로 돌려지도록 벨트의 위쪽 끈을 적절히 조정한다.
7. 위팔이 서로 나란한 상태를 유지할 수 있도록 두 번째 벨트로 팔꿈치를 묶는다.
8. 양 손목이 너무 바깥쪽으로 벌어진다면 벨트로 손목도 묶되, 어깨와 손목은 일직선을 이뤄야 한다.

타다아사나 : 로프를 활용해서 목 늘이기

많은 운동선수들은 목 근육이 짧아진 탓에 목의 통증을 경험한다.
로프를 이용한 타다아사나로 이 통증을 덜 수 있다.

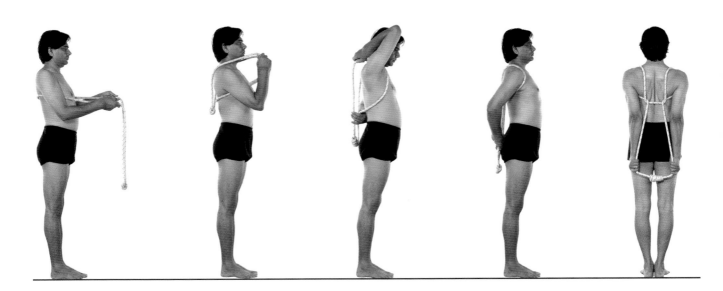

도 구 : 매듭이 있는 120~140㎝ 길이의 로프

방 법

1 타다아사나로 선다.

2 매듭 있는 로프를 머리 위에서 끼워 등 중앙에 오도록 두고
   로프가 가슴 양옆을 스치게 한다.

3 로프는 등과 가슴 양옆에 닿게 유지하면서 매듭이 몸 중앙에서
   아래로 떨궈지도록 몸 앞에서 로프를 잡는다.

4 손을 들어 올려서 로프를 어깨 너머로 떨어뜨린다.

5 오른손으로 로프와 등 사이의 공간으로 매듭을 넣어 당겨내린다.

6 오른손으로 어깨 양쪽에 걸린 로프를 서서히 미끄러지듯
   떨구면서 등 뒤에서 왼손으로 매듭 쪽 로프를 당겨내린다. 이때
   등은 똑바로 세우고 배가 튀어나오지 않게 한다.

7 로프를 아래로 끌어당기면 목 근육은 앞에서 뒤로 움직인다.

8 이 자세를 몇 분 간 유지하면서 정상 호흡을 한다.

9 로프에서 손을 떼고 어깨에서 로프를 벗긴다.

주의사항 : 혼자서 로프를 조정할 수 없다면 동료 수련자에게
부탁해서 로프를 어깨 너머 등 뒤로 보내어 고리를 안으로 넣은
다음 아래쪽으로 당긴다. 그런 후 적절히 조정한다.

효 과

• 목 근육을 늘여서 목과 목뼈의 긴장을 완화시킨다.

우르드바 하스타아사나 I

'우르드바(Ūrdhva)'는 '위로', '하스타(hasta)'는 '손'을 뜻한다.
이 아사나에서는 손을 위로 곧게 뻗는다.

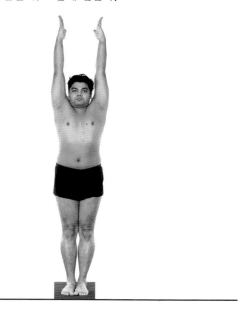

방 법

1 타다아사나로 선다.

2 숨을 내쉬며 양팔을 앞으로 쭉 뻗어 어깨 높이로 들어올린다.
   몇 차례 정상 호흡을 한다. 숨을 들이마시며 팔을 머리 위로
   들어올린다. 이때 위팔은 귀와 한 선을 이루고 손바닥은 서로
   마주본다.

3 팔꿈치와 손바닥, 손목, 손가락을 쭉 뻗는다. 정상 호흡을
   한다. 아래팔이 시작되는 부분에 의식을 두고 팔을 더 위로
   곧게 뻗는다.

4 손바닥을 올려다 보면서 양 손목이 서로 수평을 이루는지
   확인한다. 그런 후 다시 똑바로 앞을 쳐다본다.

5 겨드랑이와 몸통의 양옆을 위로 쭉 뻗는다.

6 이 자세를 20~30초 간 유지하면서 정상 호흡을 한다.

7 숨을 내쉬며 팔을 내려서 타다아사나로 돌아간다.

효 과

• 어깨에서만 아니라, 몸통의 양옆에서부터 팔을 쭉 뻗는다.
  이 움직임은 공을 던지는 투수들과 라켓 스포츠 및 야구
  선수들에게 매우 유익하다.

우르드바 하스타아사나 II

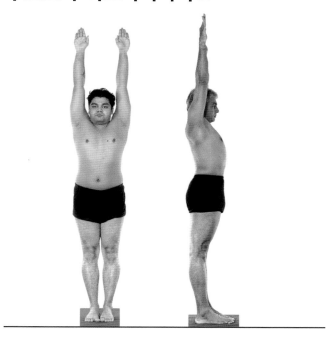

방 법

1 우르드바 하스타아사나로 팔을 들어올린다. 이때 양 손바닥이
   앞을 향하게 한다.

2 팔꿈치를 쭉 편다. 위팔이 시작되는 부분, 즉 팔꿈치 바로
   윗부분에서부터 뻗는다.

3 등세모근(승모근)과 어깨뼈(견갑골)를 안으로 밀어넣고 팔을 더
   위로 들어올린다. 엄지손가락을 위로 더 뻗어 올린다.

4 시선은 똑바로 앞을 향한다. 이 자세를 20~30초 간 유지하면서
   정상 호흡을 한다.

5 숨을 내쉬며 천천히 팔을 몸 옆으로 내린다.

흔히 하는 실수 피하기

1 어깨를 움츠리듯 들어올리지 않는다.

2 머리를 앞이나 뒤로 기울이지 않고 목의 뒷면과 한 선에 둔다.

3 팔을 우르드바 하스타 II로 들어올릴 때 타다아사나에서 어깨와
   귀의 거리가 그대로 유지되어야 한다.

4 목을 긴장시키지 않는다.

효 과

• 어깨 관절에 공간을 만들어서 어깨의 긴장을 풀어준다. 이로써
  어깨의 움직임이 자유로워지고 어깨 관절은 더 튼튼해진다.

• 잦은 어깨 부상을 막는다.

• 가슴을 뻗고 확장시켜서 폐활량을 향상시킨다.

손바닥을 받치는 우르드바 하스타아사나

우르드바 하스타아사나의 변형인 이 동작은 벽을 이용한다.

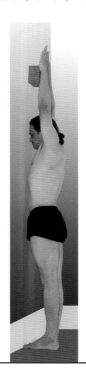

방 법

1 벽을 마주 보고 타다아사나로 선다.

2 발가락과 가슴, 이마를 벽에 댄다.

3 숨을 들이마시며 손바닥이 벽을 향하게 하여 팔을 머리 위로 뻗는다.

4 손바닥은 어깨와 한 선을 이루게 한다.

5 친구나 동료 수련자에게 부탁해서 아래팔과 벽 사이 손목 아래에 발포 블록(foam block)을 받친다.

6 발포 블록을 벽을 향해 누르면서 아래팔을 팔꿈치에서부터 손바닥 쪽으로 쭉 뻗어 올린다.

7 이 자세를 가능한 한 오래 유지하면서 정상 호흡을 한다.

8 팔을 내리고 같은 아사나를 2~3번 반복한다.

효 과

• 어깨와 위팔의 통증을 완화시킨다.

• 겨드랑이와 어깨 관절에 공간을 만든다. 팔이 길어져서 선수들이 공을 치거나 던질 때 공의 방향과 거리를 잘 조정할 수 있게 된다.

• 규칙적으로 수련하면 어깨 부상을 막는다.

막대를 이용한 우르드바 하스타아사나

우르드바 하스타아사나의 이 변형 동작은 목의 뒷면과 위팔 사이에 막대를 놓고 한다. 어깨의 긴장을 푸는 데 매우 효과적이다.

방 법

1 타다아사나로 선다.

2 숨을 들이마시며 팔을 들어올리고 손바닥이 앞을 향하게 해서 우르드바 하스타아사나Ⅱ를 취한다.

3 왼팔을 쭉 뻗는다. 오른팔로 목뒤와 왼쪽 위팔 사이에 막대를 끼워넣는다.

4 이제 오른쪽 위팔을 막대 뒤에 놓고 쭉 뻗는다.

5 막대가 바닥과 수평을 이루어야 한다. 이제 우르드바 하스타아사나Ⅱ에서 양팔을 더 위로 쭉 뻗는다.

6 막대가 양 위팔을 누르면서 가슴과 겨드랑이를 열어준다.

7 머리는 똑바로 세우고 시선은 앞을 향한다.

8 처음에 혼자서 막대를 조정하기가 어려우면 친구에게 부탁해서 막대를 목뒤와 위팔 사이에 놓는다.

9 이 자세를 30~60초 간 유지하면서 정상 호흡을 한다. 서서히 지속 시간을 늘린다.

10 숨을 내쉬며 팔꿈치를 양옆으로 벌리고 한 손으로 막대를 잡고 내린다.

효 과

• 우르드바 하스타아사나의 효과를 배가시킨다.

• 팔을 똑바로 뻗는 것뿐만 아니라, 길게 늘여서 쓰는 법을 가르쳐 준다.

• 어깨에 공간을 만들어서 움직임을 자유롭게 해준다.

우르드바 바당굴리아아사나

'우르드바(Ūrdhva)'는 '위로', '받다(baddha)'는 '닫힌, 꽉 맞물린',
'앙굴리아(anguliya)'는 '손가락'을 뜻한다. 이 아사나에서는
손깍지를 껴서 팔을 위로 쭉 뻗어 올린다.

파스치마 받다 하스타아사나

'파스치마(Paśchima)'는 '서쪽, 몸의 뒤쪽', 즉 '등'을 뜻한다.
'받다(baddha)'는 '꽉 맞물린', '하스타(hasta)'는 '손'을 의미한다.
여기서는 그 이름이 뜻하는 바대로 팔을 등 뒤에서 꽉 잠그듯
잡는다.

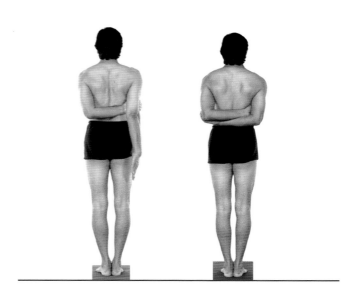

방 법

1 타다아사나로 선다.

2 팔을 어깨 높이로 올려서 쭉 뻗고 손바닥은
   서로 마주 보게 한다.

3 손깍지를 끼고 손가락 관절은 모두 쭉 편다.

4 손목을 돌려서 손바닥이 바깥쪽을 향하게
   한다.

5 숨을 들이마시며 양팔을 머리 위로 들어올린다.

6 좌우 뜬갈비뼈(유리늑골)에서부터 팔을 쭉 뻗고 어깨뼈(견갑골)
   를 안으로 밀어넣는다.

7 팔꿈치 관절을 단단히 조여서 고정시키고 팔을 곧게 편다.

8 이 자세를 1분 간 유지하면서 정상 호흡을 한다.

9 숨을 내쉬면서 팔을 내리고 손깍지를 푼다.

10 손깍지의 방향을 바꿔서 이 아사나를 반복한다.

흔히 하는 실수 피하기

1 팔을 들어올릴 때 넓적다리와 복부가 앞으로 밀리지 않도록
   한다. 그러기 위해서는 넙다리네갈래근(대퇴사두근)을 넙다리
   뼈(대퇴)에 밀착시킨다.

2 목을 이완한다.

효 과

• 팔꿈치 관절과 아래팔의 힘을 키운다.

• 어깨의 움직임을 자유롭게 한다.

• 손가락 관절의 긴장을 풀어준다.

• 손가락 끝의 민감성을 높인다.

방 법

1 타다아사나로 선다.

2 숨을 내쉬며 왼팔을 등 뒤로 보내고 팔꿈치를 구부린다.

3 왼 손바닥으로 오른쪽 팔꿈치 바로 위에서 위팔을 잡는다.
   어깨를 뒤로 돌려 내리고 구부린 왼 팔꿈치를 오른쪽으로
   가져간다.

4 숨을 내쉬며 양 팔꿈치를 바닥 쪽으로 뻗는다. 어깨와 등세모근
   (승모근)을 아래쪽으로 끌어내린다.

5 이 자세를 가능한 한 오래 유지하면서 정상 호흡을 한다.

6 숨을 내쉬며 오른쪽 위팔을 쥐고 있던 왼 손바닥을 푼다.

7 같은 방법으로 반대쪽도 행한다.

8 이제 완성 자세를 취하기 위해서 양 팔꿈치를 차례로 하나씩
   구부리고 각각의 위팔을 반대쪽 손바닥으로 맞잡는다.
   팔꿈치를 맞잡은 방향을 바꾸어 반대쪽도 행한다.

효 과

• 목 근육의 뻣뻣함과 긴장을 완화시킨다. 대부분의 운동선수
   들은 등세모근이 안쪽으로 말려 있어서 이로 인해 목 근육과
   어깨의 긴장과 뻣뻣함, 통증이 유발된다. 선수들은 경기 중
   어느 때라도 이 아사나를 행할 수 있다.

파스치마 바당굴리아아사나

'파스치마(Paśchima)'는 '몸의 뒤쪽', '받다(baddha)'는 '꽉 맞물린', '앙굴리아(anguliya)'는 '손가락'을 의미한다. 이 아사나에서는 등 뒤에서 손깍지를 낀다.

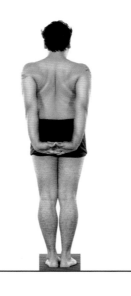

방법

1 타다아사나로 선다.

2 숨을 내쉬며 등 뒤에서 손깍지를 낀다.

3 손목을 돌려서 손바닥이 지면을 향하게 한다. 엄지손가락과 새끼손가락이 한 선에 놓이게 한다.

4 어깨를 뒤로 돌려 내린다.

5 손목을 아래쪽으로 쭉 뻗어서 양팔이 서로 가까워지도록 한다.

6 이 자세를 몇 분 간 유지하면서 정상 호흡을 한다.

7 숨을 내쉬며 손깍지를 풀고 방향을 바꾸어서 반대쪽도 행한다.

효과

• 목의 긴장을 덜어준다.

• 어깨와 위팔의 힘을 향상시킨다. 강한 어깨는 모든 운동선수들, 특히 야구, 크리켓, 축구, 테니스와 스쿼시 선수들에게 필수적이다.

파스치마 나마스카라아사나

'파스치마(Paśchima)'는 '몸의 뒤쪽', '나마스카라(namaskar)'는 양 손바닥을 마주해서 상대에게 존중심을 보이는 인도의 인사법이다. 이 아사나에서는 가슴 앞에서 합장하는 것과 반대로 등 뒤에서 양 손바닥을 마주 댄다.

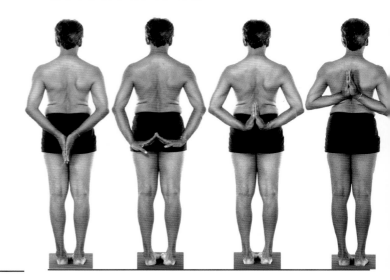

방법

1 타다아사나로 선다.

2 숨을 깊이 들이마시며 등 뒤에서 양 손바닥을 마주한다.

3 손가락이 지면을 향하게 한 상태에서 양 손가락 끝을 서로 강하게 민다.

4 팔꿈치와 어깨를 뒤쪽으로 보낸다.

5 숨을 내쉬며 손목을 돌려서 손가락이 등 뒤를 지나 똑바로 위를 향하게 한다.

6 손바닥을 위로 끌어 올려서 어깨뼈(견갑골) 사이에 위치할 수 있도록 한다.

7 나마스카라 무드라에서 양 손바닥을 서로 고르게 누른다.

8 손가락 관절은 손가락 끝을 향해서 쭉 편다.

9 위팔의 앞쪽을 안에서 바깥으로 돌려 내고 어깨는 뒤로 끌어 내린다.

10 이 자세를 1분 간 유지하면서 깊게 호흡을 한다.

11 숨을 내쉬며 손바닥을 풀어 내린다.

효과

• 손목과 어깨를 유연하게 한다. 손목 힘줄에 쌓인 과도한 긴장을 완화시키므로 투수뿐 아니라, 테니스, 배드민턴, 스쿼시 같은 다양한 라켓 스포츠 선수들에게 매우 유익하다.

• 배빗근(복사근)과 넓은등근(광배근)에도 좋게 작용한다.

고무카아사나(손 동작)

'고(go)'는 '암소', '무카(mukha)'는 '얼굴'을 뜻한다. 이 아사나의 모양은 암소의 얼굴을 닮았다. 여기서는 손(hasta) 동작만 설명한다.

방 법

1 타다아사나로 선다.

2 숨을 들이마시며 오른팔을 머리 위로 들고 팔꿈치에서 구부린다. 그 아래팔을 목뒤에서 어깨뼈(견갑골) 사이로 가져간다.

3 오른쪽 어깨세모근(삼각근)을 더 가까이 움직이고 오른쪽 팔꿈치 끝을 더 위로 보낸다.

4 왼팔을 아래로 쭉 뻗은 다음 팔꿈치에서 구부린다.

5 왼쪽 아래팔을 양 어깨뼈 사이에 오도록 끌어올린다. 왼팔의 위팔두갈래근(상완이두근)을 몸통에서 멀리 가져간다.

6 어깨뼈 사이에서 양 손가락을 마주 잡는다.

7 목과 머리는 곧게 세운다. 똑바로 앞을 쳐다본다. 이 자세를 30~60초 간 유지하면서 정상 호흡을 한다.

8 마주 잡았던 손을 푼다.

9 왼쪽도 똑같이 반복한다.

주의사항 : 손바닥을 마주 잡기 힘들면 다음과 같이 한다.

» 오른 손바닥에 수건이나 벨트, 로프를 쥐고 왼 손바닥으로 수건 아래 부분을 느슨하게 잡는다.

» 천천히 로프를 따라 오른 손바닥을 아래쪽으로 가져가고 왼 손바닥은 위로 가져간다. 이렇게 규칙적으로 수련하면 양 손바닥을 마주 잡는 데 도움이 된다.

» 위에 있는 팔을 움직이는 것은 쉽지만 아래 있는 팔을 조정하는 것은 어렵다. 따라서 왼 손바닥은 아래에서 위로 들어올리지 못해도, 오른 손바닥을 양 어깨뼈 사이에 놓는 것부터 먼저 익힌다.

효 과

• 팔의 모든 관절, 즉 어깨, 팔꿈치와 손목에 공간을 만들어서 이들을 부드럽게 한다.

• 어깨 긴장 해소에 도움이 된다.

• 어깨 주변이 열리면, 세심하게 잘 조정된 팔 동작이 가능해지고, 이는 크리켓의 투구나 라켓 스포츠에 꼭 필요하다.

가루다아사나(손 동작)

이 아사나는 비슈누신을 태우고 다니는 독수리의 이름인 '가루다(Garuḍa)'를 따라 이름이 붙여졌다.

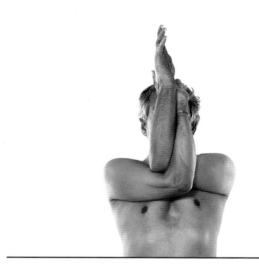

방 법

1 타다아사나로 선다.

2 숨을 들이마시며 양팔을 어깨 높이에서 앞으로 쭉 뻗는다.

3 숨을 내쉬며 양 팔꿈치를 구부려서 아래팔이 위팔과 직각을 이루게 한다.

4 팔꿈치 관절 가까이에서 왼 팔꿈치를 오른 팔꿈치 위에 놓는다.

5 왼손을 살짝 뒤로, 오른손을 앞으로 가져가서 양 손바닥을 마주 댄다.

6 이 자세를 몇 초 간 유지하면서 깊게 호흡한다.

7 양팔을 풀고 이번엔 오른 팔꿈치를 왼쪽 위팔에 올려놓고 같은 자세를 반복한다.

효 과

• 어깨 통증을 줄이고 어깨 긴장을 해소한다.

• 가슴근육(흉근)을 수축시켜서 그 힘을 키운다. 역도 선수들, 크리켓과 축구, 야구, 농구 선수들은 가슴근육을 강하게 발달시켜야 하는데, 이 아사나는 이들 종목에서 유용하도록 팔과 어깨의 움직임을 바로잡아준다.

우카타아사나

'우카타(Utkat)'는 '강한, 거친'을 뜻한다. 이 아사나는 이런 자질을 개발시킨다. 상상의 의자에 앉아 있는 듯한 모습을 연상시킨다.

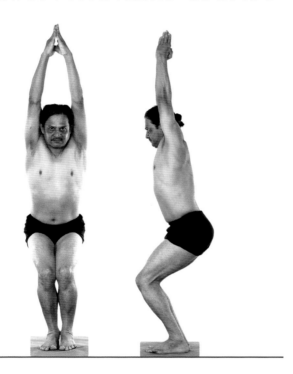

방법

1 타다아사나로 선다.

2 숨을 들이마시며 양팔을 머리 위로 쭉 뻗고 손바닥을 마주 댄다.

3 숨을 내쉬며 넓적다리 뒤편을 쭉 펴면서 무릎을 구부려 엉덩이와 몸통을 바닥 쪽으로 낮춘다. 이 자세를 몇 초 간 혹은 가능한 한 오래 유지하면서 정상 호흡을 한다.

4 숨을 들이마시며 다리를 펴고 타다아사나로 돌아온다.

흔히 저지르는 실수 피하기

• 머리를 앞으로 숙이지 않도록 한다. 머리는 위팔과 한 선에 둔다.

• 무릎을 구부릴 때 허리 주변을 앞으로 밀지 않는다. 엉치뼈 (천골)에서부터 움직인다.

다리와 척추를 강화시키는 우카타아사나

크리켓의 위켓 키퍼와 필드 중앙에 가까운 곳에서 수비하는 야수 (野手, close-in fielder), 하키와 축구의 골키퍼는 우카타아사나와 비슷한 자세로 서서 장시간을 보낸다. 하지만 그들의 자세는 넓적다리와 무릎에 긴장을 야기한다. 다음의 지침으로 자세를 정렬할 수 있다.

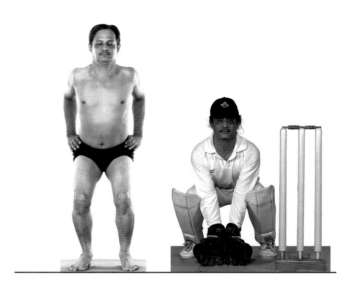

방법

1 양발 사이에 발 하나 들어갈 만큼 공간을 두고 발가락은 앞을 향하게 한다.

2 양손은 머리 위로 들어올리는 대신 허리에 두고 엄지손가락은 허리 뒤에 편히 올려 놓는다.

3 숨을 내쉬며 무릎을 굽힌다.

4 넓적다리 근육, 넙다리네갈래근(대퇴사두근), 뒤넙다리근 (햄스트링)을 넙다리뼈에 밀착시키고 서혜부는 아래로 끌어 당긴다.

5 체중이 엉덩이에 실리는 것을 느끼고 몸은 앞으로 쏠리지 않아야 한다.

6 머리와 어깨는 뒤로 가져가고 가슴은 위로 들어올린다.

효과

• 뒤넙다리근과 발목을 강화시킨다.

• 몸의 열을 빨리 올린다. 시합 날 아침에 행하면 도움이 된다.

우티타 트리코나아사나

'우티타(Utthita)'는 '쭉 뻗은', '트리코나(trikona)'는 '삼각형'을 뜻한다. 이 아사나의 이름은 쭉 뻗은 삼각형의 모습을 나타낸다.

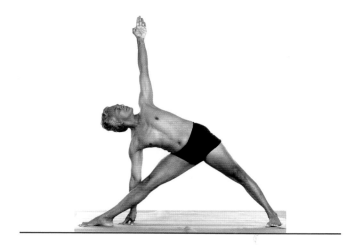

방 법

1 타다아사나로 선다.
2 숨을 깊이 들이마시며 껑충 뛰어 양발을 120~135cm 정도 옆으로 벌린다.
3 동시에 양팔을 어깨 높이만큼 옆으로 올린다. 이것이 우티타 하스타 파다아사나이다.
4 숨을 내쉬며 왼발을 살짝 안으로 돌리고, 오른발을 바깥으로 90도 돌린다.
5 양 다리를 곧게 뻗고 무릎은 확고부동하게 죈다.
6 양 엉덩이가 한 선에 있도록 한다.
7 숨을 내쉬며 오른팔을 멀리 뻗어 내면서 몸통을 오른쪽으로 구부리고 오른 손바닥을 오른 발꿈치 바깥쪽 바닥에 내려놓는다.
8 오른손과 오른쪽 어깨를 일직선에 둔다.
9 숨을 들이마시며 왼팔을 위로 쭉 뻗고 오른쪽 어깨와 한 선에 오도록 한다.
10 다리 뒤쪽과 몸통, 엉덩이를 서로 한 선에 두고 정상 호흡을 한다.
11 머리를 돌려 쭉 뻗은 왼손 엄지손가락을 바라본다.
12 이 자세를 30초 간 유지하면서 정상 호흡을 한다.
13 숨을 들이마시며 몸통과 오른팔을 들어올리고 우티타 하스타 파다아사나로 돌아온다.
14 같은 아사나를 왼편에서 반복한다.

효 과

• 무릎 뒤와 뒤넙다리근을 늘려 준다.
• 무릎의 건강을 지킨다.
• 다리 근육을 강화시키고 다리와 엉덩관절(고관절)의 긴장을 해소한다.
• 허리뼈와 목뼈 주위의 긴장을 이완시킨다.
• 온몸의 유연성을 높인다.
• 반사작용과 민첩성을 향상시킨다.
• 복부 기관에 두루 작용하고 소화기 계통에 도움을 준다.

한 손을 목침으로 받치는 우티타 트리코나아사나

몸이 굳어서 오른손을 바닥에 내려놓을 수 없다면 오른손을 목침 위에 올려놓는다.

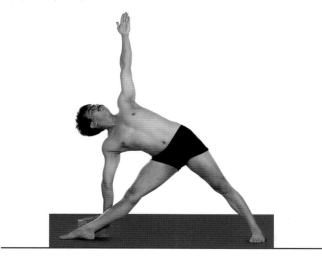

벽을 이용한 우티타 트리코나아사나

많이 피곤할 때는 벽을 등지고 서서 이 아사나를 행한다. 벽의 도움으로 방향감을 얻어서 아사나를 정확히 할 수 있게 된다. 벽을 이용해서 아사나를 행하면 피로를 덜 수 있다.

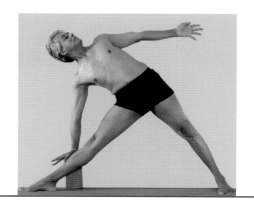

우티타 트리코나아사나 (앞장에 이어서)

방 법

1 벽 가까이에서 타다아사나로 선다.

2 숨을 들이마시며 양발을 120~135cm 정도 옆으로 벌리고 우티타 하스타 파다아사나를 행한다.

3 발꿈치와 몸통, 머리 뒷면을 벽에 댄다.

4 숨을 내쉬며 왼발을 살짝 안으로 돌리고 오른발을 바깥으로 90도 돌린다. 무릎뼈를 안으로 당기고 위로 끌어올리면서 다리를 쭉 뻗은 상태를 유지한다. 정상 호흡을 한다.

5 숨을 내쉬며 오른손을 내려서 손바닥을 목침 위에 올린다. 만약 손이 쉽게 닿지 않으면 목침을 또 하나 그 위에 포개서 목침의 높이를 높인다.

6 오른 손바닥을 오른쪽 어깨와 일직선에 둔다.

7 양 어깨를 벽에 댄다. 왼팔을 올려 몸에서 멀어지도록 쭉 뻗어 내고 바닥과 평행한 높이에서 그 상태를 유지한다.

8 머리를 돌려서 머리의 왼쪽 면을 벽에 댄다.

9 이 자세를 가능한 한 오래 유지하면서 정상 호흡을 한다.

10 숨을 들이마시며 우티타 하스타 파다아사나로 돌아온 후, 같은 아사나를 왼편에서 반복한다.

트레슬러를 이용한 우티타 트리코나아사나

우티타 트리코나아사나는 벽 대신 트레슬러에 등을 기대어 놓고 행할 수 있다.

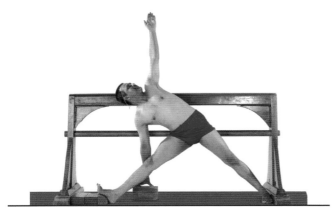

방 법

1 트레슬러의 두 다리 안쪽에 목침을 하나씩 둔다. 트레슬러의 오른쪽 다리에는 둥근 목침을 하나 더 놓는다.

2 숨을 들이마시며 양발을 벌려서 우티타 하스타 파다아사나를 행한다.

3 양발의 바깥쪽 날(가장자리)을 이 목침들에 대고 강하게 민다.

4 오른쪽 다리를 옆으로 돌리고 발바닥을 들어 장심을 둥근 목침 위에 내려놓는다. 앞에서 설명한 대로 우티타 트리코나아사나를 행한다.

5 왼쪽 어깨뼈(견갑골)와 머리의 왼쪽 면을 트레슬러의 두꺼운 위쪽 가로대에 댄다.

6 숨을 들이마시며 우티타 하스타 파다아사나로 돌아온 다음, 같은 아사나를 왼편에서 반복한다.

효 과

• 스트레스 없이 온몸을, 특히 무릎을 늘인다.

목과 어깨 통증이 있는 경우 트레슬러를 이용한 우티타 트리코나아사나

앞에서 설명한 바와 같이, 트레슬러를 이용한 우티트 트리코나아사나는 목의 긴장으로 고생하는 사람들에게는 아주 요긴하다. 이것은 살짝 변형된 동작으로, 왼손을 머리 위로 들어올리는 대신 왼손을 옆으로 뻗고 왼쪽 어깨를 뒤로 돌려서 트레슬러의 두꺼운 위쪽 가로대를 아래에서 잡는다.

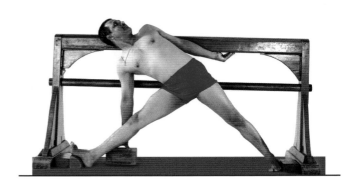

효 과

• 목 근육과 어깨뼈의 긴장을 해소한다.

• 이런 식으로 우티타 트리코나아사나를 수련하면 운동선수들이 흔히 경험하는 증상처럼 어깨를 콕콕 찌르는 듯한 통증을 완화시킬 수 있다.

우티타 파르스바코나아사나

'파르스바(Pārśva)'는 '측면', '코나(koṇa)'는 '각도'를 의미한다. 이 이름은 옆으로 비스듬히 뻗어진 아사나의 모양을 나타낸다.

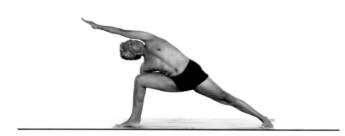

방 법

1 타다아사나로 선다.

2 숨을 깊이 들이마시며 껑충 뛰어 양발을 120~135cm 정도 옆으로 벌린다. 양발의 바깥쪽 날(가장자리)을 바닥 쪽으로 누른다.

3 양팔을 옆으로 뻗어 어깨와 한 선에 둔다.

4 숨을 내쉬며 왼발을 살짝 안으로 돌리고 오른발을 바깥으로 90도 돌린다. 정상 호흡을 한다.

5 숨을 내쉬며 오른쪽 무릎을 굽혀서 무릎과 종아리가 적정한 각도를 이루게 하고 넓적다리는 바닥과 수평이 되도록 유지한다. 이때 무릎과 발목은 일직선이 되게 한다. 정상 호흡을 한다.

6 숨을 내쉬며 오른 손바닥을 오른발 바깥쪽 바닥에 내려놓는다. 오른쪽 겨드랑이와 가슴을 오른쪽 무릎과 넓적다리 가까이 가져온다.

7 왼팔을 위로 뻗어서 양 어깨와 한 선에 둔다. 양 팔꿈치에 단단히 힘을 주고 손가락을 위로 쭉 뻗는다. 잠시 정상 호흡을 한다.

8 숨을 내쉬며 왼팔을 머리 위에서 뻗어서 왼쪽 귀와 한 선에 둔다.

9 머리를 돌려 위를 향하게 한다.

10 가슴의 양옆과 엉덩이, 다리가 서로 한 선에 오도록 한다. 척추를 갈비뼈와 함께 길게 쭉 늘인다.

11 이 자세를 1분 간 유지하면서 깊게 호흡한다.

12 숨을 들이마시며 왼팔을 내리고 오른 손바닥을 바닥에서 들어올리면서 오른쪽 다리를 펴고 일어난다.

13 양 발끝을 다시 안으로 돌리고 껑충 뛰어 양발을 모은다.

14 이제 오른발을 안으로 살짝 돌리고 왼발을 바깥으로 돌린 다음, 같은 아사나를 왼편에서 반복한다.

효 과

• 몸의 측면과 무릎의 움직임을 자유롭게 하고 수련자의 유연성을 높인다.

• 다른 서서 하는 아사나들과 함께 이 아사나를 수련함으로써 수련자는 민첩하고 날렵해진다.

• 다리의 안정감과 힘을 키운다.

• 체력 강화로 지치지 않고 경기장에서 장시간 버틸 수 있게 된다.

• 소화불량에 의한 메스꺼움과 구토를 완화시킨다.

어깨에 문제가 있는 경우 트레슬러를 이용한 우티타 파르스바코나아사나

회전근개의 긴장과 부상은 많은 스포츠 종목에서 흔히 발생한다. 수영과, 야구, 크리켓처럼 머리 위로 팔을 자주 들어올려야 하는 종목에서는 더욱 심하다. 다수의 운동선수들이 계속 시달린 끝에 관련 수술을 받는 경우도 많다. 트레슬러를 이용한 우티타 파르스바코나아사나는 어깨 관절의 긴장을 완화시키고 회전근개 근육의 부상을 예방한다.

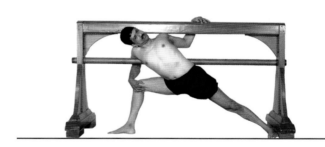

방 법

1 트레슬러 앞에서 타다아사나로 선다.

2 양발을 120~135cm 정도 옆으로 벌리고 오른쪽 다리를 옆으로 90도 돌린다. 왼발의 바깥쪽 날(가장자리)을 트레슬러의 다리에 대고 누른다.

3 숨을 내쉬며 오른쪽 다리를 구부려서 무릎이 알맞은 각도를 이루게 한다.

4 몸통을 쭉 뻗으면서 오른쪽으로 내린다.

5 오른팔을 트레슬러 중간에 수평으로 놓인 얇은 가로대 뒤로 넘긴 상태에서 오른 손바닥으로 오른쪽 무릎을 잡는다.

6 왼쪽 어깨 모서리를 트레슬러의 두꺼운 위쪽 가로대 밑으로 넣어서 움직이지 않게 고정시킨다.

7 이 자세를 가능한 한 오래 유지하면서 정상 호흡을 한다.

우티타 파르스바코나아사 (앞장에 이어서)

효 과

- 어깨와 어깨뼈의 움직임을 자유롭게 한다.
- 오십견을 완화시키고 회전근개 부상을 예방한다.

허리 통증이 있는 경우 트레슬러를 이용한 우티타 파르스바코나아사나

많은 운동선수들이 허리의 통증을 호소하는데, 이는 몸통의 한쪽만 무리하게 늘여서 쓰는 탓이다. 등 근육이 짧아지면서 이런 통증이 유발되는데, 레슬링 선수, 육상선수, 사이클리스트 사이에서 흔하다.

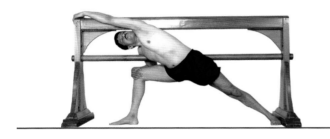

앞에서 설명한 대로 이 아사나를 행한다.

- 왼손을 머리 위로 뻗어서 트레슬러의 두꺼운 위쪽 가로대를 잡는다.

효 과

- 등의 양옆을 길게 늘여서 허리의 통증을 완화시킨다.

아르다 찬드라아사나

'아르다(ardha)'는 '절반', '찬드라(Chandra)'는 '달'을 의미한다. 이 아사나는 반달 모양을 닮아서 그런 이름이 붙었다. 이 아사나의 고전적 자세에서는 위에 있는 팔을 몸통 옆에 나란히 둔다. 하지만 선수들은 위에 있는 팔을 바닥과 수직으로 쭉 뻗으면 더 큰 혜택을 볼 수 있으므로, 여기서는 그 자세를 설명해 놓았다.

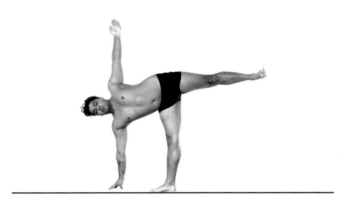

방 법

1 타다아사나로 선 다음, 앞에서 설명한 대로 오른쪽으로 우티타 트리코나아사나를 행한다.

2 왼손은 허리에 둔다.

3 숨을 내쉬며 오른쪽 무릎을 구부리고 오른발 앞으로 30~40cm 떨어진 지점에 오른 손바닥을 둔다.

4 오른손을 향해 몸을 앞으로 숙이고 왼발을 오른발 가까이 끌어온다. 숨을 내쉬며 왼발을 바닥에서 들어올린다.

5 몇 차례 정상 호흡을 한 후에 두 다리를 쭉 편다.

6 왼쪽 다리는 바닥과 수평을 이루고 발가락은 자연스럽게 위를 향한다. 오른쪽 다리는 바닥과 수직을 이룬다. 한 두 차례 정상 호흡을 한다.

7 숨을 내쉬며 몸통을 오른쪽에서 왼쪽으로 돌리고 가슴을 확장시키고 가슴이 정면을 향하게 한다. 균형을 유지한다.

8 숨을 들이마시며 왼팔을 곧게 뻗어 올려서 왼쪽 어깨와 오른팔이 한 선을 이루도록 한다.

9 머리는 오른쪽 엉덩이와 한 선에 오도록 한다.

10 이 자세를 몇 초 간 유지하면서 깊고 고르게 호흡을 한다.

11 숨을 내쉬며 오른쪽 무릎을 구부리면서 왼쪽 다리를 바닥에 내려놓고 다시 우티타 트리코나아사나를 행한다.

12 왼편에서 같은 아사나를 반복한다.

효과

- 다리에 힘과 안정감을 준다.
- 뒤넙다리근(햄스트링)을 늘이고 유연성을 높이며 민첩성을 개선시킨다.
- 균형감각을 키워준다.
- 기운을 북돋아 주고 스트레스를 해소시킨다.

다리와 머리를 받치는 아르다 찬드라 아사나 (균형 잡기가 힘들거나 몸이 아픈 사람들을 위해서)

균형 유지가 힘들다면 머리와 들어올린 다리를 각각 스툴에 올려놓고 이 아사나를 하면 된다.

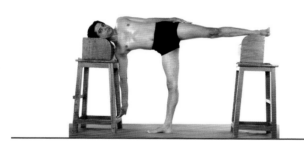

방법

1 높이가 70~80cm 정도 되는 스툴 2개를 준비한다. 아사나를 유지할 때 몸통과 들어올린 다리가 바닥과 수평을 이루려면 스툴의 높이가 그 정도는 되어야 한다.

2 머리의 오른편과 왼발의 안쪽 면을 각각 스툴 위에 올려 놓는다.

효과

- 머리와 다리를 받치면 이 아사나를 더 오래 지속할 수 있다.
- 등의 긴장 없이 다리를 강화시킨다.
- 복부를 강화시킨다.
- 메스꺼움을 완화시킨다.

목과 허리 통증이 있는 경우 트레슬러를 이용한 아르다 찬드라아사나

목이나 허리의 통증에 시달린다면 이 아사나를 행할 때 트레슬러의 도움을 받는다. 트레슬러가 없다면 창틀을 이용한다.

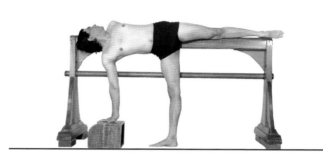

방법

1 트레슬러 앞에서 타다아사나로 선다.

2 숨을 내쉬며 오른쪽으로 우티타 트리코나아사를 행한다.

3 숨을 내쉬며 오른쪽 무릎을 구부리고 오른손을 30cm 높이의 목침에 올리면서 왼발을 들어올린다. 왼쪽 다리의 안쪽 면을 트레슬러 위에 올린다.

4 오른손으로 목침을 누르고 왼손을 몸통 옆에서 나란히 뻗어 트레슬러 가로대의 윗면을 잡는다.

5 트레슬러 가로대를 감싸듯 왼쪽 어깨를 돌리고 왼쪽 어깨뼈를 트레슬러에 대고 누른다.

6 이 자세를 가능한 한 오래 유지한다. 정상 호흡을 한다.

7 숨을 내쉬며 왼쪽 다리를 내리고 같은 아사나를 왼편에서 반복한다.

효과

- 목 근육의 긴장을 해소하고 허리를 늘여서 목과 등의 통증을 완화시킨다.
- 엉덩관절(고관절)의 긴장을 이완시키고 엉덩관절을 튼튼하게 한다.
- 트레슬러 덕분에 긴장 없이 이 아사나를 훨씬 더 오래 지속할 수 있다.
- 뒤넙다리근을 강화시켜서 달리는 동안 큰 걸음이 가능해진다. 뒤넙다리근의 부상을 최소화한다.
- 장의 운동을 촉진시켜서 복부의 묵직함을 줄여준다.
- 월경 중 복부 경련에 시달리는 여성들에게 유익하다.

비라바드라아사나 I

이 아사나의 이름은 시바신이 창조한 신화 속 영웅 비라바드라에서
비롯되었다. 비라바드라는 엄청난 힘과 에너지를 가졌다.

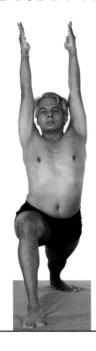

효 과

- 다른 모든 서서 하는 아사나와 마찬가지로, 다리를 강화시키고
  꼬리뼈와 엉덩관절(고관절)의 움직임을 자유롭게 한다.
- 몸의 움직임에 뛰어난 유연성과 속도를 가져온다.
- 무릎 관절을 튼튼하게 한다.
- 뒤넙다리근을 늘이고 뒤넙다리근 부상 시 회복을 앞당긴다.
- 어깨 관절을 자유롭게 한다.
- 이 아사나 중에는 가슴이 완전히 확장되므로 깊은 호흡이
  가능해진다.

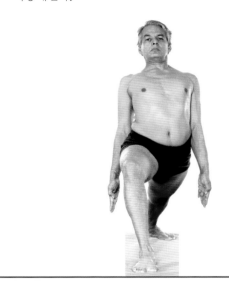

방 법

1 타다아사나로 선다.

2 숨을 깊이 들이마시며 껑충 뛰어 양발을 120~135cm 정도
   옆으로 벌린다. 이 자세를 몇 초 간 유지하면서 정상 호흡을
   한다.

3 숨을 들이마시며 양팔을 머리 위로 들어올려서 우르드바
   하스타아사나 II를 행한다. 양팔이 서로 평행하면서 귀 뒤쪽과
   한 선에 오도록 하여 이 상태를 유지한다.

4 숨을 내쉬며 오른쪽 다리를 오른쪽으로 90도, 왼쪽 다리를
   안으로 60도 돌린다. 한 차례 정상 호흡을 한다.

5 숨을 내쉬며 골반과 몸통, 어깨를 돌려서 완전히 오른쪽을
   향한다. 양 골반이 수평을 이루게 한다. 한 차례 정상 호흡을
   한다.

6 숨을 내쉬며 오른쪽 무릎을 구부려서 오른쪽 넓적다리는 바닥과
   수평을, 오른쪽 정강이는 수직을 이루게 한다.

7 왼쪽 다리와 무릎은 쭉 펴서 팽팽한 상태를 유지한다.

8 이 자세를 30~60초 간 유지하면서 정상 호흡을 한다.

9 숨을 들이마시며 오른쪽 다리를 편다. 양발과 몸통을 돌려서
   다시 정면을 향한다.

10 같은 아사나를 왼편에서 반복한다.

위팔의 움직임을 더 강화시키려면 위팔을 몸통 옆에서 아래를
향해 쭉 뻗는다. 이로써 팔에 힘이 실리고 목뼈와 목의 근육이
이완된다.

비라바드라아사나 Ⅱ

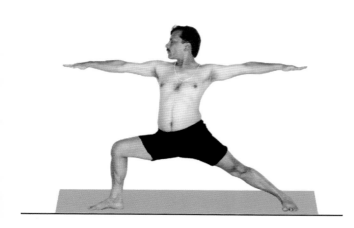

방 법

1 타다아사나로 선다.

2 숨을 깊이 들이마시며 껑충 뛰어 양발을 120~135cm 정도 옆으로 벌린다.

3 양팔을 어깨 높이에서 옆으로 쭉 뻗고 손바닥은 바닥을 향한다.

4 팔꿈치에 힘을 준다. 이제 마치 양옆에서 누가 팔을 잡아당기는 것처럼 양팔을 더욱 힘차게 쭉 뻗는다.

5 숨을 내쉬며 왼발을 살짝 안으로 돌리고 오른발을 옆으로 90 도 돌린다.

6 오른쪽 무릎을 구부려서 넓적다리는 바닥과 평행을, 정강이뼈는 수직을 이루게 한다. 넙다리뼈에 밀착된 오른쪽 넓적다리 근육을 긴장시키지 않는다.

7 왼쪽 다리의 뒤넙다리근(햄스트링)을 쭉 뻗어 다리를 곧게 유지한다. 한 두 차례 정상 호흡한다.

8 머리를 돌려 시선을 쭉 뻗은 오른 손바닥에 둔다.

9 이 자세를 20~30초 간 유지하면서 정상 호흡을 한다.

10 숨을 내쉬며 오른쪽 무릎을 펴고 오른발을 정면으로 돌린 다음, 왼쪽 다리를 왼쪽으로 돌려서 같은 아사나를 왼편에서 반복한다.

효 과

• 넓적다리 근육을 길게 늘이고 강화시킨다.

• 무릎과 발목의 유연성을 길러준다.

• 운동선수들이 자주 겪는 근육 경련을 완화시킨다

• 뒤넙다리근의 경련과 손상의 빠른 회복을 돕는다.

비라바드라아사나 Ⅲ

이것은 비라바드라아사나 Ⅰ 이 더 발전된 강도 높은 자세로 두 아사나를 이어서 행할 수 있다.

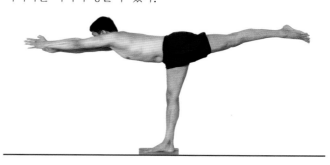

방 법

1 타다아사나로 선다.

2 숨을 깊이 들이마시며 껑충 뛰어 양발을 120~135cm 정도 옆으로 벌린다.

3 오른쪽으로 비라바드라아사나 Ⅰ 을 행한다.

4 숨을 내쉬며 몸통을 앞으로 쭉 뻗으면서 가슴을 오른쪽 넓적다리 위로 가져간다.

5 양팔을 곧게 펴고 손바닥이 서로 평행을 이루도록 한다.

6 몇 차례 정상 호흡을 한다.

7 숨을 내쉬며 몸통과 양팔을 앞으로 쭉 뻗으면서 왼쪽 다리를 바닥에서 들어올리고 그 다리가 바닥과 수평을 이룬 상태를 유지한다.

8 왼쪽 골반과 왼쪽 넓적다리의 바깥쪽 면을 바닥 쪽으로 돌려 끌어내려서 왼쪽 넓적다리의 앞면이 바닥을 마주보게 한다.

9 이 자세를 20~30초 간 유지하면서 깊고 고르게 호흡을 한다.

10 숨을 내쉬며 왼쪽 다리를 바닥에 내리고 비라바드라아사나 Ⅰ 으로 돌아간다.

11 같은 아사나를 왼편에서 반복한다.

비라바드라아사나 Ⅲ에서 균형을 유지하기 위한 도움말

• 아래팔의 아래 부분에 주의를 집중한다. 팔꿈치에서부터 손목까지, 손목에서부터 새끼손가락까지 곧게 쭉 뻗는다.

• 넓적다리 근육을 끌어올려서 넙다리뼈에 밀착시킴으로써 왼쪽 다리를 곧고 확고부동하게 유지한다.

• 마치 누군가 당신의 팔다리를 잡아당기듯, 양팔과 들어올린 다리를 서로 반대 방향으로 쭉 뻗는다.

비라바드라아사나 III (앞장에 이어서)

손과 다리를 받치는 비라바드라아사나 III

비라바드라아사나 III는 엉덩이의 정렬을 돕고 엉덩관절의 뻣근함을 풀어준다. 효과적인 수련을 위해서는 아사나의 지속 시간을 늘려야 하고, 이는 도구를 이용하면 가능하다.

도구 :

• 70~90cm 높이의 스툴 2개와 베개 3개를 준비한다.

• 몸 앞뒤로 스툴을 하나씩 놓는다.

• 스툴 사이의 거리를 적절히 조정해서 비라바드라아사나 III 를 행했을 때 뒤에서 들어올린 다리의 아래부분과 앞에서 들어올린 위팔과 팔꿈치가 각각 스툴 위에서 편히 놓일 수 있게 한다.

• 스툴의 높이는 비라바드라아사나 III를 행했을 때 양팔과 몸통, 다리가 바닥과 수평을 이루기에 적당해야 한다. 만약 스툴이 충분히 높지 않으면 각 스툴 위에 베개를 한 두 개 더 놓는다.

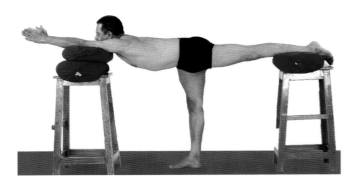

방 법

1 앞뒤로 스툴을 놓고 타다아사나로 선다.

2 숨을 들이마시며 양팔을 들어올리고 손바닥이 서로 마주보게 해서 우르드바 하스타아사나를 행한다.

3 숨을 내쉬며 팔을 앞으로 쭉 뻗으면서 몸통을 앞으로 숙인다.

4 앞쪽 스툴의 베개 위에 팔꿈치와 위팔, 턱을 내려놓는다. 한 두 차례 정상 호흡을 한다.

5 숨을 내쉬며 왼쪽 다리를 바닥에서 들어올리고 왼쪽 무릎을 구부려서 정강이뼈의 아래 부분을 뒤쪽 스툴의 베개 위에 올려놓는다.

6 왼쪽 다리를 곧게 편다. 두 무릎의 힘을 단단히 유지한다.

7 왼쪽 골반과 왼쪽 넓적다리의 바깥쪽 면을 바닥 쪽으로 돌려 끌어내려서 왼쪽 넓적다리의 앞면이 바닥을 마주보게 한다.

8 두 엉덩이를 나란히 한 선에 두고 왼쪽 발가락은 바닥을 향하게 한다. 이 자세를 가능한 한 오래 지속하면서 정상 호흡을 한다.

9 다리를 내리고 같은 아사나를 반대편에서 반복한다.

효 과

• 도구를 이용하면 다리 근육을 강화시키고 민첩성이 향상된다.

• 균형감각을 기를 수 있다.

• 많은 투수들은 공을 던질 때 몸을 기울이는 쪽의 엉덩관절 (고관절)에서 통증을 겪는다. 도구를 이용한 비라바드라아사나 III의 규칙적인 수련으로 이를 완화시킬 수 있다.

• 도구의 도움을 받으면 피로와 탈수 증세에 의한 근육 경련이 완화된다.

파르스보타나아사나

'파르스바(Pārśva)'는 '측면', '우타나(uttāna)'는 '강렬한 확장 혹은 뻗음'을 뜻한다. 이 아사나로 몸통의 측면이 강하게 확장된다. 이것은 크게 두 단계로 이루어진다. 첫 번째 단계에서는 가슴을 바닥과 수평으로 유지하고 등골을 오목하게 한다. 이러면 가슴 옆을 강하게 뻗을 수 있다. 두 번째 변형 단계에서는 턱을 정강이뼈에 대고 몸통을 아래로 쭉 뻗는다.

등골을 오목하게 하는 파르스보타나아사나 (1단계)

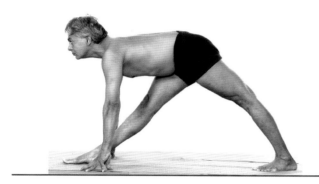

방 법

1 타다아사나로 선다.

2 숨을 깊이 들이마시며 껑충 뛰어 양발을 90~110cm 정도 옆으로 벌린다.

3 손은 허리에 얹는다.

4 숨을 내쉬며 오른발을 오른쪽으로 90도 돌린다. 왼발은 안으로 75~80도 돌린다.

5 숨을 들이마시며 몸통을 오른쪽으로 돌린다.

6 무릎뼈를 위로 당겨올려서 두 다리를 곧게 편다.

7 숨을 들이마시며 복부를 펴고 가슴과 복장뼈(흉골)를 위로 들어올린다.

8 어깨를 뒤로 돌려 내린다.

9 이제 목과 머리를 뒤로 젖혀서 가능한 한 멀리 바라본다. 한 두 차례 깊은 호흡을 한다.

10 숨을 내쉬며 몸통을 앞으로 뻗어서 바닥과 수평을 이루게 하고 몸통과 머리, 목을 나란히 한 선에 둔다.

11 손을 허리에서 풀고 손가락 끝을 오른발 양옆에 내려놓는다.

12 팔은 바닥과 수직을 이루면서 곧게 편 상태를 유지하고 골반과 몸통은 바닥과 수평을 이룬다.

13 숨을 들이마시며 등골을 오목하게 하고 머리는 들어올린다.

14 이 자세를 20~30초 간 지속하면서 정상 호흡을 한다.

15 숨을 들이마시며 몸통을 들어올린다.

16 몸통과 왼쪽 다리를 왼쪽으로 돌려서, 같은 아사나를 왼편에서 반복한다.

파르스보타나아사나 (2단계)

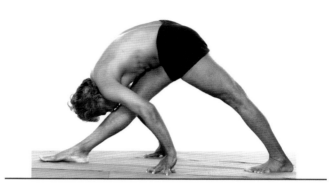

방 법

1 등골을 오목하게 해서 오른쪽으로 파르스보타나아사나를 행한다.

2 숨을 내쉬며 몸통을 아래로 뻗으면서 복부를 오른쪽 넓적다리 쪽으로 가져간다.

3 손을 움직여서 발 사이에 둔다.

4 복부를 길게 늘이고 먼저 이마를, 그 다음엔 턱을 오른쪽 정강이뼈에 편히 댄다. 손을 더 뒤쪽으로 가져간다.

5 이 자세를 20~30초 간 지속하면서 정상 호흡을 한다.

6 숨을 들이마시며 머리와 몸통을 들어올리고 손을 바닥에서 떼어 허리에 얹는다. 오른발과 몸통을 정면으로 돌린다.

7 같은 아사나를 왼편에서 반복한다.

효 과

• 종아리 근육을 길게 늘인다. 다리와 엉덩이 근육의 통증과 뻣뻣함을 해소시켜서 투수들과 축구나 럭비 선수들의 긴장을 이완시킨다.

• 엉덩관절과 무릎 관절, 척추의 움직임을 자유롭게 하고 이들을 튼튼하게 한다.

• 뒤넙다리근을 강하게 늘이고 그 힘을 키운다. 뒤넙다리근이 길게 늘어나면 선수들은 큰 걸음이 가능해진다. 따라서 달리는 속도가 향상된다. 뒤넙다리근의 손상과 부상도 회복시킨다.

• 피로한 선수가 몸과 마음의 활력을 빨리 되찾고 싶을 때 경기장에서도 수련 가능하다.

파리브르타 트리코나아사나

'파리브르타(Parivṛtta)'는 '회전하는', '뒤로 둥글게 돌리는' 것을 뜻한다. '트리코나(Trikoṇa)'는 '삼각형'을 의미한다. 그러므로 이 아사나는 트리코나아사나의 역자세이다.

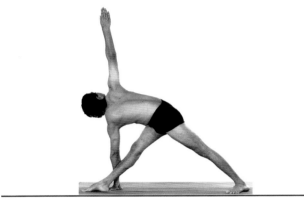

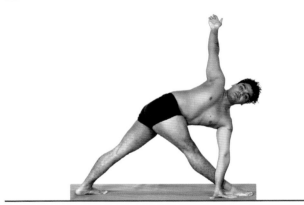

방 법

1 타다아사나로 선다.

2 숨을 깊이 들이마시며 껑충 뛰어 양발을 90~110cm 정도 옆으로 벌린다.

3 두 팔을 양옆으로 벌려서 어깨와 한 선을 이루게 하고 손바닥은 바닥을 향하게 둔다.

4 왼발을 살짝 안으로 돌리고 오른발은 오른쪽으로 90도 돌린다.

5 두 다리는 곧게 펴고 무릎은 확고부동하게 조인다.

6 숨을 내쉬며 왼쪽 다리와 더불어 몸통을 오른쪽 다리를 향해서 돌리고 왼 손바닥은 오른발 바깥쪽 바닥에 내려놓는다.

7 숨을 들이마시며 오른팔을 위로 쭉 뻗어서 왼팔과 일직선을 이루게 한다. 오른손 엄지손가락을 바라본다.

8 양 어깨와 어깨뼈를 고르게 뻗는다.

9 이 자세를 30초~1분 간 유지하면서 정상 호흡을 한다.

10 숨을 들이마시며 왼 손바닥을 바닥에서 들어올리고 몸통을 돌려서 3번 동작으로 돌아간다.

11 왼쪽 다리를 왼쪽으로 90도 돌리고 오른발은 살짝 안으로 돌린다. 같은 아사나를 왼편에서 반복한다.

주의사항 : 만약 몸이 굳어서 왼 손바닥이 바닥에 닿지 않으면 손가락 끝을 바닥에 내려놓는다. 손가락 끝이 바닥에 닿지 않으면 왼손으로 오른쪽 발목이나 정강이를 잡거나, 오른발 바깥쪽에 목침을 두고 그 위에 손바닥을 올리면 된다.

효 과

• 모든 서서 하는 아사나들과 마찬가지로, 엉덩이와 다리, 척추의 근육을 다듬고 강화시킨다.

• 운동선수들이 흔히 겪는 등과 골반의 긴장이나 뻐근함을 완화시킨다.

• 척추 주변의 근육을 비틂으로써 허리 통증을 해소한다.

트레슬러를 이용한 파리브르타 트리코나아사나

허리와 골반에 극심한 통증이 있으면 이 아사나의 변형 자세를 행한다.

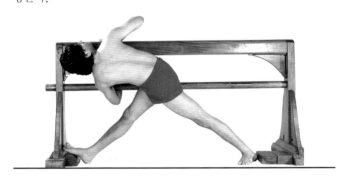

방 법

1 트레슬러 앞에서 타다아사나로 선다. 양발을 120~135cm 정도 옆으로 벌린다. 키가 큰 사람은 이보다 더 벌린다.

2 오른쪽 다리를 오른쪽으로 90도 돌리고 왼발도 살짝 안으로 돌린다.

3 오른 발바닥을 들어올려서 장심을 둥근 목침 위에 내려둔다.

4 두 다리를 곧게 뻗고 무릎은 확고부동하게 조인다.

5 숨을 내쉬며 몸통을 오른쪽으로 비튼다. 왼팔로 트레슬러의 중간 가로대를 아래에서 감아 잡고 오른손은 트레슬러의 두꺼운 위쪽 가로대 위에 내려놓는다. 몇 차례 정상 호흡을 한다.

6 숨을 내쉬며 양손으로 트레슬러의 가로대를 안정적으로 잡은 상태에서 몸통을 오른쪽으로 비튼다.

7 몸의 왼쪽 면을 트레슬러 가까이 가져오고, 오른손의 힘을 이용해서 오른쪽 어깨와 오른쪽 가슴은 트레슬러에서 멀어지도록 민다.

8 몸통과 트레슬러는 서로 평행을 이뤄야 한다.

9 이 자세를 가능한 한 오래 지속하면서 정상 호흡을 한다.

10 숨을 들이마시며 양팔을 풀고 몸통을 돌려서 정면을 향한다.

11 같은 아사나를 왼편에서 반복한다.

효 과

• 골반과 어깨, 어깨뼈(견갑골)의 통증을 해소한다.

• 몸통의 회전을 향상시키고, 많은 스포츠에서 몸의 한 부위만 무리하게 사용한 결과 한쪽으로 기운 척추의 정렬을 바로 잡아 준다.

• 트레슬러의 도움으로, 넘어지는 것에 대한 두려움 없이 몸통과 골반을 비틀 수 있어서 척추 근육의 유연성이 향상된다.

파리브르타 파르스바코나아사나

'파리브르타(Parivṛtta)'는 '회전하는', '뒤로 둥글게 돌리는', '파르스바(pārśva)'는 '측면', '코나(koṇa)'는 '각도'를 의미한다. 그러므로 이 아사나는 파르스바코나아사나의 역자세이다.

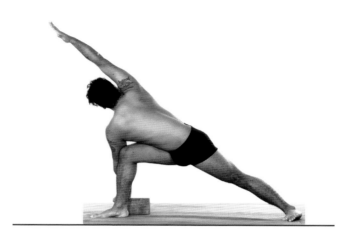

방 법

1 타다아사나로 선다.

2 숨을 깊이 들이마시며 껑충 뛰어 양발을 120~135cm 정도 옆으로 벌린다.

3 두 팔을 양옆으로 벌려서 어깨와 한 선을 이루게 하고 손바닥은 바닥을 향하게 한다.

4 왼발을 살짝 안으로 돌리고 오른발은 오른쪽으로 90도 돌린다. 두 다리는 곧게 펴고 무릎은 확고부동하게 조인다. 두 차례 정상 호흡을 한다.

5 숨을 내쉬며 오른쪽 무릎을 굽혀서 오른쪽 넓적다리는 바닥과 수평을, 오른쪽 정강이뼈는 수직을 이루게 한다. 한 차례 정상 호흡을 한다.

6 숨을 내쉬며 몸통을 돌려 왼쪽 위팔의 바깥쪽 면을 오른쪽 넓적다리 위에 내려놓는다. 정상 호흡을 한다.

7 숨을 내쉬며 왼쪽 복부를 돌려서 오른쪽 넓적다리 위로 가져가서 왼쪽 겨드랑이가 오른쪽 무릎과 더 가까워질 수 있게 한다.

8 왼팔을 곧게 펴고 왼 손바닥을 오른발 바깥쪽 바닥에 내려놓는다.

9 손바닥이 바닥에 닿지 않으면 오른발 바깥쪽 바닥에 목침을 두고 그 목침 위에 손을 내려놓는다.

10 숨을 내쉬며 왼 손바닥으로 바닥이나 목침을 누르면서 몸통을 더 오른쪽으로 비튼다.

11 오른손을 오른쪽 귀 위로 쭉 뻗고 시선은 곧게 뻗은 오른팔에 둔다.

12 왼쪽 다리는 확고하게 쭉 뻗은 상태를 유지한다.

파리브르타 파르스바코나아사나 (앞장에 이어서)

13 이 자세를 20~30초 간 지속하면서 정상 호흡을 한다.

14 숨을 들이마시며 왼 손바닥을 바닥이나 목침에서 떼고 몸통을 정면으로 돌리고 오른쪽 다리를 펴서 오른발을 안으로 돌린다.

15 같은 아사나를 왼편에서 반복한다.

효 과

• 척추와 골반, 무릎 근육의 유연성을 강화시킨다.

• 허리 통증과 좌골 신경통을 완화시킨다.

트레슬러를 이용한 파리브르타 파르스바코나아사나

처음에는 이 아사나에서 균형을 잃을까 하는 두려움이 있다. 그러므로 트레슬러의 도움을 받거나 창틀 가까이에서 이 아사나를 하는 법을 먼저 익힌다.

도 구 : 트레슬러와 목침 4개. 트레슬러 양다리 안쪽에 각각 목침 2개를 놓는다.

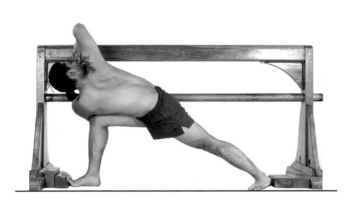

방 법

1 타다아나사로 선다.

2 양발을 120~135cm 정도 옆으로 벌린다. 양발의 바깥쪽 날 (가장자리)을 목침에 댄다. 키가 큰 사람은 목침을 하나 빼서 양발 사이의 거리를 늘린다.

3 오른발을 오른쪽으로 90도 돌리고 왼발도 살짝 안으로 돌린다.

4 오른발의 발가락을 들어올려서 목침 위에 내려놓는다.

5 숨을 내쉬며 오른쪽 무릎을 구부려서 오른쪽 정강이뼈와 오른쪽 넓적다리가 적절한 각도를 이루게 한다. 정상 호흡을 한다.

6 숨을 내쉬며 왼쪽 팔꿈치를 굽히고 트레슬러의 중간 가로대를 아래에서 감는다.

7 아래팔을 중간 가로대에 저항하듯 대고 누르면서 몸통을 오른쪽으로 비튼다.

8 오른쪽 넓적다리 위에 놓인 왼쪽 몸통은 긴장하지 않아야 한다.

9 사진에서처럼 오른팔을 구부려서 트레슬러의 두꺼운 위쪽 가로대에 오른 손바닥을 댄다.

10 숨을 강하게 내쉬며 몸통의 왼쪽 면은 트레슬러 가까이, 오른쪽 면은 트레슬러에서 멀리 한다. 이 자세를 가능한 한 오래 지속하면서 정상 호흡을 한다.

11 숨을 들이마시며 트레슬러에서 양팔을 떼고 몸통과 양발을 정면으로 돌린다.

12 같은 아사나를 왼편에서 반복한다.

효 과

• 특히 트레슬러의 도움을 받으면, 허리 통증과 좌골 신경통이 빨리 완화된다.

• 복부를 마사지하는 효과가 있고 복부 기관을 강화시킨다.

• 트레슬러 없이 수련할 때보다 훨씬 더 많이 복부를 비틀 수 있다.

파리브르타 아르다 찬드라아사나

파리브르타 아르다 찬드라아사나는 척추가 회전된 아르다 찬드라
아사나의 변형이다.

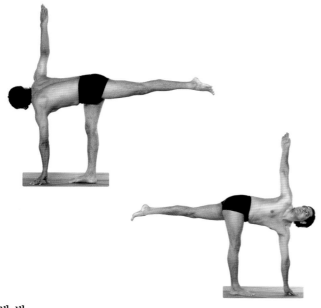

방 법

1 타다아사나로 선다.

2 숨을 깊이 들이마시며 껑충 뛰어 양발을 120~135cm 정도
옆으로 벌린다. 우선 오른쪽으로 파리브르타 트리코나아사나를
행한다. 이때 왼 손바닥은 오른발 바깥쪽 바닥에 위치한다.

3 숨을 내쉬며 오른쪽 무릎을 구부리고 왼 손바닥으로 오른발
앞 40~60cm 떨어진 지점을 짚는다. 두 세 차례 정상 호흡을
한다.

4 숨을 내쉬며 오른쪽 다리를 곧게 펴면서 왼쪽 다리를 들어올린다.
이때 왼쪽 다리는 엉덩이와 나란히 한 선을 이루거나 바닥과
수평을 이룬다.

5 두 무릎을 확고부동하게 조여서 두 다리를 곧게 뻗는다.

6 숨을 들이마시며 오른팔을 위로 뻗어 올려서 왼팔과 일직선을
이루게 한다.

7 머리를 돌려서 쭉 뻗은 오른팔을 바라본다.

8 이 자세를 20~30초 간 지속하면서 정상 호흡을 한다.

9 숨을 내쉬며 천천히 왼쪽 다리를 내려서 왼 발바닥을 바닥에
내려놓고 파리브르타 트리코나아사나로 돌아간다.

10 다시 타다아사나로 선다.

11 이번엔 오른쪽 다리를 들고 몸통을 왼쪽으로 비틀어서 위와
같은 아사나를 왼편에서 반복한다.

효 과

• 요통을 완화시킨다.

• 엉덩관절(고관절)의 뻐근함을 해소한다.

• 엉덩관절의 통증과 엉덩이근(둔근)의 딱딱함을 자주 호소하는
투수들과 축구 선수들에게 특히 유익하다. 이 아사나의 효과를
최대한으로 끌어올리려면 가능한 한 오래 지속한다.

균형 감각의 향상을 위해 스툴 2개를 이용하는 파리브르타
아르다 찬드라아사나

균형 잡기가 힘들면 사진에서와 같이 스툴 2개를 이용해서 머리와
다리를 받친다.

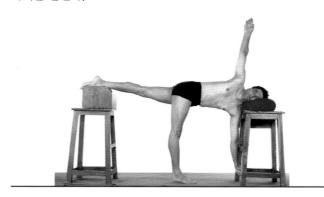

도 구 : 60~70cm 높이의 스툴 2개. 스툴 2개 사이에 130~140cm
정도 간격을 둔다. 머리를 받칠 스툴에는 베개를, 다리를 받칠
스툴에는 나무 박스를 하나 올려놓는다.

방 법

1 스툴 2개 사이에서 타다아나사로 선다. 베개를 올려놓은 스툴을
향한다.

2 숨을 내쉬며 몸통을 앞으로 기울여서 왼손으로 스툴의 아래
부분을 잡는다.

3 오른쪽 다리는 곧게 유지한다.

4 몸통을 오른쪽으로 돌리고 머리의 왼쪽 면을 베개 위에
내려놓는다.

5 머리와 가슴 양옆은 바닥과 수평을 이루게 한다.

6 왼쪽 다리를 구부려서 들어올린 다음, 왼쪽 발허리뼈(중족골)
를 스툴 위에 올려놓는다.

7 오른쪽 다리는 바닥과 직각을, 왼쪽 다리는 수평을 이루게
한다. 몇 차례 정상 호흡을 한다.

파리브르타 아르다 찬드라아사나
(앞장에 이어서)

8 숨을 내쉬며 머리 옆면과 왼발로 각각의 스툴을 누르면서
척추를 오른쪽으로 더 비튼다.

9 오른팔을 머리 위로 쭉 뻗어서 왼팔과 나란히 한 선에 둔다.

10 이 자세를 가능한 한 오래 지속하면서 정상 호흡을 한다.

11 숨을 내쉬며 무릎을 구부리면서 오른팔과 왼쪽 다리를 내린다.

12 숨을 들이마시며 상체를 일으켜 세운다.

13 오른쪽 다리를 들어올려서 위와 같은 아사나를 왼편에서
반복한다.

효 과

• 허리와 골반의 극심한 통증을 해소시킨다.

• 도구 사용은 상체의 회전을 크게 향상시키는 데 도움이 된다.

프라사리타 파도타나아사나

'프라사리타(prasarita)'는 '벌리다', '확장하다'를 뜻하고, '파다
(pada)'는 '발', '우타나(uttana)'는 '강한 뻗음'을 의미한다.
여기서는 양발을 많이 벌리고 양다리를 강하게 뻗는다.

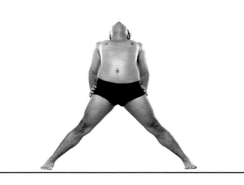

방 법

1 타다아사나로 선다.

2 손은 허리에 얹는다.

3 숨을 깊이 들이마시며 껑충 뛰어 양발을 120~135cm 정도
옆으로 벌린다.

4 팔꿈치를 뒤로 보내고 다리는 곧게 펴서 무릎을 확고부동하게
조인다. 발가락이 앞을 향하게 하고 정상 호흡을 한다.

5 숨을 들이마시며 척추의 앞면을 위로 들어올리고 머리를 젖혀서
위쪽을 바라본다.

6 이 자세를 30~45초 간 지속하면서 깊게 호흡을 한다.

프라사리타 파도타나아사나의 앞부분에 해당하는 이 자세는 목
근육의 긴장을 해소하고 빨리 활력을 되찾아 주므로 경기장에서도
행할 수 있다.

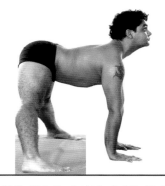

7 숨을 내쉬며 몸을 앞으로 숙이고 다리를 곧게 유지하면서 양
손바닥을 바닥에 내려놓는다. 이때 손바닥과 어깨는 한 선을
이룬다.

8 숨을 들이마시며 머리를 들면서 등골이 오목한 상태를 유지한다.

9 손바닥과 발을 바닥 쪽으로 지그시 누르면서 등골을 더
오목하게 한다.

10 이 자세를 지속하면서 깊게 호흡을 한다.

11 숨을 내쉬며 팔꿈치를 구부린다.

12 양 손바닥이 발과 나란히 한 선을 이루게 한다. 손바닥으로 바닥을 누르면서 어깨를 끌어올린다.

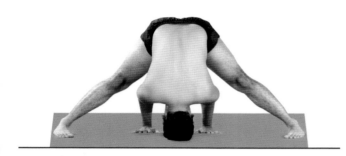

13 머리 정수리를 양 손바닥 사이의 바닥에 내려놓는다.

14 체중을 머리가 아닌 팔과 다리에 싣는다.

15 이 자세를 1~2분 간 지속하면서 깊게 호흡을 한다.

16 숨을 들이마시며 머리를 들어 위쪽을 바라보고 팔을 쭉 펴서 등골을 오목하게 한다.

17 숨을 내쉬며 양 손바닥과 머리, 몸통을 들어올린다. 양발을 붙여서 타다아사나로 선다.

효 과

• 뇌를 식히고 눈의 피로를 푼다.

• 뒤넙다리근(햄스트링)을 늘이고 강화시킨다.

• 등골을 오목하게 하면 목뼈와 등뼈의 긴장이 완화된다.

• 피로와 탈진에서 빨리 회복하는 데 도움을 준다.

• 신장을 자극시키고 독소를 배출한다.

• 근육 경련을 막고 머리를 시원하게 하려면 경기장에서 자주 행해야 한다.

허리 통증이 있는 경우 복부를 스툴에 받치는 프라사리타 파도타나아사나

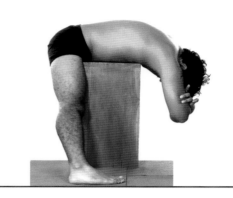

방 법

1 높이가 60~70cm 되는 박스나 스툴을 앞에 놓는다.

2 양발을 60~70cm 정도 서로 평행하게 벌리고 엉덩이와 나란히 한 선을 이루게 둔다. 다리는 스툴과 가까이 있는 상태를 유지한다.

3 숨을 내쉬며 스툴의 양옆을 손으로 잡고 상체를 앞으로 기울여서 복부를 스툴 위에 내려놓는다. 복부가 편하지 않다면 스툴 위에 담요를 한 두 개 깐다.

4 팔을 머리 위에 두고 행할 수도 있다. 이 경우엔 팔꿈치를 굽힌다. 오른 손바닥으로 왼쪽 위팔의 아래 부분을, 왼쪽 손바닥으로 오른쪽 위팔의 아래 부분을 잡는다.

5 목은 편안하고 힘을 주지 않는 상태를 유지하고 머리는 아래로 떨군다.

6 이 자세를 가능한 한 오래 지속하면서 정상 호흡을 한다.

7 숨을 들이마시며 양팔을 풀고 머리와 몸통을 들어올리면서 손바닥은 스툴에 내려놓고 발을 가까이 붙여서 똑바로 선다.

효 과

• 허리의 통증을 해소시킨다.

• 뇌를 쉬게 한다.

• 몸을 시원하게 한다. 메스꺼움이나 구토처럼, 장시간 햇볕에 노출되었을 때 발생하는 열기 관련 증상을 예방한다.

우타나아사나

'우트(ut)'는 '강렬한', '탄(tan)'은 '뻗다'는 의미이다. 이 아사나에서는 몸통과 다리를 강하게 뻗는다.

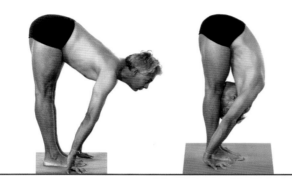

방 법

1 타다아사나로 선다.

2 숨을 내쉬며 몸을 앞으로 기울이고 손가락을 발 옆의 바닥에 둔다.

3 다리를 곧게 펴고 무릎은 확고부동하게 유지한다. 정상 호흡을 한다.

4 숨을 내쉬며 엉덩이를 살짝 앞으로 가져가서 발과 일직선을 이루게 한다.

5 숨을 들이마시며 척추의 앞쪽을 쭉 뻗어 등을 오목하게 하고 머리를 들어올린다.

6 이 자세를 지속하면서 한 두 차례 정상 호흡을 한다.

7 숨을 내쉬며 손바닥을 발 가까이 가져간다. 손바닥은 발꿈치와 한 선을 이루는 지점에 두고 몸통을 다리 쪽으로 가져간다.

8 손바닥으로 바닥을 누르면서 이마를 무릎에 댄다.

9 이 자세를 30~40초 간 지속하면서 깊고 고르게 호흡을 한다.

10 숨을 들이마시며 손바닥은 그대로 바닥에 둔 채, 몸통과 머리만 움직여서 5번 자세를 행한다.

11 한 두 차례 정상 호흡을 한 후, 손을 바닥에서 들어올리고 숨을 깊게 들이마시며 다시 타다아사나로 선다.

효 과

• 뒤넙다리근을 늘여서 수련자의 유연성과 민첩성을 향상시킨다.

• 뒤넙다리근의 탄력을 키워서 뒤넙다리근의 극심한 당김이나 찢어지는 위험을 줄인다.

• 수리야 나마스카라 사이클의 일부로 우르드바 무카 스바나아사나, 아도 무카 스바나아사나와 연결해서 빨리 행하면 몸을 빨리 덥히고 무기력한 마음을 자극시킨다.

• 뇌를 식힌다.

• 햇볕 과다 노출에서 비롯된 증상의 완화를 돕는다.

우타나아사나의 변형 자세들

다양한 예방 및 치료 효과를 지닌 이 아사나의 변형 자세들은 여러 가지가 있다. 여기서는 그 중 몇 가지만 소개하겠다. 처음에는 각 자세를 1~2분 간 지속하면서 정상 호흡을 하고, 점차 지속 시간을 늘려서 4~5분 혹은 가능한 한 오래 유지한다.

발가락을 드는 우타나아사나

운동선수들은 뒤넙다리근의 극심한 당김이나 찢어짐에 취약하다. 이는 뒤넙다리근이 잘 발달하지 못한 탓이다.

발가락 밑에 목침을 놓고 우타나아사나를 행한다. 그러면 뒤넙다리근이 늘어나고 강화된다.

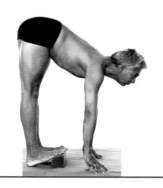

방 법

1 양발 사이에 15cm 정도 간격을 두고 발가락의 뿌리가 되는 부분을 들어서 약 4cm 높이의 목침 위에 내려놓는다.

2 발꿈치는 바닥을 향해 누른다.

3 손가락 끝으로 발 앞의 바닥을 짚는다. 양팔은 바닥과 수직을 이룬다.

4 발꿈치와 골반이 나란할 수 있도록 엉덩이를 살짝 앞으로 가져가서 양발과 일직선을 이루게 한다. 정상 호흡을 한다.

5 숨을 들이마시며 몸통과 목을 길게 늘이고 머리를 들어올린다.

등골을 오목하게 한 우타나아사나

몸이 굳어서 무릎을 굽히지 않는 한 손이 바닥에 닿지 않을 때에는 10cm 혹은 본인의 필요에 따라 더 높은 박스에 손바닥을 올리고 우타나아사나를 행한다.

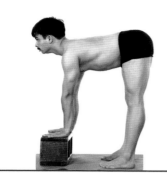

방 법

1 발 앞 30~50cm 떨어진 지점에 박스를 놓는다.

2 양 손바닥을 박스 위에 올려놓고 어깨와 한 선을 이루게 한다.

3 골반과 발꿈치가 나란하도록 정렬한다.

4 양 손바닥으로 박스를 누르면서 몸통을 앞으로 뻗고 가능한 한 높이 머리를 들고 등골을 오목하게 유지한다.

효 과

• 척추를 신장시키고 등 근육의 유연성을 높인다.

• 목 근육의 긴장을 해소한다.

복부를 스툴 위에 내려놓는 우타나아사나

허리 통증이나 정신적 피로에 시달린다면 우타나아사나의 고전적 자세를 행하기가 어렵다. 그럴 때에는 복부를 스툴 위에 내려놓고 행하면 된다.

도 구 : 90~110cm 높이의 스툴, 발포 블록 1~2개 혹은 담요 1~2 장. 스툴의 윗면은 수련자의 넓적다리가 시작되는 지점과 같은 높이여야 한다. 만약 스툴이 이보다 낮다면 발포 블록이나 접은 담요를 몸에 가까운 쪽 가장자리에 올려놓는다.

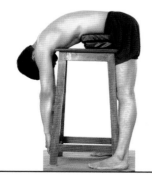

방 법

1 스툴 뒤에 똑바로 선다.

2 양발을 벌려서 스툴 다리의 바깥쪽에 발의 안쪽 날이 놓이게 하고 발가락은 앞을 향하게 둔다.

3 숨을 내쉬며 척추의 앞면을 늘이고 상체를 기울여서 스툴 위의 발포 블록에 복부를 내려놓는다. 복부가 편하지 않으면 추가로 블록이나 담요를 얹어서 스툴의 높이를 높인다.

4 팔꿈치를 펴고 팔을 아래로 쭉 뻗어서 스툴의 앞쪽 다리나 아래쪽 가로대를 잡는다.

5 머리는 편안하게 떨구고 목에서 힘을 뺀다.

6 이 자세를 가능한 한 오래 지속하면서 정상 호흡을 한다.

효 과

• 허리의 극심한 통증을 완화시킨다.

복부와 팔을 스툴에 받쳐서 늘이는 우타나아사나

허리의 통증은 종종 등 근육이 짧아져서, 그리고 유연성을 잃어서 유발된다. 이 변형 자세는 복부를 받쳐서 긴장 없이 허리를 늘인다.

도 구 : 90~110cm 높이의 스툴 2개. 스툴 2개 사이에 45cm 정도 간격을 둔다. 앞에서 설명한 것과 같이, 스툴 윗면은 수련자의 넓적다리가 시작되는 지점과 높이가 같아야 한다. 키가 큰 사람은 발포 블록이나 담요를 써서 스툴의 키를 높인다.

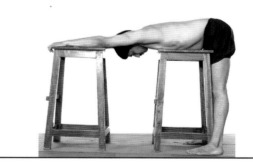

방 법

1 스툴 두 개 앞에 똑바로 선다.

2 양발을 벌려서 몸에 가까운 스툴의 다리 바깥쪽 면에 각각 놓이게 하고 발가락은 앞을 향하게 한다.

3 숨을 내쉬며 몸을 앞으로 기울여서 몸에서 먼 스툴의 좌우 측면을 잡는다. 한 차례 정상 호흡을 한다.

우타나아사나 (앞장에 이어서)

4 숨을 내쉬며 척추를 뻗으면서 아래 복부를 몸에 가까운 스툴에 내려놓는다. 몇 차례 정상 호흡을 한다.

5 양팔을 쭉 펴고 몸에서 멀리 떨어진 스툴의 뒤쪽 가장자리를 잡는다. 머리는 두 개의 스툴 사이에서 몸통과 나란히 한 선을 이룬다.

6 이 자세를 가능한 한 오래 지속하면서 정상 호흡한다.

효 과

• 허리를 늘이고 이완시켜서 극심한 통증의 해소를 돕는다.

탁자를 이용한 우타나아사나

스툴이 없으면 탁자를 이용해서 이 아사나를 행할 수 있다.

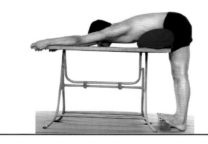

방 법

1 탁자 뒤에 선다.

2 양발을 서로 30cm 정도 띄우고 발가락은 앞을 향하게 한다.

3 몸에 가까운 쪽의 탁자 가장자리에 베개나 담요를 놓아서 상체를 기울이면 복부가 그 위에 닿을 수 있도록 한다.

4 골반과 양발은 나란히 한 선에 오게 한다.

5 숨을 내쉬며 몸통과 복부를 앞으로 뻗으면서 아래 복부를 베개 위에 내려놓는다. 한 차례 정상 호흡을 한다.

6 양팔을 앞으로 쭉 뻗어서 탁자의 좌우 측면을 잡는다.

7 척추와 가슴 양옆을 늘이고 턱을 탁자 위에 댄다.

8 이 자세를 가능한 한 오래 지속하면서 정상 호흡을 한다.

9 뒤넙다리근이 늘어날 수 있게 발바닥을 들어올려서 목침 위에 내려놓는다.

효 과

• 허리 통증을 완화시킨다.

• 목의 긴장을 해소한다.

• 뒤넙다리근을 신장시킨다.

• 복부의 불편함을 없애고 심장 근육을 쉬게 한다.

턱을 스툴에 받치는 우타나아사나

이 변형 자세는 목의 통증에 시달리는 사람들에게 좋다.

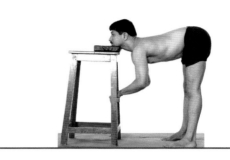

방 법

1 스툴에서 60cm 정도 떨어진 지점에 선다.

2 양발 사이에 30cm 정도 간격을 두고 발가락은 앞을 향하게 한다.

3 숨을 내쉬며 몸을 앞으로 굽혀서 몸통이 다리와 직각이 되게 한다.

4 척추의 앞면을 뻗고 머리를 들어올려서 턱을 스툴의 윗면에 대고 등골은 오목하게 유지한다.

5 턱과 엉덩이는 한 선을 이루도록 한다. 만약 스툴이 낮으면 발포 블록이나 담요를 스툴에 올린다.

6 몇 차례 정상 호흡을 한다.

7 스툴의 다리를 잡고 척추를 바닥 쪽으로 끌어내리면서 턱은 스툴을 지그시 누르면서 늘인다.

8 이 자세를 1~2분 간 지속하면서 정상 호흡을 한다.

9 숨을 들이마시며 머리를 들어올리고 똑바로 선다.

효 과

• 목과 목뼈를 이완시킨다.

• 목의 통증을 해소한다.

• 흉추 주변을 강화시킨다.

• 가슴을 열고 폐활량을 개선시킨다.

양팔을 스툴로 받치는 우타나아사나

목의 통증과 함께 유발되는 어깨 관절의 뻣뻣함은 운동선수들에게는 흔한 증상이다. 이 변형 자세는 어깨와 목의 움직임을 부드럽게 한다.

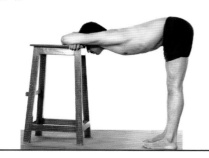

방 법

1 높이가 90~110cm 되는 스툴에서 60~80cm 떨어진 지점에 선다.

2 양발을 30cm 가량 띄우고 발가락은 앞을 향하게 한다.

3 숨을 들이마시며 양팔을 머리 위로 들어올린다. 양 팔꿈치를 구부린다. 왼 팔꿈치를 오른 손바닥으로, 오른 팔꿈치는 왼 손바닥으로 잡는다. 한 두 차례 정상 호흡을 한다.

4 숨을 내쉬며 몸을 앞으로 숙이고 이마와 양 아래팔을 스툴에 내려놓는다.

5 가슴과 바닥은 수평을, 두 다리와 바닥은 수직을 이루게 한다.

6 이 자세를 가능한 한 오래 지속하면서 정상 호흡을 한다.

효 과

• 목 근육의 긴장을 해소한다.

• 어깨 관절의 움직임을 자유롭게 한다.

• 뇌를 식히고 눈을 쉬게 한다.

머리를 스툴로 받치고 등 뒤에서 어깨를 회전하는 우타나아사나

선수들은 자주 어깨 관절의 부상이나 탈구를 호소하고 종종 외과 수술을 받게 된다. 이 변형 동작은 어깨의 움직임을 개선시키고 이런 부상의 회복을 돕는다.

도 구 : 60cm 높이의 스툴, 직경 2.5cm 되는 나무 혹은 쇠로 된 막대

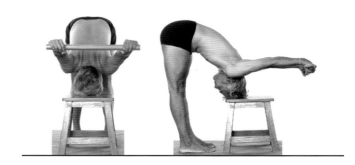

방 법

1 스툴을 보고 선다. 양발을 30cm 정도 띄운다.

2 막대를 등 뒤에서 잡는다. 손에 힘을 주어서 막대를 꼭 쥐고 손가락이 뒤를 향하게 한다.

3 어깨와 팔은 곧고 단단히 유지한다.

4 숨을 내쉬며 팔을 쭉 뻗고 척추를 늘이고, 몸통을 앞으로 숙이면서 사진에서처럼 막대를 쥔 양팔을 가져온다.

5 이마를 스툴의 가장자리에 댄 다음, 양손을 더 아래로, 등에서 더 멀리 가져오고 팔꿈치와 팔은 강하게 쭉 편다.

6 이 자세를 20~30초 간 지속하면서 정상적으로 호흡을 한다.

7 숨을 내쉬며 등에서 막대를 치우고 스툴에서 머리를 들어올리고 똑바로 선다.

8 이 아사나를 두 세 차례 반복한다.

우타나아사나 (앞장에 이어서)

손깍지를 낀 우타나아사나

어깨가 조금 유연해지면 등 뒤에서 손깍지를 끼고 팔을 뻗는 변형 자세를 행한다.

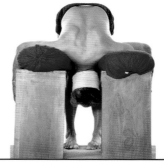

효 과

- 어깨뼈(견갑골)와 어깨 관절의 뻣뻣함을 해소하고 움직임을 부드럽게 한다.

머리를 의자로 받친 우타나아사나

이 변형 자세에서처럼 머리의 정수리를 스툴이나 의자 위에 올려놓으면 뇌는 시원하고 고요해진다.

도 구 : 60cm 높이의 의자

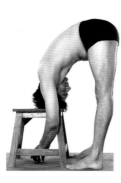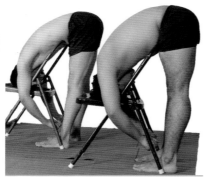

방 법

1 의자나 스툴 뒤에 서서 양발을 의자나 스툴의 다리 가까이에 둔다.

2 양발을 30cm 가량 띄운다. 만약 의자 뒤에 서 있다면 넓적다리가 시작되는 지점이 의자 등받이와 한 선에 있을 수 있도록 양발을 벌린다. 키가 큰 사람은 다리를 더 벌린다.

3 숨을 내쉬며 몸을 앞으로 굽히고 머리의 정수리를 의자 엉덩받이에 내려둔다.

4 손으로 의자 다리를 잡는다.

5 이 자세를 가능한 한 오래 지속하면서 정상 호흡을 한다.

6 숨을 들이마시며 머리와 몸통을 들어올린다.

효 과

- 뇌를 빨리 시원하게 한다.

- 몇 분 내로 마음의 활기를 되찾아 준다. 3~5분 간의 휴식 시간을 활용해서 충분히 행할 수 있다.

- 경기장에서 장시간 보낸 후 육체 피로의 회복을 돕는다.

어깨를 스툴 두 개로 받치는 우타나아사나

도 구 : 60cm 높이의 스툴 2개를 서로 30cm 가량 띄운다. 각각의 스툴 위에 베개를 하나씩 올려놓는다. 머리 둘레에 크레이프 붕대를 감는다.

방 법

1 스툴 2개를 보고 선다.

2 양발을 15cm 간격으로 벌리고 양 새끼발가락이 스툴의 안쪽 다리와 한 선을 이루게 한다.

3 숨을 내쉬며 몸을 앞으로 숙이고 어깨와 위팔을 스툴에 놓인 베개 위에 내려놓는다. 만약 어깨가 불편하다면 담요를 한 두 개 얹는다.

4 양 팔꿈치를 구부려서 아래팔이 바닥과 수직을 이루게 한다.

5 두 다리는 곧고, 무릎은 확고부동하게 유지한다.

6 목의 힘을 빼고 머리를 떨구어 정수리가 바닥을 향하게 한다.

7 이 자세를 최소한 5분 간 혹은 가능한 한 오래 지속하면서 정상 호흡을 한다.

8 숨을 들이마시며 머리와 몸통을 들어올리고 타다아사나로 선다.

효 과

- 뇌를 시원하게 한다.

- 눈을 편안하게 한다.

- 피로를 없앤다. 뇌의 피로 회복을 위해 선수들은 하루 일과를 마치고 몇 분 간 이 아사나를 행할 수 있다. 완전한 이완으로 스트레스가 확실히 풀릴 것이다.

아도 무카 스바나아사나

'아도(adho)'는 '아래로', '무카(mukha)'는 '얼굴', '스바나(śvāna)'는 '개'를 뜻한다. 이 아사나는 등을 아래로 뻗는 개의 모습을 닮았다.

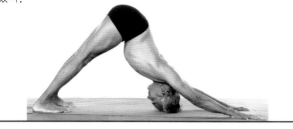

방법

1 얼굴을 아래로 향한 채 바닥에 엎드린다.

2 양발은 30cm 정도 벌린다.

3 양 손바닥을 가슴 옆에 두고 손가락을 앞을 향하게 한다.

4 숨을 들이마시며 손바닥과 발가락으로 바닥을 누르면서 몸통을 들어올린다. 한 차례 정상 호흡을 한다.

5 숨을 내쉬며 엉덩이를 들어올리면서 그와 동시에 몸통과 머리를 다리 쪽으로 가져간다.

6 발꿈치를 바닥에 내려놓는다. 양 다리를 곧게 펴고 무릎은 확고부동하게 조이며 발가락은 머리를 향하게 한다.

7 손바닥을 누르고 어깨를 들어올리며 팔을 쭉 뻗는다.

8 숨을 내쉬며 머리와 몸통을 더 안쪽으로 가져가서 머리의 정수리를 바닥에 댄다.

9 이 자세를 가능한 한 오래 지속하면서 정상 호흡을 한다.

10 숨을 내쉬며 머리를 바닥에서 떼고 몸통을 앞으로 뻗고 몸을 바닥으로 낮춘다.

우타나아사나에서 아도 무카 스바나아사나

방법

1 우타나아사나를 행한다.

2 손바닥을 발 앞 바닥에 내려놓는다.

3 손가락을 펼치고 손바닥으로 바닥을 고르게 누른다.

4 숨을 내쉬며 한 번에 한 발씩 90~120cm 뒤로 가져간다. 몇 차례 정상 호흡을 한다.

5 발꿈치로 바닥을 누르고 다리를 쭉 뻗고 무릎은 확고부동하게 조인다.

6 손바닥을 아래로 누르고 어깨는 들어올려서 양팔을 쭉 편다.

7 숨을 내쉬며 머리와 몸통을 더 안으로 가져가서 머리의 정수리를 바닥에 댄다.

8 이 자세를 가능한 한 오래 지속하면서 정상 호흡을 한다.

효과

• 다리 근육을 신장시켜서 선수들의 움직임이 빠르고 가벼워지도록 돕는다.

• 다리를 이완시킨다.

• 어깨뼈의 뻣뻣함을 해소하고 어깨의 움직임을 향상시킨다. 일반적으로 경기 중 모든 움직임이 어깨뼈를 뻐근하게 하므로, 이 아사나는 모든 운동선수들에게 매우 유익하다.

• 어깨세모근(삼각근)을 들어올리고 고정시켜서 위팔의 긴장을 완화시킨다.

• 회전근개가 잘 회전되어서 팔의 움직임이 더 효율적이게 된다. 더불어 넓은등근(광배근)의 압박을 해소한다.

• 허리의 긴장을 풀어준다.

• 복부 근육을 강화시킨다.

• 활력을 되찾아 주고 피로 회복을 돕는다.

• 가슴을 넓히고 폐활량을 개선시키며 인내력을 키워준다.

• 뇌세포를 활성화시키고 정신적인 무기력함을 없앤다.

• 경기 전 꼭 필요한 정신적인 침착함을 가져다 준다.

• 뇌와 눈을 시원하게 하며, 경기장에서도 행할 수 있다.

주 의 : 만약 머리가 바닥에 닿지 않으면 머리를 편히 떨구면 된다. 머리를 닿게 하려고 다리를 구부려서는 안 된다.

머리를 받치는 아도 무카 스바나아사나

몸이 굳어서 머리가 바닥에 닿지 않으면 머리 밑에 목침이나 접은 담요, 베개를 둔다. 척추 근육이 신장되면서 유연성이 향상되면 도구의 높이를 낮춘다.

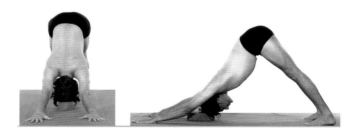

아도 무카 스바나아사나 (앞장에 이어서)

- 뇌를 시원하게 하고 눈을 쉬게 한다.

- 피로와 탈진에서 회복하도록 돕는다.

- 에너지를 되찾으려면 아도 무카 스바나아사나를 최소한 3~5분 간 지속해야 한다. 그러나 팔이나 다리가 피곤하면 이만큼 지속하기가 어렵다. 그런 경우, 로프를 활용해서 이 아사나를 행할 수 있다.

손바닥의 위치를 달리하는 아도 무카 스바나아사나

팔과 팔꿈치, 손목을 강화시기 위해서 아도 무카 스바나아사나에서는 손바닥의 위치가 달라질 수 있다.

손바닥 전체를 벽에 대는 아도 무카 스바나아사나

로프를 이용한 아도 무카 스바나아사나

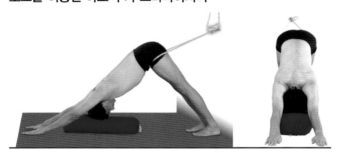

방 법

1 벽의 중간 고리에 묶인 로프 안으로 발을 집어 넣는다.

2 똑바로 서서 앞으로 걸어간다. 그리고 로프를 넓적다리가 시작되는 지점에 걸친다.

3 양발을 15~20cm 가량 띄우고 발가락은 앞을 향하게 한다.

4 숨을 내쉬며 로프는 넓적다리가 시작되는 지점에 계속 걸쳐져 있는 상태를 유지하면서 몸과 머리를 앞으로 숙이고 무릎을 살짝 구부린다.

5 양 손바닥을 바닥에 내려놓으면서 동시에 양발을 벽 쪽으로 가져간다.

6 양팔을 앞으로 쭉 뻗고 서로 30~45cm 벌린 상태에서 아도 무카 스바나아사나를 행한다.

7 양팔 사이에 베개를 세로로 길게 놓고 그 위에 머리를 내려놓는다.

8 이 자세를 최소한 5분 간 지속하면서 정상 호흡을 한다.

9 숨을 내쉬며 한 번에 한 발씩 앞으로 가져오고 손바닥을 발 옆 가까이 가져간 다음, 똑바로 선다.

효 과

- 근섬유를 부드럽게 신장시켜서 근육의 피로를 없앤다.

- 로프가 넓적다리를 지지해서 팔과 다리가 전혀 긴장되지 않는다.

- 마음을 가라앉혀서 평정의 상태에 들게 한다.

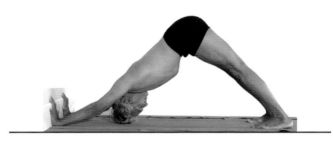

방 법

1 바닥에 무릎을 대고 앉아서 손가락이 위를 향하게 하여 손바닥 전체를 벽에 댄다. 이때 손목의 아래 부분은 바닥에 위치한다.

2 손바닥으로 벽을 강하게 누르고 어깨를 들어올리고 팔을 쭉 뻗는다.

3 숨을 내쉬며 천천히 무릎을 바닥에서 들어올리고 다리를 쭉 뻗어 무릎을 확고부동하게 조인다.

4 이 자세를 가능한 한 오래 지속하면서 깊게 호흡을 한다.

효 과

- 손목 힘줄을 신장 및 강화시켜서 부상에 덜 취약하게 한다.

- 어깨뼈를 안정시키고 아래팔과 손목을 강화한다.

손목을 벽에 대는 아도 무카 스바나아사나

이 변형 자세에서는 손가락이 발을 향하게 하여 손바닥을 놓는다. 손목에 가까운 손바닥의 불룩한 부분을 비스듬한 널빤지(slanting plank) 위에 놓아서 손목이 손가락보다 높은 위치에 있게 한다.

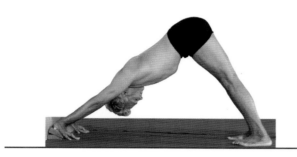

방 법

1 두꺼운 쪽이 벽에 닿도록 해서 비스듬한 널빤지(slanting plank) 2개를 포개어 바닥에 놓는다.

2 바닥에 무릎을 대고 앉아서 손가락이 발을 향하게 하여 손바닥을 비스듬한 널빤지 위에 얹는다.

3 무릎을 바닥에서 들어올리면서 다리를 쭉 뻗고 무릎을 확고 부동하게 조인다.

4 머리와 몸통은 다리를 향해 안으로 가져온다.

5 이 자세를 가능한 한 오래 지속하면서 깊게 호흡을 한다.

효 과

• 팔꿈치 관절을 늘이고 강화시킨다. 세게 날아오는 공을 장시간 받아 치는 행위는 팔꿈치 관절에 충격을 가해서 팔꿈치 주변의 힘줄에 염증을 일으킬 수 있다. 이 아사나의 수련은 이 염증을 가라앉힌다.

• 뻣뻣함을 완화시키고 팔꿈치를 튼튼하게 한다.

바시스타아사나

이 아사나의 명칭은 여러 베다(Veda) 찬가를 짓고 그의 위엄과 권위로 잘 알려진 현인 바시스타(Vasiṣṭha)의 이름을 따라 붙여졌다.

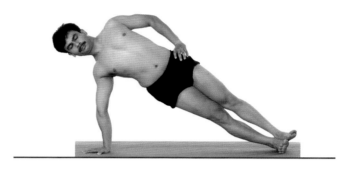

방 법

1 타다아사나로 선다. 몸을 앞으로 숙여서 손바닥을 바닥에 내려놓고 아도 무카 스바나아사나를 행한다.

2 숨을 내쉬며 왼 손바닥을 바닥에서 떼어 허리에 얹고 몸 전체를 오른쪽으로 돌린다.

3 왼발을 오른발 위에 얹어 포개고 오른발 바깥쪽 날(가장자리)을 바닥으로 강하게 누른다.

4 오른손과 오른발 바깥쪽 날로 몇 초 간 몸의 균형을 잡는다. 정상 호흡을 한다.

5 숨을 내쉬며 왼 손바닥을 바닥에 내려놓고 아도 무카 스바나아사나로 되돌아간다.

6 같은 아사나를 왼편에서 반복한다.

효 과

• 팔에 힘과 에너지를 준다.

• 넓은등근(광배근)을 발달시키고 위팔세갈래근(상완삼두근)을 신장시킨다. 이 근육들을 발달시킴으로써 어깨 부상의 위험을 최소화한다.

• 빠르게 몸을 덥혀서 추운 기후에 적응하도록 돕는다.

비스바미트라아사나

이 아사나는 현인 비스바미트라(Viśvamitra)에게 바쳐진 것이다. 본래 그는 왕으로, 현인의 힘이 왕의 힘보다 더 위대하다는 것을 깨닫고 극심한 고행과 금욕 생활을 통해 현인의 지위와 자질을 얻었다.

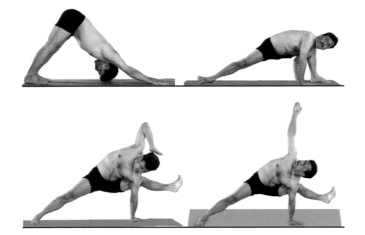

방 법

1 타다아사나로 서서 아도 무카 스바나아사나를 행한다.

2 머리를 들어올린다. 숨을 내쉬며 왼쪽 다리를 왼쪽 위팔 위로 가져온다. 왼쪽 넓적다리의 뒷면을 왼쪽 위팔 뒷면에 확고하게 고정시킨다.

3 숨을 내쉬며 오른발을 오른쪽으로 돌리고 바닥을 향해 강하게 누른다. 그런 다음, 오른쪽 넓적다리 근육과 오른쪽 무릎을 오른쪽으로 돌려 낸다. 한 두 차례 호흡한다.

4 몸통을 오른쪽으로 돌린다. 숨을 내쉬며 동시에 오른 손바닥을 바닥에서 들어올린다.

5 오른팔을 오른쪽 넓적다리 옆에 얹는다.

6 이 자세로 균형을 잡고 정상적으로 호흡을 한다.

7 왼쪽 다리를 바닥에서 떼어 들어올리고 앞쪽으로 가져와서 왼쪽 넓적다리 뒷면이 왼쪽 위팔 뒷면에 올려진 상태를 유지한다. 몇 차례 호흡을 한다.

8 숨을 내쉬며 오른팔을 들어올린다. 이때 오른팔을 어깨에서부터 쭉 뻗어 내어 왼쪽 어깨와 일직선을 이루게 한다. 머리를 돌려서 쭉 뻗은 오른팔을 바라본다.

9 이 자세로 균형을 잡고 가능한 한 오래 지속하면서 정상 호흡을 한다.

10 숨을 들이마시며 오른손과 왼쪽 다리를 바닥으로 내린다. 아도 무카 스바나아사나로 되돌아간다.

11 같은 아사나를 오른편에서 반복한다.

비스바미트라아사나를 행하는 또 다른 방법

1 타다아사나로 선다. 양발을 서로 60~80cm 정도 벌린다.

2 몸을 앞으로 숙이고 무릎을 구부린다.

3 왼쪽 위팔을 왼쪽 다리 안쪽에 가져다 댄다. 왼쪽 무릎의 뒷면을 가능한 한 왼쪽 어깨에 가깝도록 왼쪽 위팔에 얹는다. 왼쪽 다리를 왼쪽 위팔에 고정시킨다.

4 오른 손바닥을 왼 손바닥과 한 선을 이루게 하면서 15cm 가량 떨어진 지점에 내려놓는다.

5 오른발을 뒤로 가져가면서 몸통에서부터 쭉 뻗고 오른쪽 다리도 곧게 편다.

6 오른쪽 다리의 넓적다리 근육과 무릎을 오른쪽으로 돌린다.

7 오른 손바닥을 바닥에서 들어올린다. 오른쪽 어깨를 뒤로 돌려내고 몸통을 오른쪽으로 회전시킨다. 오른쪽 넓적다리에 얹은 오른팔을 쭉 뻗는다. 몇 차례 호흡을 한다.

8 숨을 내쉬며 왼쪽 어깨뼈를 더 깊이 밀어넣고, 왼발을 바닥에서 들어올려 발꿈치를 멀리 가져가면서 왼쪽 다리를 쭉 편다.

9 왼팔은 바닥과 수직을 이루게 한다. 오른팔을 곧게 펴서 왼팔과 일직선을 이루게 한다.

10 머리를 들어 쭉 뻗은 오른 손바닥을 바라본다.

11 이 자세로 균형을 잡고 가능한 한 오래 지속하면서 정상 호흡을 한다.

12 숨을 들이마시며 왼발과 오른팔을 바닥으로 내리고 왼쪽 다리를 푼다.

13 같은 아사나를 오른편에서 반복한다.

효 과

• 양팔과 복부 기관, 넓적다리 근육을 강화시킨다.

• 팔에 힘을 준다.

• 서혜부를 열고 엉덩관절의 움직임을 자유롭게 해서 선수의 스피드를 향상시킨다.

• 몸의 열을 발생시켜서 체온 유지를 돕는다.

우티타 에카 파다 아쿤차아사나

'아쿤찬(Akunchan)'은 '수축', '곡선을 이루는', '휨', '끌어당김'을 뜻한다. 이 아사나에서 한쪽 다리는 곧게 펴고 다른 쪽 다리는 구부려서 무릎을 접고 발은 스툴에 얹는다.

도 구 : 60~80cm 높이의 스툴 1개와 단단하게 만 얇은 천으로 된 수건

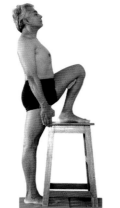

방 법

1 스툴 앞에 타다아사나로 선다.

2 숨을 내쉬며 왼쪽 무릎을 구부린다. 왼발을 스툴 위에 얹고 무릎이 엉덩이보다 높이 위치하도록 한다.

3 키가 큰 사람은 스툴 위에 목침을 얹거나 담요를 몇 장 깔아서 스툴의 높이를 높인 다음, 그 위에 발을 얹는다.

4 구부린 왼쪽 다리의 무릎 뒤쪽에 접은 수건을 깊이 끼워 넣는다.

5 스툴 위에 얹은 왼발을 좌우 넓적다리의 뒷면 가까이 가져온다. 한 차례 호흡을 한다.

6 숨을 내쉬며 양팔을 몸 옆에서 쭉 뻗어내린다.

7 이 자세를 가능한 한 오래 지속하면서 정상 호흡을 한다.

8 발을 바닥으로 내리고 오른쪽 다리를 구부려서 같은 아사나를 반복한다.

주 의 :

» 균형 잡기가 힘들면 벽 가까이에 서서 행한다.

» 몸통이 기울어진다면 등을 벽에 댄다. 벽의 도움을 받아서 몸통을 곧게 유지한다.

효 과

• 무릎 뒤쪽의 통증을 즉시 완화시키고 넓적다리와 종아리의 근섬유를 이완시킨다.

우티타 마리챠아사나

'우티타(Utthita)'는 '확장된', '쭉 뻗은', '마리치(Marīchi)'는 현인의 이름을 나타낸다. 마리챠아사나의 변형인 이 자세에서는 한쪽 다리를 곧게 뻗어 서고 다른 쪽 다리는 굽힌 상태를 유지한다.

도 구 : 둥근 목침과 60~80cm 높이의 스툴이나 탁자. 스툴이나 탁자는 벽 가까이 둔다.

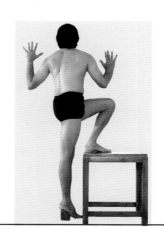

방 법

1 스툴을 앞에 두고 몸의 왼쪽 면이 벽 가까이에 오게 하여 선다.

2 발가락은 바닥에 둔 채 발꿈치만 들어서 목침 위에 내려놓는다.

3 왼쪽 다리를 구부리고 왼발을 스툴 위에 내려놓는다.

4 머리와 엉덩이, 오른발은 한 선에 둔다. 정상 호흡을 한다.

5 숨을 들이마시며 척추를 들어올린다.

6 숨을 내쉬며 몸통을 왼쪽으로 돌린다. 양 손바닥으로 벽을 밀면서 가슴이 벽과 수평을 이룰 때까지 몸통을 더 강하게 왼쪽으로 비튼다.

7 이 자세를 몇 초 간 지속하면서 정상 호흡을 한다.

8 숨을 내쉬며 손바닥을 벽에서 떼고 몸통을 곧게 펴고 왼쪽 다리를 스툴에서 내린다.

9 스툴의 반대편으로 이동한다. 오른쪽 다리를 스툴에 올리고 몸통을 오른쪽으로 돌림으로써 같은 아사나를 반복한다.

효 과

• 엉덩관절(고관절)의 통증을 예방하고 치료하는 효과가 뛰어나다.

• 척추 근육을 강화시킨다.

• 뒤넓적다리근을 늘이고 강화시키며, 관련 부상의 위험을 줄인다.

우티타 하스타 파당구쉬타아사나

'우티타(Utthita)'는 '확장된', '하스타(hasta)'는 '손', '파다(pāda)'는 '발', '앙구쉬타(aṅguṣṭha)'는 '발가락'을 의미한다. 이 아사나에서는 한쪽 다리로 서서 다른 쪽 다리를 앞으로 쭉 뻗고 그 다리의 엄지발가락을 잡는다. 여기서는 도구를 써서 이 아사나를 간단히 행할 수 있는 변형 자세를 소개한다.

도 구 : 100~120cm 높이의 스툴

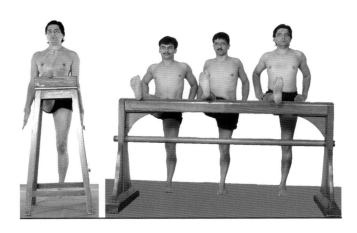

방 법

1　타다아사나로 선다.

2　숨을 들이마시며 오른쪽 다리를 구부려서 들어올리고 발꿈치나 종아리 아래 부분을 스툴 위에 내려놓는다.

3　발가락을 넓적다리와 한 선에 혹은 살짝 더 높이 위치하도록 한다. 키가 큰 사람은 스툴 위에 목침을 놓고 그 위에 발을 얹는다.

4　양다리를 곧게 뻗고 무릎은 확고부동하게 조인다.

5　오른쪽 넓적다리가 시작되는 부위를 절구(socket) 모양의 골반뼈 쪽으로 끌어당기고 넓적다리 근육을 넙다리뼈에 밀착시켜서 뒤넙다리근(햄스트링)이 긴장하지 않도록 한다.

6　양팔을 몸통 옆에서 쭉 뻗는다.

7　이 자세를 몇 분 간 지속하면서 정상 호흡을 한다.

8　숨을 내쉬며 오른쪽 다리를 구부리고 발을 바닥에 내려놓는다.

9　왼쪽 다리를 스툴에 올려놓고 같은 아사나를 반복한다.

10　양쪽을 3~4번 반복한다.

효 과

• 서혜부를 부드럽게 하고 뒤넙다리근을 늘이고 강화시킨다.

• 무릎의 긴장을 해소하고 통증을 이완시킨다.

• 유연성을 향상시키고 선수의 스피드를 끌어올린다.

• 이 아사나로 휴식 시간에 다리의 피로와 무거움을 없앨 수 있다.

웨이트를 활용한 우티타 하스타 파당구쉬타아사나

허리나 무릎의 극심한 통증에 시달리는 사람은 넓적다리에 웨이트를 매단다.

도 구 : 스툴이나 박스. 5~7kg 되는 웨이트를 로프에 묶어둔다.

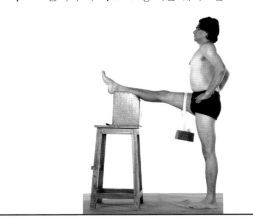

방 법

1　스툴 앞에 서서, 앞서 설명한 대로 우티타 하스타 파당구쉬타아사나를 행한다.

2　양다리를 곧게 펴고 무릎은 확고부동하게 조인다.

3　혼자 할 수 없는 경우엔 동료의 도움을 받아서 오른쪽 다리를 들어올린 다음, 웨이트가 달려 있는 로프를 그 다리에 끼워 넣는다.

4　오른쪽 넓적다리가 시작되는 지점 가까이에서 로프의 위치를 조정한다.

5　양다리를 곧게 편다. 웨이트가 오른쪽 넓적다리를 아래로 당겨서 뒤넙적다리에 실린 체중을 완화시킨다. 이 움직임에 저항하지 말고 그 작용을 받아들인다.

6　이 자세를 1~2분 간 지속하면서 정상 호흡을 한다.

7　오른쪽 무릎을 구부리고 동료 수련자에게 웨이트 달린 로프를 빼달라고 한다.

8　다리를 내린다.

9　왼쪽 다리를 들어올려서 같은 아사나를 반복한다.

효 과

• 웨이트가 다리 근육의 긴장을 해소시킨다.

• 피로로 약해져서 등에까지 긴장을 유발하는 허리를 다시 신장시킨다.

• 몸에 안정감을 주어서 선수의 자세를 정렬해 준다.

파르스바 우티타 하스타 파당구쉬타아사나

우티타 하스타 파당구쉬타아사나의 변형 자세이다. 이 아사나에서는 한쪽 다리로 곧게 서고 다른 쪽 다리는 옆으로 쭉 펴서 그 엄지발가락을 잡는다.

도 구 : 90~110cm 높이의 스툴 1개

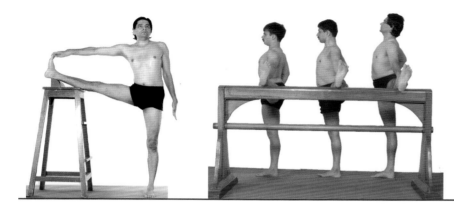

방 법

1 스툴에서 60cm 떨어진 곳에 타다아사나로 선다.

2 숨을 내쉬며 오른쪽 다리를 구부려서 옆으로 들어올리고 발꿈치를 스툴에 내려놓는다. 다리를 쭉 뻗는다.

3 발은 넓적다리와 한 선에, 혹은 살짝 더 높게 위치하도록 한다. 키가 큰 사람은 목침을 스툴에 놓고 그 위에 발을 얹는다.

4 몸이 굳은 사람은 낮은 스툴을 사용한다.

5 오른 발꿈치와 발목 사이의 힘줄을 더 멀리 뻗어낸다.

6 양다리를 곧게 펴고 무릎은 확고부동하게 조인다.

7 오른쪽 넓적다리를 절구(socket) 모양의 골반뼈 쪽으로 끌어당기고 넓적다리 근육을 넙다리뼈에 밀착시켜서 뒤넙다리근이 긴장되지 않도록 한다. 한 차례 호흡을 한다.

8 왼팔을 몸통 옆에서 아래로 쭉 뻗는다.

9 숨을 들이마시며 오른팔을 옆으로 뻗어서 오른쪽 엄지발가락을 잡는다.

10 이 자세를 1~2분 간 지속하면서 정상 호흡을 한다.

11 숨을 내쉬며 오른쪽 다리를 구부려서 발을 바닥으로 내린다.

12 왼쪽 다리를 들어올려서 같은 아사나를 왼편에서 반복한다.

13 양쪽 모두 같은 아사나를 3~4번 반복한다.

효 과

- 뒤넙다리근을 늘이고 강화시킨다.

- 무릎의 긴장을 해소한다.

- 유연성과 스피드를 향상시킨다.

- 서혜부의 뻣뻣함을 없앤다.

- 타임아웃이나 휴식 시간을 활용해서 이 아사나를 행하면 다리와 무릎의 긴장이 풀린다.

파르스바 파리브르타 우티타 하스타 파당구쉬타아사나

파르스바 우티타 하스타 파당구쉬타아사나의 변형 자세이다. 이 아사나에서는 한쪽 다리를 스툴에 얹고 몸통을 회전시킨다.

도 구 : 90~110cm 높이의 스툴 1개를 벽 가까이에 둔다. 목침 1~2개

방 법

1 스툴에서 60cm 떨어진 지점에서 몸의 왼쪽 면을 벽에 가까이 두고 선다.

2 숨을 내쉬며 왼쪽 다리를 구부려서 들어올리고 왼쪽 다리의 아래 부분을 스툴에 올려놓는다. 그 다리를 쭉 뻗는다.

3 왼발은 넓적다리와 한 선에 둔다. 키가 큰 사람은 목침 1~2개를 스툴에

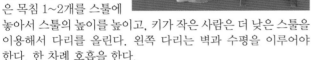

놓아서 스툴의 높이를 높이고, 키가 작은 사람은 더 낮은 스툴을 이용해서 다리를 올린다. 왼쪽 다리는 벽과 수평을 이루어야 한다. 한 차례 호흡을 한다.

4 양다리를 곧게 펴고 무릎은 확고부동하게 조인다. 한 차례 정상 호흡을 한다.

5 숨을 들이마시며 척추를 위로 뻗는다.

6 숨을 내쉬며 몸통을 벽을 향해 비튼다.

7 손바닥으로 벽을 밀면서 가슴과 허리가 벽과 평행하게 마주보게 될 때까지 몸통을 더 강하게 왼쪽으로 비튼다.

8 이 자세를 1분쯤 지속하면서 정상 호흡을 한다.

9 숨을 내쉬며 손바닥을 떼고 몸통을 왼쪽 다리를 향해 돌린다.

10 왼쪽 다리를 구부려서 발을 바닥에 내린다.

11 스툴의 반대편으로 이동해서 같은 아사나를 오른편에서 반복한다.

12 이제 오른쪽 다리를 들고 무릎을 구부려서 그 다리를 스툴 위에 올린다. 다리를 쭉 뻗고 몸통을 오른쪽으로 비틀어서 몸통과 벽이 평행하게 마주보게 한다.

효 과

• 좌골 신경통과 등의 통증을 즉시 완화시킨다.

• 목과 등의 뻐근함을 해소한다.

우티타 아르다 파드마아사나

'우티타(utthita)'는 '확장된', '쭉 뻗은', '아르다(ardha)'는 '절반', '파드마(padma)'는 '연꽃'을 뜻한다. 이 아사나에서는 한쪽 다리로 서서 다른 쪽 다리를 파드마아사나에서처럼 접는다.

방 법

1 벽에 등을 대고 타다아사나로 선다.

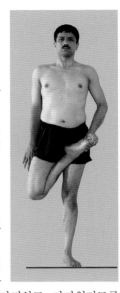

2 숨을 내쉬며 오른쪽 무릎을 구부려서 오른발을 들어올린다. 한 차례 호흡을 한다.

3 숨을 내쉬며 몸을 앞으로 숙여서 오른발을 왼손으로 잡고 그 발을 끌어당겨서 왼쪽 골반 가까이 가져온다. 똑바로 선다.

4 몸통을 쭉 뻗는다.

5 왼쪽 다리를 곧게 뻗고 무릎은 확고 부동하게 조인다.

6 발허리뼈가 미끄러지지 않도록 고정시킨 상태에서 오른쪽 넓적다리와 무릎이 벽과 가까워지는 동시에 왼쪽 다리와도 가까워지도록 당긴다.

7 오른손으로 벽을 민다.

8 이 자세를 가능한 한 오래 지속하면서 정상 호흡한다.

9 오른발을 풀고 다리를 쭉 뻗는다.

10 왼쪽 다리를 구부려서 같은 아사나를 반복한다.

11 양쪽 모두 이 아사나를 2~3번 반복한다.

주 의 : 굽힌 무릎에 극심한 통증이 있거나 무릎 인대를 다쳤다면 그 무릎을 바닥에 곧게 서 있는 다리 쪽으로 당기지 말고 오히려 멀어지도록 밀어낸다. 그 무릎이 유연해져야 서 있는 다리 가까이 가져올 수 있다.

효 과

• 무릎과 발목, 엉덩관절(고관절)의 유연성을 향상시킨다.

• 무릎 통증을 완화시키고 뒤넙다리근의 신장을 돕는다.

• 관절의 유연성을 키워서 나중에 파드마아사나를 익히는 과정이 수월해진다.

우티타 에카 파다 베카아사나

베카아사나의 변형 자세이다. 여기서는 한쪽 다리로 서서 다른 쪽 다리의 무릎을 구부린 다음, 그 발을 엉덩이 가까이 가져온다.

방 법

1 벽을 마주보고 타다아사나로 선다.

2 왼 손바닥으로 어깨 옆 벽을 짚는다.

3 숨을 내쉬며 오른쪽 무릎을 구부려서 오른손으로 오른발 바깥쪽을 잡는다. 한 두 차례 호흡을 한다.

4 오른 팔꿈치를 구부리면서 손바닥으로 오른 발등을 감싸 잡는다. 한 두 차례 호흡을 한다.

5 숨을 내쉬며 오른손을 돌려서 손바닥의 뿌리(손목에 가까운 도톰한 부분)를 오른 발가락으로 가져간다. 엄지손가락은 엄지발가락에, 다른 손가락들은 나머지 발가락 위에 오도록 한다. 한 차례 정상 호흡을 한다.

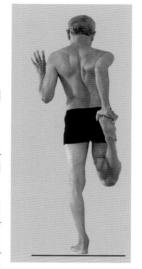

6 숨을 내쉬며 오른발을 오른 엉덩이 쪽으로 당기고 무릎을 벽에서 멀어지게 하는 동시에 바닥 쪽으로 끌어내린다.

7 이 자세를 가능한 한 오래 지속하면서 정상 호흡을 한다.

8 숨을 들이마시며 다리를 풀고 발을 바닥에 내린다.

9 같은 아사나를 반대편에서 반복한다.

주 의 : 무릎 통증이 심한 사람은 얇은 수건을 말아서 구부린 무릎 관절 뒤에 깊숙이 끼워 넣는다. 무릎 관절에 공간이 생겨서 무릎 인대와 뒤넙다리근을 신장시킨다.

효 과

• 뒤넙다리근을 늘인다.

• 짧아진 무릎 인대를 신장시켜서 무릎의 극심한 통증을 빠르게 완화시킨다.

• 종종 넙다리네갈래근(대퇴사두근) 때문에 심하게 당기는 무릎 바깥쪽 부위가 이완된다.

• 운동선수들이 흔히 겪는 종아리 경련을 멈춘다. 경기장 안팎에서 이 아사나를 행하면 이런 근육 경련을 예방할 수 있다.

우티타 에카 파다 스와스티카아사나

스와스티카아사나의 변형이다.

도 구 : 60~80cm 높이의 스툴 1개

방 법

1 스툴을 마주보고 선다. 발 안쪽 날(가장자리)과 서혜부를 나란히 한 선에 둔다.

2 숨을 들이마시며 척추를 들어올린다.

3 숨을 내쉬며 오른 무릎을 구부리고 다리 아래 부분의 바깥쪽 면을 스툴 위에 눕힌다. 이때 넓적다리는 옆의 벽면과 나란하게 만든다.

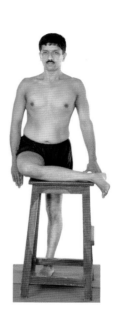

4 키가 커서 다리가 스툴 윗면에 완전히 닿지 않으면 스툴 위에 담요를 몇 장 깐다. 그 담요 위에 다리를 눕힌다.

5 오른 무릎의 안쪽 면은 발목, 발꿈치와 일직선을, 오른 무릎의 바깥쪽 면은 오른 골반의 바깥쪽 선과 일직선을 이루게 한다.

6 왼쪽 다리는 곧게 뻗고 무릎은 확고부동하게 조인다.

7 양팔을 몸 옆에서 쭉 뻗는다.

8 이 자세를 2~3분 간 지속하면서 정상 호흡을 한다.

9 숨을 내쉬며 오른쪽 다리를 바닥에 내린다.

10 왼쪽 다리를 구부려서 같은 아사나를 반복한다.

효 과

• 손상된 무릎 인대의 회복을 돕고 무릎 통증을 이완시킨다.

• 척추 정렬을 돕고 등에 자연스러운 견인 치료의 효과를 준다.

• 엉덩관절과 서혜부, 무릎의 통증을 경감시킨다.

• 다리의 피로를 풀어준다.

앉아서 하는 아사나

단다아사나

'단다(danda)'는 '곧은 지팡이', 혹은 '막대'를 뜻한다. 이 아사나에서는 두 다리와 척추를 막대처럼 곧게 편다.

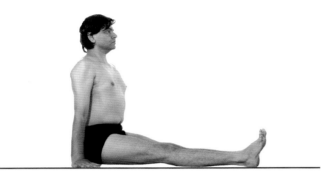

방 법

1 바닥에 앉아서 두 다리를 앞으로 쭉 뻗어 낸다.

2 양 손바닥을 엉덩이 옆에 내려놓고 손가락은 발을 향하게 한다.

3 숨을 내쉬며 손바닥으로 바닥을 누른다. 엉덩이를 살짝 들어서 뒤로 스치듯 밀어낸 다음, 바닥에 확고히 안착시키고 좌골 위에 정확히 앉도록 한다.

4 양다리 안쪽, 바깥쪽 면이 모두 서로 평행을 이루게 한다.

5 몸통과 허리뼈를 들어올려서 곧게 세운다. 정상 호흡을 한다.

우르드바 하스타 단다아사나

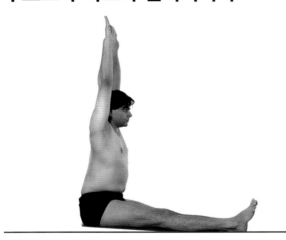

방 법

1 단다아사나로 앉는다.

2 엉덩이뼈를 바닥에 누르면서 숨을 들이마시며 양팔을 머리 위로 들어올리고 손바닥은 앞을 향하게 한다. 유리늑골에서부터 뻗어야 허리뼈 부위의 정렬이 틀어지지 않는다.

허리가 뻣뻣하고 통증이 있을 때의 단다아사나

단다아사나로 앉아서 허리를 들어올릴 수 없다면 그 부위가 뻣뻣해서 통증으로 이어질 수 있다는 뜻이다. 이 불편함을 해소하고 단다아사나의 효과를 보기 위해서, 접은 담요를 엉덩이 밑에 깔아서 엉덩이를 높여 앉는다.

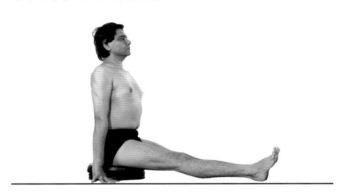

다리가 피로하고 경련이 일어날 때의 단다아사나

다리 뒷면의 근육이 짧아지면 피로와 경련을 유발한다. 이 증상의 완화를 위해서는 이 근육들을 신장시켜야 한다.

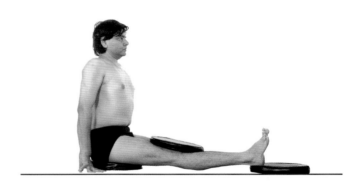

방 법

1 접은 담요나 발포 블록 위에 단다아사나로 앉는다. 발꿈치 끝을 여분의 담요나 발포 블록 위에 올려놓는다.

2 양 무릎 위에 대략 10kg 되는 웨이트를 올린다. 이로써 뒤넙다리근과 종아리의 뒷면, 무릎 뒤가 늘어난다.

효 과

• 뒤넙다리근을 늘여서 관련 부상을 최소화한다.

• 다리 근육을 강화시키고 다리를 탄탄하게 해서 선수들이 경기장에서 장시간 버틸 수 있게 한다.

• 무릎의 긴장을 해소하고 민첩하게 한다.

• 타다아사나가 모든 서서 하는 아사나의 토대인 것과 같이, 단다아사나는 모든 앉아서 하는 아사나와 앞으로 숙이는 아사나의 토대이다.

우파비스타 코나아사나

'우파비스타(upavistha)'는 '확고하게 앉은' 것을 뜻하고, '코나 (kona)'는 '각도'를 나타낸다. 이 아사나에서는 바닥에 앉아서 넓은 각도로 두 다리를 벌린다.

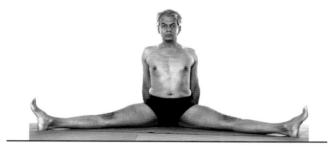

방 법

1 바닥에 단다아사나로 앉는다.

2 숨을 내쉬며 두 다리를 가능한 한 넓게 벌린다.

3 무릎을 확고부동하게 조여서 다리를 곧게 펴고 발가락은 위를 향하게 두고 장심이 무너지지 않도록 한다.

4 양 손바닥을 엉덩이 옆에 놓고 손바닥으로 바닥을 밀면서 척추와 가슴을 위로 들어올린다.

5 이 자세를 1~2분 간 지속하면서 정상 호흡을 한다.

6 숨을 들이마시며 양다리를 모아서 한데 붙인다.

주 의 : 처음에는 위쪽 등이 뒤로 기울어져서 다리를 펴는 것이 어렵다. 그럴 때는 스툴이나 박스를 이용해서 아사나를 행한다. 도구는 척추를 곧게 펴는 데 도움이 된다.

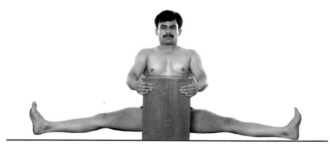

방 법

1 우파비스타 코나아사나로 앉는다.

2 스툴이나 박스를 몸통에 가깝게 하여 다리 사이에 놓는다. 스툴이나 박스의 측면을 손으로 강하게 잡는다. 정상 호흡을 한다.

3 숨을 들이마시며 가슴과 몸통을 위로 들어올리고 스툴이나 박스를 몸통 쪽으로 더 가까이 가져온다.

4 이 자세를 가능한 한 오래 지속한다. 정상 호흡을 한다.

효 과

• 무릎 뒤를 늘이고 무릎 통증을 완화시킨다.

• 서혜부의 움직임을 부드럽게 한다.

• 서혜부를 늘이고 그 움직임을 향상시킨다. 경기장에서도 자주 행할 수 있는 아사나이다.

• 복부 근육을 탄탄하게 하고 소화력을 증진시킨다.

• 월경 중 복부 긴장과 경련을 완화시킨다.

• 스툴이나 박스를 잡고 행하면 서혜부의 긴장 없이 복부 주변과 다리에 미치는 아사나의 효과가 커진다.

파르스바 우파비스타 코나아사나

이 변형 자세에서는 몸통을 옆으로 비튼다.

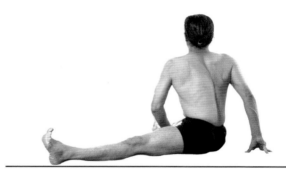

방 법

1 우파비스타 코나아사나로 앉는다.

2 양다리를 곧게 펴고 무릎은 확고부동하게 유지한다. 발꿈치가 종아리에서 멀어지도록 쭉 뻗어 내고 넓적다리는 바닥을 향해 뻗는다.

3 양 손바닥을 엉덩이 옆에 둔다.

4 숨을 들이마시며 몸통을 들어올린다.

5 숨을 내쉬며 왼 손바닥을 몸통 가까이 양다리 사이의 바닥에 내려놓고 오른 손가락 끝을 엉덩이 뒤쪽에 둔다. 몇 차례 정상 호흡을 한다.

6 숨을 내쉬며 등 쪽의 늑골(갈비뼈)을 앞쪽 늑골을 향해 밀어넣고 양쪽 어깨와 가슴이 한 선에 있도록 한다. 몸통과 머리를 오른쪽으로 돌린다. 몇 차례 정상 호흡을 한다.

7 숨을 내쉬며 몸통을 오른쪽으로 더 강하게 비튼다.

8 이 자세를 가능한 한 오래 지속하면서 정상 호흡을 한다.

9 숨을 내쉬며 양손을 바닥에서 떼고 몸통과 머리를 정면으로 돌린다.

10 머리와 몸통을 왼쪽으로 돌려서 같은 아사나를 반복한다.

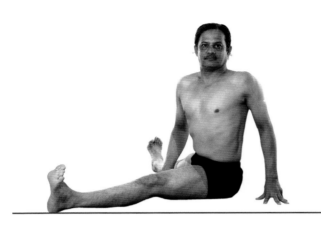

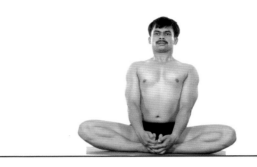

받다 코나아사나

'받다(baddha)'는 '묶인', '절제된', '코나(kona)'는 '각도'를 의미한다. 이 아사나에서는 양 발바닥을 서로 붙이고 무릎을 바닥 가까이 가져간다.

효 과

- 뒤넙다리근을 늘인다. 몸통을 오른쪽으로 비틀면 왼쪽 뒤넙다리근이 이완되는데, 이는 반대쪽의 경우에도 마찬가지이다.
- 서혜부의 움직임을 자유롭게 한다.
- 허리의 통증을 완화시킨다.
- 척추 근육을 부드럽게 풀어준다.
- 안팎의 척추 근육을 나란히 뻗어 움직이는 법을 가르쳐 준다.

방 법

1 바닥에 단다아사나로 앉는다.

2 숨을 내쉬며 양 무릎을 구부려서 두 발을 몸통 가까이 가져온다.

3 발바닥을 서로 붙여서 손으로 발가락을 감싸 잡고 양발을 회음부 쪽으로 당긴다. 무릎은 바닥을 향해 낮춘다. 정상 호흡을 한다.

4 숨을 들이마시며 몸통을 들어올린다.

5 이 자세를 2~3분 간 지속하면서 정상 호흡을 한다.

6 손을 발에서 풀고 무릎은 바닥에서 들어올린 다음 다리를 편다.

주 의 : 몸이 굳어서 무릎이 바닥 가까이 가지 않으면, 목침이나 접은 담요의 가장자리 위에 엉덩이를 놓고 앉는다.

효 과

- 엉덩관절(고관절)과 서혜부, 무릎의 뻣뻣함을 풀어준다. 경기장에서도 쉽게 행할 수 있다.
- 무릎 인대를 늘이고 무릎 관절에 공간을 만들어서 무릎 관절의 움직임을 향상시킨다.
- 넓적다리와 종아리 근육의 경련을 없앤다.
- 복부 주변을 부드럽게 하고 긴장을 이완시킨다.
- 장기 여행으로 뻣뻣해진 등을 풀어준다.
- 다리와 발에서 체액의 흐름이 막히는 체류 축적을 예방한다. 이 아사나의 수련으로 다리와 발의 부종을 완화시킬 수 있다.
- 월경 관련 통증을 완화시키므로 여성들에게 특히 좋다.
- 노화로 흔히 발생하는 남성의 전립선 비대증을 예방한다.

서혜부의 움직임을 향상시키는 받다 코나아사나

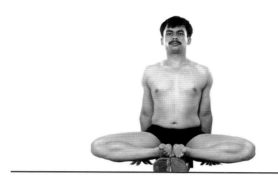

도 구 : 접은 담요나 발포 블록, 높이 5cm에 폭은 15~20cm 되는 둥근 목침 2개.

방 법

1 엉덩이 밑에 접은 담요나 목침을 놓고 그 위에 받다 코나아사나로 앉는다.

2 한 번에 하나씩 발을 들어올려서 둥근 목침을 발 바깥쪽 날 아래에 놓는다.

3 양손은 엉덩이 옆에 내려놓는다. 숨을 들이마시며 몸통과 배꼽을 들어올린다.

4 이 자세를 가능한 한 오래 지속하면서 정상 호흡을 한다.

효 과

• 서혜부를 더 강하게 열어준다.

• 발목 인대를 강화시키고 발목 염좌와 부상을 줄인다.

• 엉덩관절(고관절)의 긴장을 완화시키고 그 움직임을 자유롭게 한다.

발꿈치 통증이 있을 때의 받다 코나아사나

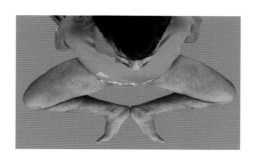

방 법

1 받다 코나아사나로 앉는다.

2 발꿈치를 서로 강하게 누르고 발가락과 발바닥은 서로 멀리 띄운다.

3 발목 뼈를 들어올린다.

4 이 자세를 몇 초 간 지속하면서 정상 호흡을 한다.

5 같은 동작을 2~3번 반복한다.

효 과

• 발목 관절의 인대가 짧아져서 생긴 발꿈치 통증을 경감시킨다.

파르스바 받다 코나아사나

'파르스바(Pārśva)'는 '측면'을 뜻한다. 받다 코나아사나의 변형인 이 자세에서는 몸통을 옆으로 비튼다.

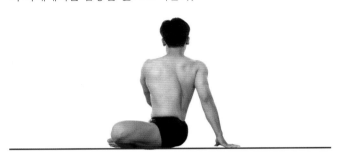

방 법

1 받다 코나아사나로 앉는다.

2 숨을 내쉬며 몸통을 오른쪽으로 돌려서 왼손은 오른쪽 무릎 위에, 오른손은 엉덩이 뒤에 놓는다. 정상 호흡을 한다.

3 숨을 내쉬며 왼손으로 오른쪽 무릎을 강하게 잡고 몸통과 머리를 더 확실히 오른쪽으로 비튼다.

4 이 자세를 몇 초 간 지속하면서 정상 호흡을 한다.

5 숨을 내쉬며 몸통을 정면으로 돌린다.

6 오른손으로 왼쪽 무릎을 잡고 몸통을 왼쪽으로 비틀어서 같은 아사나를 왼편에서 반복한다.

효 과

- 허리의 긴장을 이완시킨다.

- 어깨를 부드럽게 한다. 테니스와 스쿼시 선수들, 크리켓 투수들의 경우, 어깨를 늘 안쪽으로 회전시킨다. 어느 정도 시간이 흐르면 이 동작은 어깨 부상을 일으킨다. 이 아사나는 이 동작의 역자세로 긴장을 풀어주고 어깨 부상의 위험을 줄인다.

- 허리를 부드럽게 한다. 그래서 여행 중에도 유익하다.

무릎 통증이 있을 때의 받다 코나아사나

무릎 통증에 시달린다면 아래의 사진에서처럼 로프 2개를 써서 이 아사나를 행한다.

도 구 : 길이 3m에 직경 16mm 되는 로프 2개. 로프로 고리를 두 개 만든다.

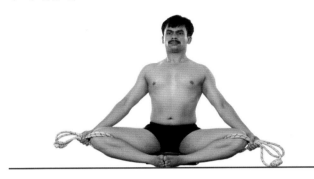

방 법

1 접은 담요를 깔고 그 위에 받다 코나아사나로 앉는다.

2 각 무릎 오금 뒤에 로프를 하나씩 끼워 놓는다. 손으로 로프를 짧게 잡고 무릎에서 멀어지도록 잡아당겨서 무릎 뒤의 로프가 안으로 더 깊이 들어갈 수 있게 한다.

3 로프를 조정해서 무릎 뒤의 안팎 가장자리에 고루 닿을 수 있게 한다.

4 이 자세를 2~3분 간 지속하면서 정상 호흡을 한다.

효 과

- 무릎 통증을 이완시킨다.

- 쉽게 뻣뻣해지는 무릎 인대를 늘이고 부드럽게 한다.

- 서혜부와 종아리 근육의 뻐근함을 풀어준다.

비라아사나

'비라(Vīra)'는 '영웅', '전사'를 뜻한다. 이 아사나에서는 무릎을 굽혀서 발을 엉덩이 옆에 놓는다.

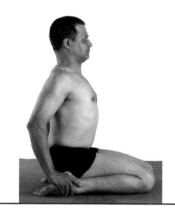

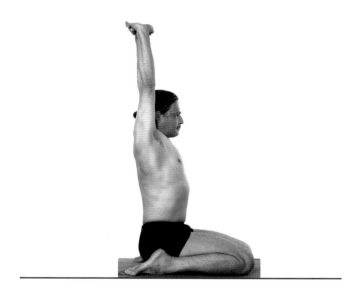

방 법

1 담요나 매트 위에서 무릎으로 선다. 양 무릎은 붙이고 발은 서로 45cm 가량 띄우고 발가락은 뒤를 향하게 한다. 발톱을 가지런히 바닥에 내려놓는다.

2 왼손으로 왼쪽 종아리 근육을, 오른손으로 오른쪽 종아리 근육을 감싸 잡고 각각 종아리 근육을 안에서 바깥쪽으로 돌려 낸다. 정상 호흡을 한다.

3 숨을 내쉬며 천천히 엉덩이를 낮춰서 양발 사이 바닥에 내려놓는다.

4 양발과 엉덩이를 서로 가깝게 둔다. 각 종아리의 안쪽 면이 넓적다리 바깥쪽 면과 닿아 있어야 한다.

5 양손을 발 위에 얹고, 숨을 들이마시며 척추를 위로 뻗어 올린다. 이것이 비라아사나이다.

6 이 자세를 최소한 3분 간 혹은 가능한 한 오래 지속하면서 깊고 부드럽게 호흡을 한다.

7 이제 양팔을 앞으로 어깨 높이만큼 들어올린다. 이때 양팔은 서로 평행하도록 한다. 정상 호흡을 한다.

8 숨을 들이마시며 손깍지를 끼고 팔을 머리 위로 쭉 뻗어 올린다. 이것이 비라아사나에서 행하는 파르바타아사나이다.

9 이 자세를 1분 간 지속한다. 깊게 호흡한다.

10 양팔을 내린다.

11 손깍지 방향을 바꿔서 끼고, 같은 아사나를 반복한다.

효 과

• 발목과 무릎 관절의 움직임을 자유롭게 한다.

• 무릎 통증을 없앤다.

• 다리를 마사지한 듯한 효과로 피로가 즉시 풀린다.

• 소화를 돕고 식사 직후에도 행할 수 있는 아사나이다.

• 팔다리의 긴장과 피로를 즉각 풀어주기 때문에 시합 중 휴식 시간에도 행할 수 있다.

비라아사나의 변형 동작들

발목이나 무릎이 뻐근하고 그 외 부상과 불편한 증상이 있다면 비라아사나를 지속하기가 어렵다. 하지만 이 아사나는 그런 증상에 유익하므로 통증이 있는 부위를 도구로 받치고 행하면 된다.

발목 관절에 통증이 있을 때의 비라아사나

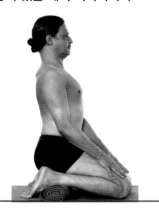

방법

1 담요나 스티키 매트(두께가 얇고 밀착력이 좋은 매트)를 직경 5cm 정도 되도록 팽팽히 만다.

2 둥글게 만 담요를 발목 밑에 놓는다.

3 발목 통증이 계속된다면 담요나 매트를 더 두껍게 만다.

효과

• 긴장을 가하지 않으면서 발목을 유연하게 한다. 점차 발목이 유연해지면 담요나 매트를 더 얇게 만다.

발목 관절에 극심한 뻐근함, 통증, 염증이 있을 때의 비라아사나

도구 : 베개 2개를 나란히 둔다. 얇게 접은 스티키 매트(두께가 얇고 밀착력이 좋은 매트)나 얇은 방석

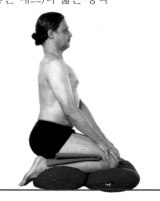

방법

1 베개 위에 무릎으로 서고 양발은 베개 가장자리의 바깥으로 빼 둔다.

2 얇은 방석이나 매트를 종아리와 넓적다리 사이에 끼운다.

3 엉덩이를 베개 쪽으로 낮춘다.

무릎 뒤쪽에 통증이 있을 때의 비라아사나

비라아사나를 행할 때 무릎 뒤의 통증을 호소하는 사람들이 있는데 이는 무릎 관절의 뻣뻣함이나 긴장 때문이다. 이 통증은 무릎 인대가 짧아지고 뒤넙다리근이 굳어서 생긴다.

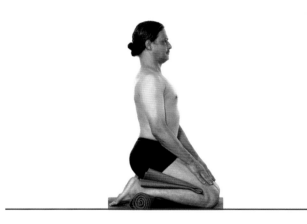

방법

1 얇은 담요를 넓적다리와 종아리 사이에 끼우고 무릎 뒤까지 닿도록 밀어 넣는다.

2 발목이 아프면 앞서 설명한 바와 같이 접은 담요나 매트를 발목 아래에 둔다.

3 장시간 서 있다 보면 다리를 구부리는 것조차 힘들 때가 있다. 그럴 경우엔, 얇은 매트 대신에 베개를 넓적다리와 종아리 사이에 놓고 담요를 둥글게 말아서 발목을 받친다.

무릎에 심한 만성 통증이 있을 때의 비라아사나

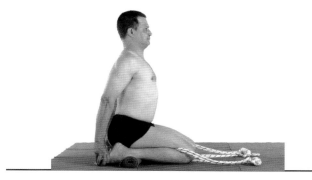

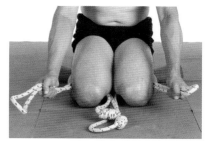

방 법

1 바닥에 무릎으로 선다.

2 무릎 뒤에 로프를 하나 걸친다.

3 로프를 무릎 뒤까지 바짝 당긴다.

4 로프를 움직이지 않으면서 천천히 엉덩이를 바닥으로 내린다.

5 엉덩이를 바닥에 완전히 내리기 힘들면 엉덩이 밑에 목침이나 베개를 놓는다.

6 이 자세를 가능한 한 오래 지속하면서 정상 호흡을 한다.

효 과

• 무릎 인대와 뒤넙다리근을 늘여서 무릎 통증을 신속하게 완화시킨다.

• 무릎의 가동성을 높인다.

발과 발의 장심에 통증이 있을 때의 비라아사나

방 법

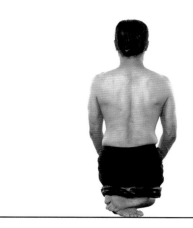

1 매트나 담요 위에 무릎으로 선다.

2 양 무릎을 붙인다.

3 왼쪽 발목을 구부려서 발가락이 오른쪽 발목을 향하게 한다.

4 오른발의 발허리뼈를 왼발 발꿈치와 장심에 올려놓는다.

5 무게가 4~7kg 되는 웨이트를 오른발 위에 얹는다.

6 숨을 내쉬며 엉덩이를 발 쪽으로 내려놓는다. 웨이트 위에 앉는다.

7 웨이트가 없으면 접은 담요를 놓고 그 위에 앉는다.

8 엉덩이로 웨이트나 담요를 누른다.

9 양손은 무릎 위에 가지런히 둔다.

10 이 자세를 가능한 한 오래 지속한다. 정상 호흡을 한다.

11 숨을 들이마시며 엉덩이를 들어올리고 웨이트를 치운다. 발의 위치를 바꾼다.

12 같은 아사나를 반복한다.

효 과

• 발의 장심을 늘이고 통증에 매우 민감한 발꿈치의 안쪽 면에 효과적으로 작용한다.

• 발허리뼈의 통증을 완화시킨다.

• 이 모든 변형 자세는 무릎과 넓적다리, 종아리, 발의 유연성을 기르고 부드럽게 한다.

• 장시간 서 있은 후에 발의 피로를 푼다.

파드마아사나

'파드마(Padma)'는 '연꽃'을 뜻한다. 이 아사나는 집중력과 주의력의 유지를 돕기 때문에 이 자세로 앉아서 프라나야마와 영적 수행을 한다.

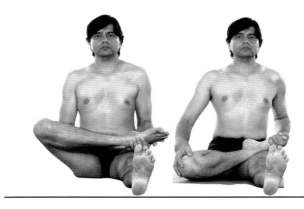

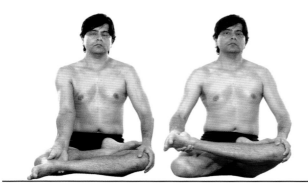

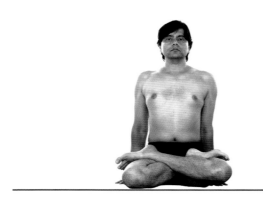

방 법

1 단다아사나로 앉는다.

2 오른쪽 무릎을 구부려서 양손으로 오른쪽 발목과 발을 잡고 그 발을 몸통 아래 쪽으로 가까이 가져온다.

3 오른쪽 무릎을 바닥 쪽으로 낮추고 왼쪽 다리 가까이 가져온다. 오른발을 왼쪽 넓적다리 위에 얹고 발꿈치를 복부 가까이 당긴다.

4 왼쪽 무릎을 구부린다. 손을 왼발 밑으로 넣어서 왼쪽 발목을 잡는다.

5 왼쪽 무릎을 바닥 쪽으로 낮추고 오른쪽 무릎 가까이 가져온다.

6 왼발을 오른쪽 넓적다리 위에 얹고 발꿈치를 몸통 가까이 가져온다.

7 양 손바닥을 엉덩이 옆에 내려놓는다. 가슴을 들어올리고 어깨뼈를 안으로 밀어넣고 어깨는 뒤로 가져간다.

8 이 아사나를 몇 초 간 지속하면서 정상 호흡을 한다.

9 숨을 내쉬며 한 다리씩 푼다.

10 먼저 왼쪽 다리를, 그 후에 오른쪽 다리를 구부려서 같은 아사나를 반복한다.

11 몸이 이 아사나에 익숙해지면 점차 지속 시간을 늘인다.

효 과

• 무릎의 건강을 지켜준다. 무릎의 유연성을 향상시키고 무릎 인대를 강화시켜서 부상을 막는다. 대부분의 운동선수들은 무릎을 지나치게 긴장시킨다. 이 아사나의 규칙적인 수련은 무릎 손상의 극복을 돕는다.

• 무릎의 회전을 돕는다.

• 뇌의 뿌리는 꼬리뼈이므로 이 아사나는 꼬리뼈 주위를 강화 시켜서 집중력과 주의력을 끌어올린다.

에카 파다 물라반다아사나

'물라(Mūla)'는 '뿌리', '토대'를, '받다(baddha)'는 '속박'을 뜻한다. 이 아사나에서는 발을 발목에서 회전시켜 엉덩이보다 아래에 놓는다. 항문(뿌리)에서 배꼽까지 몸을 수축해서 척추 쪽으로 끌어올린다. 처음에 이 아사나를 행할 때는 한 번에 한 다리씩 활용하므로 에카(eka 하나) 파다(Pāda 발) 물라반다아사나라고 부른다.

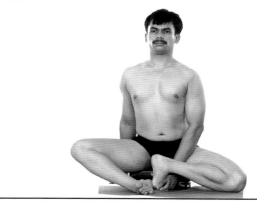

방 법

1 접은 담요나 목침 위에 받다 코나아사나로 앉는다.

2 오른발을 두덩뼈(치골)에서 살짝 멀리 가져간다.

3 왼손을 왼쪽 넓적다리와 종아리 사이로 넣어서 왼쪽 정강이뼈 (경골)의 아래쪽을 잡는다.

4 왼손으로 왼쪽 발꿈치를 바닥에서 들어올린다. 왼쪽 발목과 발꿈치를 더 높이 세우고 두덩뼈에서 더 멀리 밀어내고 발가락은 바닥에 단단히 고정시킨다.

5 왼손으로 왼쪽 발꿈치와 발목을 더 바깥쪽으로 돌려내서 발이 바닥과 수직을 이루게 한다. 발가락으로는 바닥을 누른다.

6 발을 회전시키는 것이 힘들면 무릎을 살짝 들어올린다. 그러면 발이 쉽게 돌아간다.

7 오른손은 오른쪽 엉덩이 옆 바닥에 두고 왼손은 왼발을 잡는다.

8 이 자세를 몇 초 간 지속하면서 정상 호흡을 한다.

9 바닥에서 발가락을 떼어 왼쪽 발꿈치를 안으로 되돌린다. 왼발을 바닥에 내려놓고 다시 받다 코나아사나를 행한다.

10 같은 아사나를 오른쪽 다리에서 반복한다.

주 의 : 발을 회전시키는 법을 서서히 익힌다. 처음부터 단번에 시도하지 않는다.

드위 파다 물라반다아사나

에카 파다 물라반다아사나를 어느 정도 익힌 후에 드위(dwi 둘) 파다 물라반다아사나를 행한다.

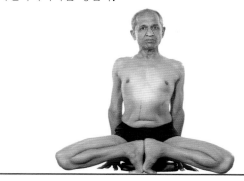

방 법

1 접은 담요나 목침 위에 받다 코나아사나로 앉는다.

2 왼손은 왼쪽 넓적다리와 종아리 사이에, 오른손은 오른쪽 넓적다리와 종아리 사이에 넣는다.

3 양손으로 각각 정강이뼈 아래 부분을 잡는다.

4 양 발바닥과 발꿈치를 맞댄다.

5 숨을 내쉬며 양손으로 양 발꿈치를 바닥에서 들어올리고, 발이 바닥과 수직을 이룰 수 있도록 발목과 발꿈치를 두덩뼈에서 멀리 가져간다. 이 과정이 어렵다면 양 무릎을 바닥에서 살짝 들어올리고 발목과 발꿈치를 돌려 본다.

6 발가락은 바닥에 위치한다. 정상 호흡을 한다.

7 숨을 내쉬며 양손으로 양발을 두덩뼈 가까이 당긴다.

8 양손을 발에서 떼어 엉덩이 옆 바닥에 내려놓는다. 발가락이 미끄러지면 양 발꿈치를 서로 강하게 밀어서 발목에 의해 발이 지면에 확고하게 자리잡을 수 있게 한다.

9 이 자세를 몇 초 간 지속하면서 정상 호흡을 한다.

10 숨을 내쉬며 몸통을 들어올리고 발을 풀어서 바닥에 내려놓고 받다 코나아사나로 되돌아간다.

주 의 : 에카 파다 물라반다아사나를 무리 없이 할 수 있기 전까지는 이 아사나를 시도하지 않는다.

효 과

• 무릎과 발목 관절에 엄청난 유연성을 길러준다.

• 부상에 취약한 무릎 안쪽 인대를 신장시켜서 무릎 관절에 공간을 만든다.

• 발목 관절을 강화시키고 발목 염좌의 위험성을 낮춘다.

• 발의 장심을 극도로 늘여서 발바닥 통증의 극복을 돕는다.

앞으로 숙이는 아사나

말라아사나 (스툴을 이용한)

'말라(Mālā)'는 '목걸이 모양의 화관'을 뜻한다. 이 아사나에서 양팔은 화환처럼 양다리와 등 뒤를 감싼다. 여기에 소개된 간단한 변형 동작은 허리 통증과 다리 근육의 피로를 완화하는 것을 주된 목적으로 한다.

도 구 : 30~45cm 높이의 스툴, 비스듬한 널빤지, 단단히 말아놓은 담요

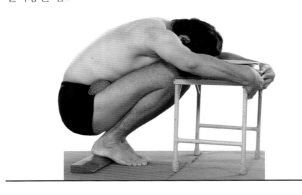

방 법

1 숨을 내쉬며 스툴을 마주하고 쪼그려 앉는다.

2 발꿈치를 들어서 그 밑에 비스듬한 널빤지를 놓고 발꿈치를 그 위에 내려놓는다. 정상 호흡을 한다.

3 숨을 내쉬며 넓적다리가 시작되는 지점과 복부가 만나는 부위에 둥글게 만 담요를 끼워 넣는다. 정상 호흡을 한다.

4 숨을 내쉬며 몸을 앞으로 숙이고 스툴의 앞쪽 가장자리를 잡고 이마를 스툴에 내려놓는다.

5 이마가 편히 닿지 않으면 스툴 위에 담요나 목침을 놓고 그 위에 얹는다.

6 이 자세를 가능한 한 오래 지속하면서 정상 호흡을 한다.

효 과

• 척추를 늘이고 척추와 다리 근육의 긴장과 피로를 풀어준다.

아도 무카 스와스티카아사나

'아도(adho)'는 '아래로', '무카(mukha)'는 '얼굴', '스와스티카 (swastika)'는 '다리를 교차해서 앉는 것'을 의미한다. 이 아사나에서는 다리를 교차해서 앉고 몸통을 앞으로 쭉 늘이면서 얼굴은 아래를 향한다.

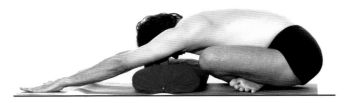

방 법

1 단다아사나로 앉는다. 양 무릎을 구부린다. 오른발 안쪽 면을 왼쪽 넓적다리 아래로, 왼발 안쪽 면을 오른쪽 넓적다리 아래로 가져간다.

2 양 무릎을 서로 가까이 가져간다.

3 양손은 엉덩이 옆 바닥에 내려놓는다. 숨을 들이마시며 몸통을 위로 들어올려서 곧게 앉는다.

4 이것이 간단히 다리를 교차해서 앉는 것, 즉 스와스티카아사나 로서 두 다리가 정강이에서 서로 교차한다.

5 숨을 들이마시며 양팔을 머리 위로 뻗고 손바닥은 정면을 향하게 둔다. 숨을 내쉬며 천천히 앞으로 숙이면서 손바닥을 바닥에 내려놓는다.

6 양 겨드랑이를 바닥 쪽으로 내리면서 동시에 앞으로 쭉 뻗는다.

7 팔꿈치에 힘을 주어 곧게 편다.

8 이마를 바닥에 대거나 혹은 몸 앞에 베개를 놓고 그 위에 내려놓는다.

9 양손을 엉덩이에서 더 멀리 가져가되, 엉덩이가 바닥에서 떨어지지 않도록 하고 가슴의 양옆을 늘인다.

10 이 자세를 몇 분 간 지속하면서 정상 호흡을 한다.

11 숨을 들이마시며 양손을 바닥에서 들어올리고 똑바로 앉는다. 교차된 다리를 푼다.

12 숨을 내쉬며 왼쪽 무릎을 먼저 구부린 뒤에 오른쪽 무릎을 구부려서 같은 아사나를 반복한다.

효 과

• 많은 스포츠에서 몸의 한쪽만 과도하게 사용하는 동작들 때문에 왜곡된 척추를 늘이고 정렬한다.

• 등의 결림이나 뻐긋함을 예방하고 완화시킨다.

• 엉덩관절(고관절)에 공간을 만들고 서혜부와 골반의 긴장을 해소한다.

• 다리를 마사지한 효과가 있다.

• 햇볕에 장시간 노출된 후에 눈의 피로를 풀어준다.

파리브르타 아도 무카 스와스티카아사나

스와스티카아사나의 변형이다. '파리브르타(Parivṛtta)'는 '옆으로 회전하는 것'을 뜻한다. 여기서는 복부와 몸통 전체를 옆으로 회전시킨다. 이 아사나는 특히 등의 긴장이나 통증을 겪는 사람들에게 좋다.

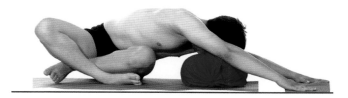

이 아사나를 행하는 방법에는 두 가지가 있다. 하나는 아도 무카 스와스티카아사나에서 이어가는 것이고 다른 하나는 파르스바 스와스티카아사나에서 이어가는 것이다.

방 법 1

1 스와스티카아사나로 앉아서 몸을 앞으로 숙이고 아도 무카 스와스티카아사나를 행한다. 몸통의 양옆을 고르게 쭉 뻗는다.

2 숨을 내쉬며 양 손바닥을 몸통, 머리와 함께 왼쪽으로 가져간다. 한 차례 정상 호흡을 한다.

3 숨을 내쉬며 복부를 오른쪽에서 왼쪽으로 돌려내고 이때 머리는 왼쪽 무릎보다 살짝 뒤에 위치한다. 이마를 바닥에 댄다. 이마가 바닥에 닿지 않으면 베개 위에 내려놓는다. 한 차례 정상 호흡을 한다.

4 숨을 내쉬며 양팔을 쭉 뻗어서 곧게 유지한다.

5 오른쪽 넓적다리가 긴장되면 베개로 받친다.

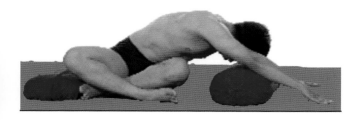

6 이 자세를 최소한 30초 간 지속하면서 정상 호흡을 한다. 다리를 교차해서 앉는 데에 익숙해지면 이 아사나를 가능한 한 오래 지속하도록 한다.

7 숨을 들이마시며 양 손바닥을 바닥에서 떼지 않고 움직여서 머리와 몸통을 중앙으로 가져오고 곧바로 이어서 아도 무카 스와스티카를 행한다.

8 숨을 내쉬며 몸통을 그대로 숙인 상태에서 오른쪽으로 이동한다.

방 법 2

1 앞에서처럼 스와스티카아사나로 앉는다.

2 숨을 내쉬며 몸통을 왼쪽으로 돌리고 왼손은 엉덩이 뒤 바닥에 놓고 오른손으로 왼쪽 넓적다리를 누른다. 숨을 내쉬며 몸통을 더 강하게 왼쪽으로 회전한다. 이것이 파르스바 스와스티카아사나이다.

3 몸통을 앞으로 늘이면서 머리를 바닥으로 낮춘다.

4 머리는 왼쪽 무릎보다 살짝 뒤에 위치하게 하고 머리를 바닥에 댄다. 만약 머리가 바닥에 편히 닿지 않으면 베개 위에 올려놓는다. 한 차례 정상 호흡을 한다.

5 숨을 내쉬며 양손을 머리에서 더 멀리 가져가고 손바닥은 바닥 위에 둔 상태를 유지한다.

6 오른쪽 무릎에서 통증이 느껴지면 둥글게 만 담요나 베개로 그 무릎을 받친다.

7 이 자세를 최소한 30초 간 지속하면서 정상 호흡을 하고 나중엔 가능한 한 오래 지속한다.

8 숨을 들이마시며 양손과 머리를 바닥이나 베개에서 들어올리고 똑바로 스와스티카아사나로 앉은 다음, 오른편에서 같은 아사나를 반복한다.

9 두 가지 방법을 활용해서 양쪽 모두 이 아사나를 각각 2번 반복한다.

효 과

• 허리의 긴장과 통증을 완화시킨다. 머리를 받치면 장시간 편안하게 아사나를 지속할 수 있다.

• 다리 근육의 피로를 신속히 풀어주기 때문에 선수들은 훈련이나 경기 후에 아무리 피곤해도 이 아사나를 규칙적으로 행해야 한다.

• 등 근육을 강화시키고 등의 부상을 예방한다.

• 허리의 딱딱함, 무거움, 피로를 없앤다.

• 특히 방법 1을 활용하면 허리가 삐끗하는 것을 막는다.

아도 무카 비라아사나

'아도(adho)'는 '아래로', '무카(mukha)'는 '얼굴,' '비라(vīra)'는 '영웅'을 뜻한다. 이 아사나에서는 다리로 비라아사나를 행하고 몸통과 머리를 아래로 숙여서 얼굴은 바닥을 향하게 한다.

복부가 불편할 때의 비라아사나

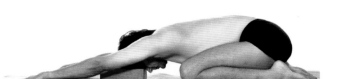

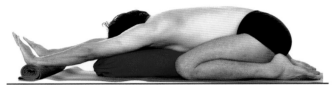

방 법

1 비라아사나로 앉는다.

2 숨을 들이마시며 양팔을 머리 위로 쭉 뻗는다.

3 숨을 내쉬며 몸통을 앞으로 숙이고 양 손바닥과 머리, 가슴을 바닥 가까이 가져간다.

4 양팔을 곧게 뻗고 팔꿈치는 확고부동하게 조인다.

5 양 손바닥으로 지면을 누르면서 양 겨드랑이를 몸통 쪽으로 쭉 뻗는다.

6 바닥에 이마를 댄다. 만약 이마가 바닥에 닿지 않으면 목침이나 베개 위에 내려놓는다.

7 이마를 목침에 대고 누르면서 양팔을 더 쭉 뻗어 내지만 양 겨드랑이는 뒤를 향해 뻗는다.

8 이 자세를 가능한 한 오래 지속하면서 정상 호흡을 한다.

9 숨을 들이마시며 머리와 몸통을 들어올린다.

효 과

• 눈을 시원하게 하고 뇌를 이완시킨다.

• 마음을 가라앉힌다.

• 엉덩관절(고관절)의 긴장을 해소한다.

방 법

1 비라아사나로 앉는다.

2 양 무릎 사이에 15~20cm 간격을 둔다.

3 베개를 세로로 길게 놓고 넓적 다리 사이에서 아래 복부 가까이 위치하게 한다.

4 숨을 들이마시며 양팔과 몸통을 위로 뻗어 올린다.

5 숨을 내쉬며 몸을 앞으로 숙여서 복부와 가슴, 머리를 베개 위에 내려놓는다.

6 양팔을 앞으로 쭉 뻗고 팔꿈치는 힘을 주어 곧게 펴고 양 손목은 둥글게 만 담요로 받치고 손가락은 위를 향하게 한다.

7 이 자세를 가능한 한 오래 지속하면서 정상 호흡을 한다.

효 과

• 어깨 관절을 부드럽게 한다.

• 복부를 편안하게 한다.

자누 시르사아사나

'자누(Jānu)'는 '무릎', '시르사(śīrṣā)'는 '머리'를 뜻한다. 이 아사나에서는 한쪽 다리를 곧게 뻗고 다른 쪽 다리를 굽힌다. 쭉 뻗은 다리의 발을 양손으로 잡은 다음, 머리를 그 다리 위에 내려놓는다. 이 아사나는 신경계를 진정시키는 동시에 뒤넙다리근과 척추의 유연성을 향상시킨다.

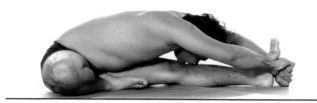

방 법

1 단다아사나로 앉는다.

2 오른쪽 무릎을 굽혀서 오른발을 왼쪽 넓적다리 쪽으로 깊숙이 가져간다.

3 오른쪽 발꿈치를 오른쪽 서혜부에 대고 오른쪽 엄지발가락을 펴서 왼쪽 넓적다리 안쪽에 댄다.

4 오른쪽 넓적다리와 종아리 바깥쪽 면을 바닥으로 누른다.

5 오른쪽 무릎을 가능한 한 멀리 뒤쪽으로 가져가서 양다리가 서로 둔각(90도보다 크고 180도보다 작은 각)을 이루게 한다.

6 왼쪽 다리를 쭉 뻗고 무릎을 힘주어 조이고 발가락은 위를 향하게 한다.

7 숨을 들이마시며 양팔을 위로 들어올려서 귀와 일직선을 이루게 한다. 어깨뼈를 안으로 밀어넣는다.

8 숨을 내쉬며 몸통을 머리, 양팔과 함께 앞으로 숙인다. 앞으로 쭉 뻗은 다리를 양손으로 잡는다. 몇 차례 정상 호흡을 한다.

9 숨을 내쉬며 양 팔꿈치가 서로 멀어지도록 굽히면서 몸통을 더 강하게 앞으로 숙인다.

10 이마, 코, 최종적으로 턱을 쭉 뻗은 다리 위에 내려놓는다.

11 이 자세를 20~30초 간 지속하면서 정상 호흡을 한다.

12 숨을 들이마시며 머리와 몸통을 들어올리고 양손을 푼 다음, 오른쪽 다리를 앞으로 뻗는다.

13 왼쪽 다리를 구부려서 같은 아사나를 반복한다.

주 의 : 양 골반에 힘을 고르게 주고 앉아야 몸이 어느 한쪽으로 기울지 않는다.

효 과

• 무릎과 발목 관절을 튼튼하게 하고 유연성을 향상시킨다.

• 무릎 통증을 예방하고 경감시킨다.

• 이마를 받치면 눈의 피로가 풀리고 머리가 시원해진다.

대부분의 운동선수들은 턱이나 이마가 앞으로 쭉 뻗은 다리에 쉽게 닿지 않는다. 무릎을 굽히거나 가슴을 둥글게 말아서 호흡이 거칠어지는 수가 많다. 이럴 땐 이마를 베개로 받치고 이 아사나를 행하면 된다.

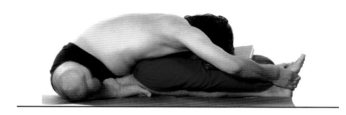

방 법

1 쭉 뻗은 다리 위에 베개를 세로로 길게 놓는다. 베개를 복부 가까이 끌어당긴다.

2 가슴은 베개 위에, 이마는 베개 위 접은 담요 위에 얹어서 머리가 가슴보다 살짝 높이 위치하게 한다.

3 이마의 피부를 눈 쪽으로 당겨 내린다.

4 이 자세를 가능한 한 오래 지속한다. 정상 호흡을 한다.

주 의 : 몸통을 앞으로 숙이고 나서 허리 통증을 호소하는 사람들이 있다. 이는 복부 근육을 꽉 뭉쳐서 딱딱하게 만들었기 때문이다. 이럴 땐 복부의 위쪽과 가슴을 베개 위에 내려놓는다. 이렇게 하면 복부가 이완되어서 등이 긴장하지 않는다.

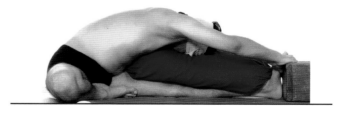

효 과

• 복부 근육을 이완시킨다.

• 눈을 신속히 시원하게 해 주고 뇌를 쉬게 한다. 햇볕에서 장시간 있은 후에 특히 눈 주변을 탄력 붕대(크레이프 붕대)로 감고 행하면 아주 유익하다.

• 몸의 열을 식히고 선수들이 열부종이나 일사병 같은 열 관련 질병에 걸리지 않도록 돕는다.

파스치모타나아사나

'파스치마(paschima)'는 '서쪽', '우타나(uttana)'는 '격렬한'을 의미한다. 몸의 앞쪽은 동쪽, 머리 뒤에서부터 발꿈치까지 뒤쪽 전체는 서쪽에 해당한다. 이와 비슷하게 발은 남쪽, 머리의 정수리는 북쪽을 나타낸다. 이 아사나에서는 몸의 뒤쪽을 아주 강하게 늘인다.

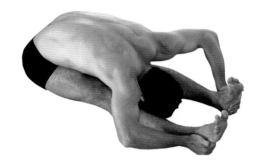

방 법

1 단다아사나로 앉는다.

2 양발을 서로 30~45cm 정도 벌린다. 다리는 곧게 뻗고 무릎은 확고부동하게 조인다.

3 손바닥을 엉덩이 옆 바닥에 놓는다. 몇 차례 깊게 호흡을 한다.

4 숨을 들이마시며 양팔을 머리 위로 들어올린다. 가슴 양옆은 겨드랑이 쪽으로, 겨드랑이는 손가락 쪽으로 쭉 뻗어 올린다.

5 등골을 오목하게 만든다.

6 숨을 내쉬며 머리, 양팔과 함께 몸통을 쭉 펴서 앞으로 숙이고 손바닥으로 양발 옆을 잡는다.

7 양 팔꿈치를 굽혀서 머리를 정강이뼈 가까이 가져간다. 몇 차례 정상 호흡을 한다.

8 숨을 내쉬며 발꿈치를 잡고 양 팔꿈치가 서로 멀어지도록 벌리면서 몸통의 양옆을 신장시키고 머리를 다리 사이로 가져간다.

9 이 자세를 가능한 한 오래 지속하면서 정상 호흡을 한다.

10 숨을 들이마시며 머리와 가슴을 들어올리고 손바닥을 발에 대고 단다아사나로 앉는다.

주 의 : 처음에는 두 다리를 벌리고 하지만 나중에는 두 다리를 붙이고 아사나를 행한다.

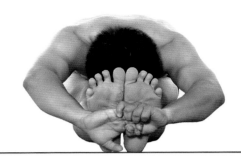

효 과

• 뇌를 고요히 유지하면서 몸을 강하게 늘인다.

• 서혜부, 뒤넙다리근, 무릎 관절을 최대한 늘여서 건강하게 한다.

• 이마를 받치면 눈의 피로가 풀리고 뇌가 시원해진다.

• 많은 운동선수들은 햇볕에서 장시간 있은 후에 머리의 무거움과 몸의 열을 자주 호소한다. 파스치모타나아사나는 이런 증상에 그 효과가 아주 탁월하다.

주 의 : 정강이뼈나 무릎에 이마가 닿지 않으면 베개나 담요를 무릎 위에 얹어서 이마를 그 위에 내려놓는다.

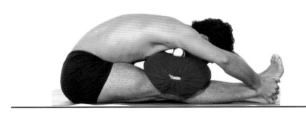

호흡이 어려울 때의 파스치모타나아사나

도 구 : 베개, 담요, 목침, 탄력 붕대(크레이프 붕대)

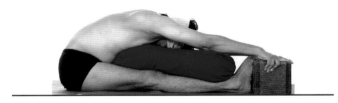

방 법

1 단다아사나로 앉는다.

2 베개를 세로로 길게 다리 위에 얹는다. 숨을 들이마시며 양팔을 머리 위로 쭉 뻗어 올린다. 한 차례 정상 호흡을 한다.

3 숨을 내쉬며 몸통을 앞으로 뻗어서 가슴과 이마를 베개 위에 내려놓는다. 머리가 닿지 않으면 베개 위에 담요를 얹는다.

4 양발 앞에 목침을 둔다. 양팔을 뻗어서 목침 옆을 잡되, 팔꿈치를 굽히지 않는다.

5 사진 속 시연자만큼 몸을 뻗을 수 없다면 손바닥을 목침 위에 얹는다.

6 머리를 정강이 쪽으로 내리누르면 머리와 목이 긴장된다. 이럴 땐, 머리와 팔을 겨드랑이보다 살짝 높게 혹은 나란히 한 선에 둔다.

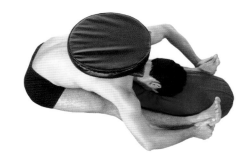

눈과 뇌를 쉬게 하는 파스치모타나아사나

도 구 : 탄력 붕대, 4~7kg 되는 웨이트

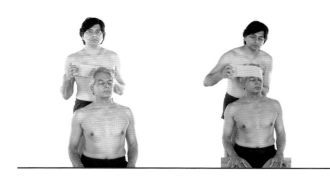

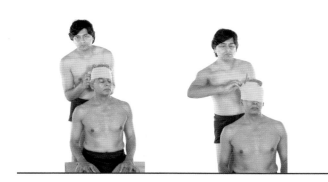

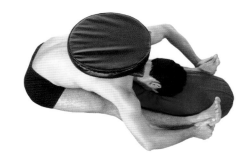

방 법

1 단다아사나로 앉는다.

2 양발 사이를 15cm 가량 벌린다.

3 다리 사이에 베개를 세로로 길게 놓는다.

4 동료에게 부탁하여 사진에서처럼 탄력 붕대로 눈과 이마를 가린다.

5 숨을 내쉬며 파스치모타나아사나를 행해서 이마를 베개에 내려놓고 이마의 피부를 눈썹 쪽으로 끌어내린다.

6 동료에게 부탁하여 등의 중앙과 위쪽에 걸쳐지도록 웨이트를 얹는다. 웨이트가 지면과 수평을 이루게 한다. 웨이트가 기울면 접은 담요나 얇은 발포 블록을 웨이트 밑에 댄다.

7 이 자세를 가능한 한 오래 지속하면서 정상 호흡을 한다.

효 과

• 뇌와 눈을 빨리 시원하게 한다.

• 척추 근육을 이완시킨다.

• 경기장에서 장시간 있은 후에 선수들의 활력을 북돋운다.

• 선수들이 열에 적응하도록 돕는다.

아도 무카 우파비스타 코나아사나

우파비스타 코나아사나의 변형이다. 여기서는 몸통을 앞으로 쭉 뻗고 머리나 턱을 지면이나 베개 위에 내려놓는다.

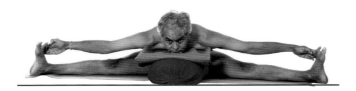

도 구 : 베개와 담요. 몸이 굳은 사람은 베개 위에 담요를 추가로 얹는다. 몸 앞에서 베개를 세로로 길게 복부 가까이 둔다.

방 법

1 우파비스타 코나아사나로 앉는다.

2 숨을 내쉬며 몸통을 앞으로 숙이고 왼발 바깥쪽 날을 왼손으로, 오른발 바깥쪽 날을 오른손으로 잡는다.

3 발꿈치 안쪽 면이 발목에서 멀어지도록 쭉 뻗어내고 발꿈치와 발목 사이의 인대를 바닥 쪽으로 누른다. 이러면 뒤넙다리근에 체중을 싣지 않고도 다리를 더 쭉 뻗을 수 있다. 정상 호흡을 한다.

4 숨을 내쉬며 몸통을 앞으로 뻗고 복부와 가슴은 베개 위에, 턱은 베개 위의 담요에 내려놓는다.

5 이 자세를 2~3분 간 지속한다. 정상 호흡을 한다.

6 숨을 들이마시며 몸통을 들어올리고 손을 푼다.

7 우파비스타 코나아사나로 앉는다.

몸이 굳어서 발을 잡기가 어려우면 벨트를 각 발의 장심에 하나씩 걸고 발 대신 그 벨트를 잡는다.

이 사진 속 자세는 아도 무카 우파비스타 코나아사나의 또 다른 변형이다. 여기서는 양팔을 앞으로 뻗어서 손바닥을 목침 위에 얹고 가슴과 이마를 베개 위에 내려놓는다.

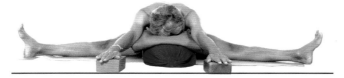

효 과

• 뒤넙다리근과 서혜부를 이완시킨다. 이 아사나로 경기장에서도 서혜부의 뻣뻣함을 해소할 수 있다.

• 머리를 받치면 몸과 뇌가 시원해진다.

• 눈의 피로를 풀어준다.

파반 묵타아사나

파반 묵타아사나의 변형 자세이다. 의자 위에서 행하면 등 근육의 긴장이 풀리고 머리가 시원해진다.

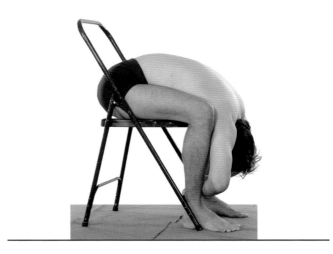

방 법

1 의자에 똑바로 앉는다.

2 의자 엉덩받이의 가장자리를 잡고 엉덩이를 들어서 뒤로 가져간다. 그러면 정확히 좌골 위에 앉을 수 있다.

3 양 무릎과 발을 서로 띄운다. 양발의 바깥쪽 날이 의자 다리에 닿아 있어야 한다.

4 무릎과 발을 나란히 한 선에 둔다.

5 숨을 내쉬며 몸통을 의자 엉덩받이의 앞쪽 가장자리에 가까워지도록 숙인다.

6 팔꿈치를 굽혀서 손으로 의자 다리 밑의 가로대를 잡는다. 위팔을 머리, 목과 함께 바닥 쪽으로 가져간다.

7 이 자세를 2분 간 지속하면서 정상 호흡을 한다.

8 자세를 지속하기가 힘들면 상체를 들어올렸다가, 같은 아사나를 2~3번 반복한다.

허리가 너무 굳어서 상체를 숙이기가 힘들면 둥글게 만 담요나 베개, 방석을 복부와 넓적다리 사이에 끼운다.

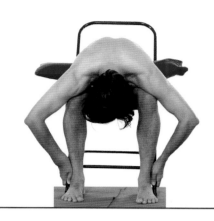

방 법

1 양 무릎과 발을 벌린다. 양발의 바깥쪽 날이 의자 다리에 닿아 있어야 한다.

2 몸통을 쭉 뻗으면서 앞으로 숙이고 복부를 베개나 담요 위에 댄다.

3 양 팔꿈치를 굽히고 의자 다리의 아래 부분을 잡는다. 이 자세를 가능한 한 오래 지속하면서 정상 호흡을 한다.

주 의 : 허리가 심하게 굳은 경우에는 두 다리를 더 넓게 벌려서 발의 안쪽 날이 의자 다리의 바깥쪽 면에 닿도록 조정한다.

효 과

• 장시간 서 있은 후거나 뒤로 젖히는 아사나들을 한 후에 몸의 뒷면을 쭉 늘여서 등 근육의 뻣뻣함을 즉시 풀어준다.

파르스바 파반 묵타아사나

파반 묵타아사나의 또 다른 변형이다. 몸을 옆으로 돌려서 앞으로 숙이는 자세이다. 등의 통증과 뻐근함을 줄이는 데 도움이 된다.

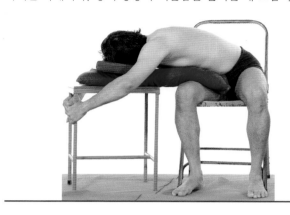

도 구 : 의자, 엉덩받이의 높이와 같거나 살짝 더 높은 스툴, 긴 베개, 발포 블록이나 담요

방 법

1 의자에 똑바로 앉는다.

2 양 무릎과 발을 30~45cm 정도 벌린다.

3 의자 옆, 즉 수련자의 오른쪽에 스툴을 놓는다.

4 숨을 내쉬며 척추를 오른쪽으로 돌린다. 몇 차례 정상 호흡을 한다.

5 넓적다리와 스툴 위에 베개를 걸쳐 놓는다.

6 숨을 내쉬며 앞쪽 척추를 들어올리고 앞으로 숙여서 가슴과 복부를 베개 위에 내려놓는다.

7 머리를 오른쪽으로 돌려서 왼쪽 귀와 머리의 왼쪽 면을 베개 위의 발포 블록이나 접은 담요에 내려놓는다.

8 머리를 가슴보다 살짝 더 높게 유지한다.

9 양팔을 앞으로 쭉 뻗으면서 스툴의 다리를 잡는다. 이 자세를 15초에서 2분쯤 가능한 한 오래 지속하면서 정상 호흡을 한다.

10 숨을 들이마시며 가슴과 머리를 들어올린다. 의자 엉덩받이에 똑바로 앉는다.

11 의자 왼쪽으로 스툴을 옮기고 왼쪽으로 몸을 돌려서 오른쪽 귀를 블록이나 담요 위에 내려놓고, 같은 아사나를 반복한다.

12 이 아사나를 한 번에 오래 지속할 수 없으면 양쪽 모두 2~3 번 반복한다.

효 과

• 테니스, 스쿼시, 크리켓, 골프를 포함한 많은 스포츠는 등의 긴장을 유발한다. 위의 두 가지 아사나는 척추의 정렬을 바르게 하고 등 근육을 이완시키고 등의 부상을 예방한다.

복부를 쓰는 아사나

파리푸르나 나바아사나

'파리푸르나(Paripūrna)'는 '전체의', '완성된', '나바(nāva)'는 '작은 배'를 뜻한다. 이 아사나의 모습은 노 젓는 작은 배를 연상시킨다.

벨트를 이용한 파리푸르나 나바아사나

처음에는 이 아사나에서 균형을 잡기가 쉽지 않으므로 벨트를 사용해서 행하는 법을 먼저 익힌다.

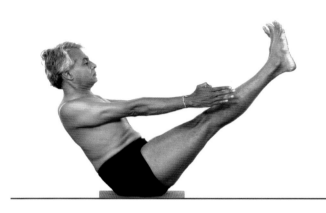

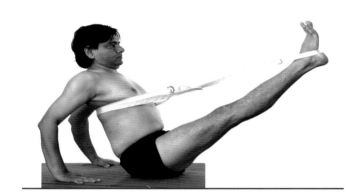

방 법

1 단다아사나로 앉는다.

2 손바닥을 엉덩이 옆 바닥에 내려놓고 손가락이 앞을 향하게 한다.

3 척추를 똑바로 세운다.

4 숨을 내쉬며 몸통을 살짝 뒤로 기울인다.

5 등 근육을 몸통과 늑골 쪽으로 밀어넣고 동시에 다리를 바닥에서 들어올려서 발이 머리와 한 선을 이루거나 혹은 좀더 높이 위치하도록 한다.

6 양다리를 쭉 뻗고 무릎은 확고부동하게 조인다.

7 양손을 바닥에서 떼어 앞으로 쭉 뻗는다. 양팔은 어깨와 같은 높이에서 바닥과 수평을 이룬다.

8 양 손바닥은 서로 마주보게 하고 양 다리는 서로 가까이 붙인다.

9 몸의 균형은 엉덩이로만 잡는다. 척추의 어느 부위도 바닥에 닿지 않아야 한다.

10 이 자세를 30초 간 지속하면서 정상 호흡을 한다.

11 숨을 내쉬며 양손과 다리를 바닥에 내려놓는다.

12 이 아사나를 2~3번 반복한다.

효 과

• 복부의 근육과 장기들을 운동시키고 탄탄하게 한다.

• 소화를 돕는다.

방 법

1 단다아사나로 앉는다.

2 발의 장심과 등의 중앙에 벨트를 하나 건다.

3 양 무릎을 살짝 구부린 상태에서 벨트를 조인다.

4 양손을 엉덩이 뒤 바닥에 내려놓는다.

5 숨을 내쉬며 양 팔꿈치를 살짝 구부리면서 몸통을 뒤로 기울인다.

6 양 다리를 쭉 펴면서 들어올린다. 무릎은 힘주어 곧게 편다.

7 이 자세를 가능한 한 오래 지속하면서 정상 호흡을 한다.

효 과

• 가슴을 열고 폐활량을 향상시킨다.

• 복부의 근육과 장기를 운동시키고 탄탄하게 한다.

• 소화력을 증진시킨다.

• 뒤넙다리근을 늘인다.

• 무릎 관절에 공간을 만들어서 무릎 통증을 이완시킨다. 무릎을 장시간 긴장시키는 테니스 선수들과 골키퍼, 위켓 키퍼들에게 특히 유익하다.

아르다 나바아사나

'아르다(Ardha)'는 '절반'을 뜻한다. '나바(nāva)'는 '작은 배'를 뜻한다. 이 아사나의 모습은 '노를 젓는 배의 절반'을 떠올린다.

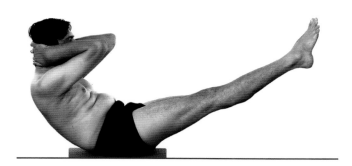

방 법

1 단다아사나로 앉는다.

2 손깍지를 껴서 머리 뒤, 즉 목 바로 위로 가져간다.

3 숨을 내쉬며 몸통을 뒤로 기울이면서 동시에 양다리를 바닥에서 들어올린다.

4 양다리는 곧게 뻗고 무릎은 힘주어 쭉 펴고 발가락은 위를 향해 뻗는다.

5 양발과 머리의 정수리를 한 선에 둔다.

6 몸통의 등 근육을 단단히 유지한다.

7 엉덩이로만 몸의 균형을 잡는다.

8 이 자세를 가능한 한 오래 지속하면서 정상 호흡을 한다.

9 숨을 내쉬며 양손과 다리를 바닥으로 낮춘다.

10 이 아사나를 3~4번 반복한다.

효 과

• 등 근육을 강화한다.

• 복부 기관을 자극한다.

• 소화력을 증진한다.

• 간과 쓸개, 지라의 기능을 향상시킨다.

주 의 : 아사나를 행하는 중에 균형을 잡기 위해서 숨을 들이쉰 후에 잠시 숨을 참아선 안 된다.

우바야 파당구쉬타아사나

'우바야(ubhaya)'는 '양쪽', '파다(pādā)'는 '발', '앙구쉬타 (anguṣṭhā)'는 '엄지발가락'을 의미한다. 이 아사나에서는 손으로 양 엄지발가락을 잡는다.

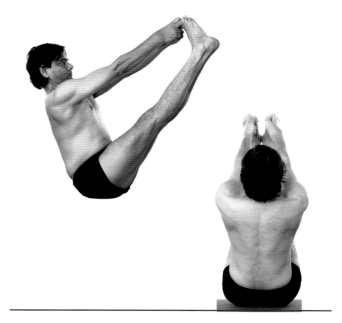

방 법

1 단다아사나로 앉는다.

2 숨을 내쉬며 양 무릎을 구부려서 발을 엉덩이 가까이 가져온다.

3 양 무릎을 5cm 가량 벌린다. 두 번째, 세 번째 손가락을 엄지발가락에 건다.

4 숨을 내쉬며 양발을 들어올리고 다리를 쭉 뻗는다.

5 무릎을 힘주어 곧게 유지하고 무릎뼈를 넓적다리 쪽으로 끌어올린다.

6 등골을 오목하게 하고 정상 호흡을 한다.

7 허리와 가슴을 앞으로 들어올린다.

8 다리의 뻗음과 척추의 들어올림이 동시에 적절히 어우러지게 한다.

9 머리를 곧게 유지한다.

10 가능한 한 오래 엉덩이로 균형을 유지하면서 정상 호흡을 한다.

11 숨을 내쉬며 양다리를 구부려서 바닥에 내려놓는다.

우바야 파당구쉬타아사나
(앞장에 이어서)

섬세한 정렬 : 두 다리를 뻗으려고 노력하는 초기에는 쉽게 넘어지고 흔들린다. 이렇게 되지 않고 균형 잡는 법을 익히기 위해서는

- 다리를 천천히 들어올리고 쭉 뻗는다.
- 다리를 위로 뻗어 올릴 때 허리에 의식을 모아 그 부분을 오목하게 한다.
- 허리와 아래 복부를 다리로 더 가까이 가져간다.
- 다리를 뻗는 행위와 몸통을 들어올리는 행위가 동시에 적절히 이루어지게 한다.
- 아사나에 안정감이 생기면 배꼽을 다리 가까이 가져가고 좌골 앞부분 위에 앉도록 한다.
- 가슴 양옆을 들어올린다.

효 과

- 복부 근육을 탄탄히 하고 복부 기관을 강화시킨다.
- 모든 운동선수들에게 꼭 필요한 균형감각을 길러준다.
- 넓적다리, 무릎, 종아리 뒤쪽을 늘인다.

우르드바 프라사리타 파다아사나

'우르드바(Ūrdhva)'는 '위로', '프라사리타(Prasārita)'는 '확장된', '파다(Pāda)'는 '발'을 의미한다. 이 아사나에서는 발을 몸통 위로 쭉 뻗는다.

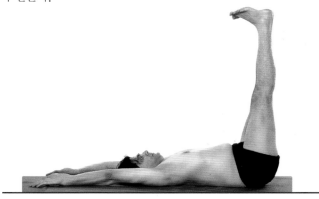

방 법

1 바닥에 등을 대고 눕는다.
2 양발을 뻗어 내고 무릎은 힘주어 편다.
3 숨을 들이마시며 양팔을 머리 위로 뻗고 팔꿈치는 힘주어 조이고 손바닥은 천장을 향하게 한다.
4 가슴을 끌어올리고 허리뼈를 엉덩이 쪽으로 길게 늘이면서 바닥 가까이 가져간다.
5 몇 차례 정상 호흡을 한다.
6 숨을 내쉬며 양다리를 똑바로 90도 들어올리고 무릎의 힘을 단단히 유지한다.
7 이 자세를 가능한 한 오래 지속하면서 정상 호흡을 한다.
8 숨을 내쉬며 무릎을 굽히지 않고 천천히 양다리를 바닥으로 낮춘다. 들어올릴 때나 내릴 때, 양다리를 힘있고 곧게 유지한다.
9 처음에는 양다리를 들어올릴 때 곧게 뻗어 유지하기가 어렵다. 이런 경우 다리를 들어올릴 때 무릎을 살짝 굽혀도 된다. 하지만 계속 수련하면 마침내 무릎을 힘주어 곧게 편 상태에서 양다리를 쭉 뻗어 올릴 수 있게 된다.
10 이 아사나를 3~4번 반복한다.

섬세한 정렬 : 허리가 들리거나 수축되면 복부와 허리가 긴장된다. 따라서 요추를 엉덩이 쪽으로 길게 늘이면서 바닥 가까이 낮춰서 그 부위가 바닥에 확고히 닿도록 한다.

양팔을 펴는 우르드바 프라사리타 파다아사나

앞의 아사나를 더 발전시킨 자세이다. 팔을 머리 위로 뻗어서
행하는 앞의 아사나에 어느 정도 숙달된 후에는 몸통과 적절한
각도로 팔을 양옆으로 펼쳐서 아사나를 행한다. 팔을 옆으로
펼치면 다리를 들어올리기가 더 힘들지만 그에 따라 가슴도 함께
확장되기 때문에 호흡하기가 한결 수월해진다.

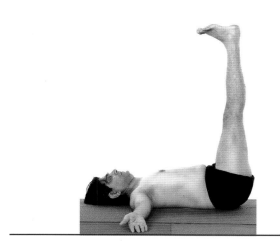

섬세한 정렬 : 처음에는 두 다리를 쭉 뻗어 유지하기가 어렵다.
먼저 무릎을 살짝 굽혀서 양다리를 들어올리는 법을 익히고
그 이후에 다리를 쭉 뻗은 채로 들어올린다. 다리의 안정감을
기르려면 숨을 내쉬며 다리를 8~10cm 가량 벌린다. 다리의
안쪽을 서혜부에서부터 발목 안쪽까지 곧게 쭉 뻗는다. 이
동작으로 다리는 안정되고 튼튼해질 것이다. 그 후에 이 안정감을
유지하면서 두 다리를 가지런히 모은다.

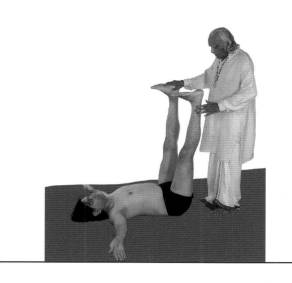

벨트를 이용한 우르드바 프라사리타 파다아사나

다리를 쭉 펴기가 힘들면 벨트를 써서 아사나를 행한다.

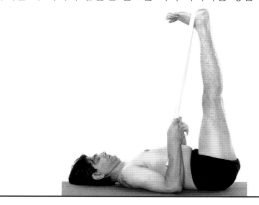

방 법

1 두 발의 장심에 벨트를 건다.

2 손으로 벨트의 양끝을 잡고 아래로 당긴다.

3 이 동작은 복부를 이완시키고 다리를 강화시키며 아사나의
   지속 시간을 늘려준다. 골반을 더 바닥 가까이 끌어내려서 허리
   근육을 이완시킨다.

효 과

- 요추 주변을 강화시킨다.

- 복부 근육을 강화시키고 복부 기관을 탄탄하게 하여 위 관련
  질환과 헛배 부른 증상에 시달리는 사람들에게 큰 도움이 된다.

- 다리 뒤쪽을 늘이고 다리에 안정감을 준다.

- 열기에 의해서나 장시간 서 있어서 유발된 다리의 부기를 가라
  앉힌다.

벽을 이용한 우르드바 프라사리타 파다아사나

벨트 3개로 다리를 묶고 행하는 자세이다. 이때 다리는 벽에
댄다. 무릎 통증이 매우 심한 사람들을 위한 것이다. 활동적인
운동선수들을 위한 자세는 아니지만 선수 생활 중에 무릎 부상을
당했거나 무릎 손상으로 고생하는 선수들에게는 유익하다.

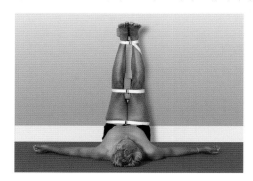

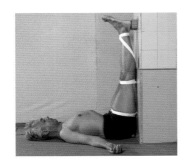

방 법

1 단다아사나로 앉는다. 손바닥은 엉덩이 옆에 둔다.

2 숨을 내쉬며 천천히 팔꿈치와 아래팔을 바닥에 내려놓으면서 척추를 바닥 쪽으로 기울인다. 한 차례 정상 호흡을 한다.

3 숨을 내쉬며 양 무릎을 구부려서 천천히 양발과 엉덩이를 벽으로 가까이 가져간다. 천천히 척추를 바닥에 누인다.

4 점차 엉덩이를 벽으로 더 가까이 가져간다. 양다리를 쭉 뻗고 발꿈치를 벽에 댄다.

5 양다리가 바닥과 수직을 이루게 한다.

6 동작을 더 심화시키고 무릎에 더 큰 효과를 보려면 동료나 보조 수련자가 발포 블록이나 둥글게 만 담요를 양 무릎 사이에 끼운다.

7 스스로, 혹은 남에게 부탁하여 벨트 3개를 다리에 묶는다. 첫 번째 벨트는 넓적다리가 시작되는 부분에, 두 번째 벨트는 무릎 바로 위에, 세 번째 벨트는 발목 근처에 묶는다.

8 모든 벨트를 꽉 조인다.

9 발꿈치와 엉덩이가 나란히 한 선에 있도록 한다. 엉덩이를 벽 쪽으로 아주 가까이 가져가기 힘들면 둥글게 만 담요나 발포 블록을 발꿈치와 벽 사이에 끼운다.

10 이 자세를 5~8분 간 지속하면서 정상 호흡을 한다.

11 벽과 벨트로 다리를 지지한 상태이므로 이 아사나의 지속 시간을 더 늘려도 된다.

효 과

• 무릎 관절에 공간을 만들어 주기 때문에 무릎 질환에 시달리는 사람들에게 매우 유익하다.

• 뒤넙다리근을 길게 늘여서 다리 근육의 피로를 해소하고, 쑤시고 아리는 통증을 완화시킨다.

• 발과 발목의 부기를 가라앉힌다.

자타라 파리바르타나아사나

'자타라(Jaṭhara)'는 '위와 복부', '파리바르탄(parivartan)'은 '비튼', '휘감는'을 뜻한다. 자타라 파리바르타나아사나에서는 복부를 다리와 반대 방향으로 돌려 내고 몸통의 뒷면은 바닥에 유지한다.

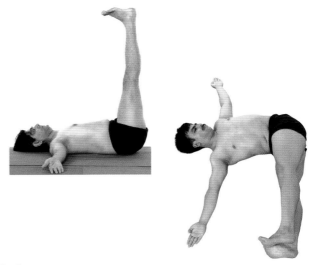

방 법

1 등을 바닥에 대고 눕는다.

2 양팔을 어깨 높이에서 옆으로 펼친다.

3 손바닥은 천장을 향하게 한다.

4 숨을 내쉬며 양다리를 90도 들어올리고 무릎은 힘주어 곧게 펴서 우르드바 프라사리타 파다아사나를 행한다.

5 몇 차례 정상 호흡을 한다.

6 숨을 내쉬며 양다리를 동시에 오른쪽으로 내려서 오른발이 거의 바닥에 닿을 듯한 상태로 유지한다.

7 복부는 왼쪽으로 돌린다.

8 양다리는 바닥과 수평을 이루게 한다.

9 이 자세를 20~30초 간 지속한다. 정상 호흡을 한다.

10 숨을 내쉬며 양다리를 다시 중앙으로 들어올린다. 양다리가 바닥과 수직을 이루게 한다.

11 몇 차례 정상 호흡을 한다. 이제 양다리를 왼쪽으로 내리고 복부는 오른쪽으로 돌린다.

12 이 아사나를 20~30초 간 지속한다. 정상 호흡을 한다.

13 숨을 내쉬며, 양다리를 다시 들어올려서 우르드바 프라사리타 파다아사나를 행했다가, 다리를 천천히 바닥으로 내린다.

14 양쪽 모두 같은 아사나를 3~4번 반복한다.

섬세한 정렬 :

- 양다리를 어느 한쪽 방향으로 내릴 때 허리의 양쪽 면이 서로 나란해야 한다.
- 양 넓적다리의 안쪽 면을 서혜부 가까이 끌어내려서 다리를 쭉 곧게 편다.

주 의 : 아사나 도중에 어깨가 들린다면 양 손바닥으로 바닥을 누른다.

효 과

- 복부 근육과 장기를 운동시키고 소화기 계통을 강화시킨다.
- 허리의 염좌나 뻐긋함을 완화시킨다.

무릎을 굽히는 자타라 파리바르타나아사나

허리 통증에 시달리는 사람들은 이 아사나에서 다리를 곧게 펴기가 어렵다. 이런 사람들은 무릎을 굽히고 아사나를 행한다.

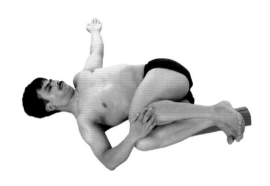

방 법

1 등을 바닥에 대고 눕는다.

2 양팔을 어깨 높이에서 양옆으로 펼치고 손바닥은 천장을 향하게 한다.

3 양 무릎을 구부린다. 양 발꿈치를 엉덩이 가까이 가져간다.

4 숨을 내쉬며 양다리를 오른쪽으로 돌린다.

5 오른팔로 왼쪽 무릎을 잡고 복부를 왼쪽으로 돌린다.

6 이 자세를 20~30초 간 지속하면서 정상 호흡을 한다.

7 숨을 내쉬며 무릎에서 손을 떼고 양 무릎을 들어올린다. 몇 차례 정상 호흡을 한다.

8 숨을 내쉬며 양다리를 왼쪽으로 돌린다.

9 왼손으로 오른쪽 무릎을 잡고 복부를 오른쪽으로 돌린다.

10 이 자세를 20~30초 간 지속하면서 정상 호흡을 한다.

11 무릎에서 손을 떼고 양 무릎을 들어올리며 천천히 다리를 곧게 편다.

12 양쪽 모두 같은 아사나를 2~3번 반복한다.

효 과

- 등 근육을 마사지하는 효과가 있어서 등의 통증으로 고생하는 사람들에게 좋다.
- 경미한 등의 결림을 완화시키고 엉덩이 주변의 뻣뻣함을 줄여준다.
- 복부를 비트는 동작은 복부 장기로 통하는 혈액 순환을 개선하고 신진 대사를 촉진시킨다.

누워서 하는 아사나

숩타 스와스티카아사나

스와스티카아사나를 누워서 행하는 변형 동작이다.

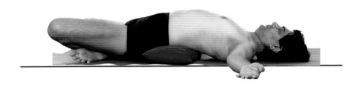

방 법

1 스와스티카아사나로 앉는다 (다리를 교차해서).

2 둥글게 만 담요나 낮은 베개를 엉덩이 뒤에 좌우로 길게
  놓는다.

3 숨을 내쉬며 몸을 뒤로 눕히면서 양 팔꿈치를 하나씩 바닥에
  내려놓는다.

4 천천히 몸통을 눕히면서 허리를 낮은 베개에, 등의 윗부분과
  머리는 바닥에 내려놓는다. 이때 허리는 오목하게 유지한다.

5 양팔을 어깨 높이에서 양옆으로 뻗는다.

6 이 자세를 8~10분 간 지속하면서 정상 호흡을 한다.

7 숨을 들이마시며 팔꿈치를 바닥에 대고 일어나 앉는다.

8 다리의 교차 방향을 바꾸어서 아사나를 반복한다.

효 과

• 장시간 서 있거나 뛰거나 다리를 구부리고 있어서 유발된
  허리의 피로를 없앤다.

• 복부의 불편함을 해소하고 설사를 조절한다.

• 다리의 피로 회복을 돕는다.

주 의 : 낮은 베개로 등뼈(흉추)를 받치면 가슴이 활짝 열려서
에너지가 활성화된다.

숩타 받다 코나아사나

'숩타(supta)'는 '누운', '기울어진'을 뜻한다. 이 아사나에서는
양다리로 받다 코나아사나를 행하고 등을 바닥에 누인다.

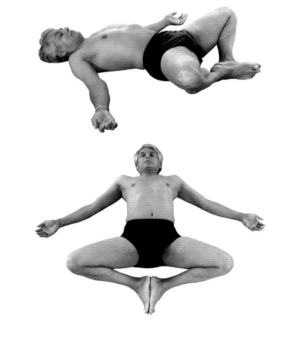

방 법

1 받다 코나아사나로 앉는다.

2 양손을 엉덩이 옆에 내려놓는다.

3 양 팔꿈치를 굽혀서 서서히 뒤로 기대면서 하나씩 바닥에
  내려놓고 등을 바닥에 누인다.

4 양팔을 몸통 옆에서 뻗고 손바닥은 위를 향하게 한다.

5 이 자세를 가능한 한 오래 지속하면서 정상 호흡을 한다.

효 과

• 이완의 효과가 매우 크다. 이 자세를 몇 분 간 지속하면 몇
  시간의 수면 이상으로 몸과 마음이 이완된다.

• 이완만 시키는 것이 아니라, 활력도 북돋아준다.

• 월경 주기를 조절하므로 월경 중인 여성들은 필히 행해야 한다.

서혜부와 넓적다리가 심하게 긴장될 때의 숩타 받다 코나아사나

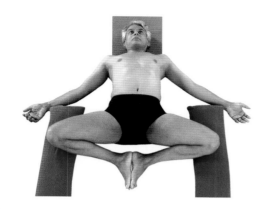

방법

1 숩타 받다 코나아사나로 눕는다.

2 얇은 베개나 목침을 넓적다리 바깥쪽 면과 바닥 사이에 놓아서 넓적다리를 받친다.

3 넓적다리로 베개를 눌러서 서혜부를 더 연다.

효과

• 다리를 받치면 서혜부가 이완된다.

무릎이 심하게 긴장될 때의 숩타 받다 코나아사나

무릎에 지나친 긴장이 느껴지면 넓적다리와 종아리를 벨트로 묶는다.

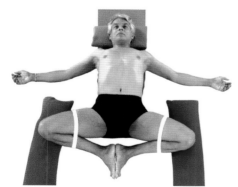

방법

1 받다 코나아사나로 앉는다.

2 양다리를 각각 벨트 1개로 넓적다리 중앙에서 정강이뼈 중앙까지 한데 묶는다. 양쪽 벨트를 꽉 조인다.

3 숩타 받다 코나아사나로 다시 눕는다.

4 머리 뒤를 접은 담요로 받쳐서 머리가 가슴보다 살짝 더 높은 위치에 있게 한다.

요추가 심하게 긴장될 때의 숩타 받다 코나아사나

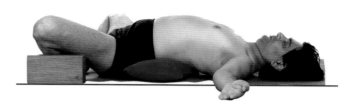

방법

1 얇고 긴 베개나 둥글게 만 담요를 가로로 길게 요추 부위 밑에 놓고 요추를 받친다.

2 숩타 받다 코나아사나로 다시 눕는다.

3 양 무릎을 목침 위에 올려놓는다.

효과

• 등의 통증을 경감시킨다.

• 소화불량에 의한 설사를 조절한다.

• 가슴 양옆을 열어서 수련자의 활력을 돋운다.

• 뇌를 맑게 하고, 많이 피곤할 때도 수련자의 주의력을 깨운다.

속이 쓰리고 메스꺼울 때의 숩타 받다 코나아사나

속쓰림과 메스꺼움을 동반한 소화불량은 불규칙한 식사 시간과 장거리 여행으로 선수들이 자주 겪는 증상이다. 병원 치료를 받아야 할 만큼 심각한 증상은 아닐 수 있으나, 선수 기량에 영향을 끼칠 만큼 불편함을 초래한다. 받다 코나아사나의 변형인 이 자세는 속쓰림과 메스꺼움을 즉시 가라앉힌다.

도구 : 비파리타 단다아사나 벤치나 낮은 탁자, 베개, 담요 몇 장, 발포 블록

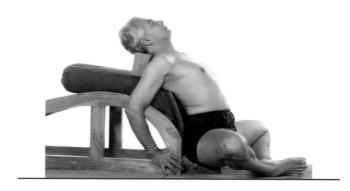

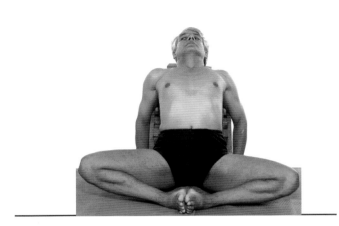

방 법

1 엉덩이 뒤를 벤치 가까이 가져가 엉덩이 밑에 접은 담요를 깔고 그 위에 받다 코나아사나로 앉는다.

2 양다리 옆에 손을 놓고 몸을 앞으로 기울이면서 엉덩이를 벤치 가까이 바짝 가져간다.

3 똑바로 앉아서 등 뒤에 있는 벤치 다리의 아래 부분을 손으로 잡는다. 정상 호흡을 한다.

4 숨을 들이마시며 몸통을 들어올리고 어깨와 머리를 뒤로 젖힌다.

5 머리 뒤를 목침이나 접은 담요로 받친다. 등이 벤치에 닿지 않으면 등 뒤에 베개를 놓는다.

6 메스꺼움이 사라질 때까지 이 자세를 지속하면서 정상 호흡을 한다.

효 과

• 위와 식도 주변을 늘인다. 머리를 뒤로 젖혀서 위장관 위쪽에 공간을 만든다. 위의 내용물이 식도로 넘어오는 반사작용을 감소시켜서 속쓰림과 메스꺼움도 줄어든다.

숩타 비라아사나

숩타 비라아사나

'숩타(supta)'는 '누워 있는', '뒤로 기댄 자세'를 뜻한다. 이 아사나에서는 다리로 비라아사나를 행하면서 등은 바닥에 내려놓는다.

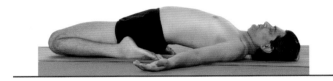

방 법

1 비라아사나로 앉는다. 양 손바닥을 발 옆에 둔다. 정상 호흡을 한다.

2 숨을 내쉬며 팔꿈치를 굽히고 천천히 등을 기울이면서 한 번에 하나씩 팔꿈치를 바닥에 댄다.

3 머리 정수리, 그 다음에는 머리 뒷면, 마지막으로 등을 바닥에 내려놓는다.

4 양팔을 가슴 옆에서 편다.

5 위팔과 손바닥을 바깥쪽으로 돌린다.

6 처음에는 이 자세를 최소한 5분 간 지속하면서 깊게 호흡을 한다. 나중에는 수련자가 원하는 만큼 오래 지속해도 된다.

7 숨을 내쉬며 팔을 구부려서 팔꿈치를 바닥에 대고 몸통을 세워 비라아사나로 앉는다.

주 의

» 이 아사나를 처음 행할 때 양 무릎을 서로 붙이기가 힘들면 살짝 벌려도 된다.

» 처음엔 넓적다리가 긴장되는 듯 느껴지지만 이 아사나를 어느 정도 지속하다 보면 그 불편함은 점차 사라진다.

효 과

• 다리 근육의 피로를 푸는 효과가 뛰어나다. 이 아사나는 장시간 발을 사용하는 운동선수들에게 매우 좋다.

• 아주 고된 훈련 일정 후에 쌓인 피로와 긴장에서 회복을 돕는다.

• 복부 기관을 자극해서 소화를 돕는다. 식후에도 바로 행할 수 있다.

• 복부를 확장시켜서 배설을 쉽게 한다.

• 밤에 잠들기 전에 몇 분 간 행하면 다음 날 특히 다리가 가벼워진다.

• 이 아사나를 오래 지속하면 체력이 강화된다.

• 은퇴 후 심신의 건강을 전반적으로 고루 지켜주기 때문에 매우 유익하다.

베개를 이용한 숩타 비라아사나

몸이 굳어서 등이 바닥에 닿지 않으면 베개로 등을 받친다.

도 구 : 베개 2개를 세로로 길게 한데 포개어 놓는다. 이때 위의 베개를 아래의 베개보다 3~5cm 가량 더 뒤쪽에 놓아서 두 베개가 계단식으로 놓이게 한다. 위쪽 베개 위, 수련자 몸에서 먼 쪽 끝에 접은 담요를 하나 올려놓는다.

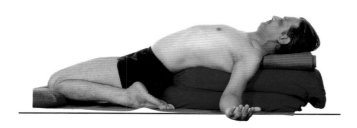

방 법

1 엉덩이 뒤를 베개 가까이 내려놓고 비라아사나로 앉는다.

2 무릎이 긴장되면 무릎 밑에 얇은 베개나 접은 담요를 놓는다.

3 숨을 내쉬며 천천히 등을 뒤로 기울이면서 베개 위에 내려놓는다.

4 머리 뒷면을 접은 담요 위에 내려놓아서 머리가 가슴보다 살짝 더 높은 위치에 있게 한다.

5 양팔은 옆으로 뻗어서 팔꿈치와 아래팔을 바닥에 놓고 손바닥은 위를 향하게 한다.

6 이 자세를 가능한 한 오래 지속하면서 깊게 호흡을 한다.

주 의 : 몸이 유연해지면 등 뒤에 베개를 하나만 사용한다.

효 과

• 수련자를 이완시키고 활기차게 한다.

• 호흡을 개선시키고 가슴의 답답함을 덜어준다. 감기에 걸리거나 코가 막혔을 때 이 아사나를 행하면 처음엔 호흡하기가 힘들지만 아사나를 지속하다 보면 점차 수월해진다. 5분 간 지속하면 코막힘이 완화된다.

담요를 이용한 숩타 비라아사나

허리에 긴장이 느껴지면 허리를 담요로 받친다.

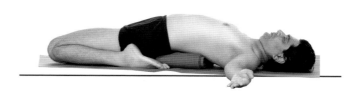

방 법

1 비라아사나로 앉는다.

2 너비가 30cm쯤 되게 접은 담요를 엉덩이 가까이에 놓고 서서히 숩타 비라아사나를 행한다.

3 무릎이 굳은 경우에는 둥글게 만 담요로 무릎을 받친다.

효 과

• 소화불량에 시달리는 사람들에게 아주 유익하다.

숩타 파당구쉬타아사나

'숩타(supta)'는 '누워 있는', '파다(pāda)'는 '발', '앙구쉬타(angus̩t̩ha)'는 '엄지발가락'을 나타낸다. 이 아사나에서는 바닥에 누워서 엄지발가락을 잡는다.

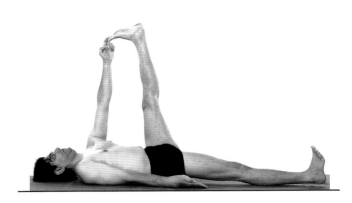

방 법

1 등을 대고 바닥에 누워서 팔을 몸통 옆에 둔다. 양다리를 곧게 뻗고 무릎은 힘주어 편다.

2 숨을 내쉬며 왼쪽 무릎을 구부려서 가슴 쪽으로 가져온다. 왼손 두 번째 손가락과 세 번째 손가락으로 왼쪽 엄지발가락을 감아 잡는다.

3 숨을 들이마시며 왼쪽 다리를 쭉 펴서 바닥과 수직을 이루게 한다.

4 이때 왼쪽 어깨나 엉덩이가 바닥에서 들리지 않도록 한다.

5 양 무릎을 확고하게 뻗고 무릎뼈(종지뼈)도 힘주어 끌어올린다. 몇 차례 호흡을 한다.

6 이 자세를 30초 간 지속하면서 정상 호흡을 한다.

7 숨을 내쉬며 왼쪽 다리를 구부려서 엄지발가락을 풀고 팔과 다리를 바닥에 내려놓는다.

8 같은 동작을 오른쪽에서 행한다.

9 양쪽 모두 이 아사나를 3~4번 반복한다.

섬세한 정렬 :

• 넓적다리가 시작되는 지점을 절구(socket) 모양의 골반뼈 쪽으로 끌어당기고 넓적다리 근육은 넙다리뼈에 밀착시켜서 뒤넙다리근의 긴장을 막는다.

• 이제 왼쪽 엉덩이가 바닥에서 들리지 않도록 왼쪽 넓적다리 뒷면의 중앙을 바닥 쪽으로 당겨내리고, 동시에 왼쪽 다리의 바깥쪽 면을 쭉 늘인다.

벨트를 이용한 숩타 파당구쉬타아사나

몸이 굳어서 엄지발가락을 잡을 수 없거나 다리를 곧게 뻗을 수 없다면:

1 들어올린 발바닥의 장심에 벨트를 하나 걸고 양손으로 그 벨트의 줄을 각각 잡는다.

효 과

• 허리를 이완시킨다.

• 무릎 관절을 이완시킨다. 무릎 관절을 늘여서 건강하게 한다. 무릎 긴장에 시달리는 운동선수들은 반드시 규칙적으로 이 아사나를 행해야 한다.

• 다리의 피로와 무거움을 해소하고 활기를 북돋운다.

• 다리의 혈액 순환을 개선하고 경련을 즉시 완화시킨다.

• 이 아사나에서 들어올린 다리의 넙다리네갈래근(대퇴사두근)은 바닥 쪽으로 당겨지고 뒤넙다리근은 신장된다. 이는 경기장에서 넙다리네갈래근이 무릎 쪽으로 치우치고 뒤넙다리근은 짧아지는 움직임과 반대이다.

• 뒤넙다리근을 늘인다. 뒤넙다리근을 강화시키고 그 움직임을 부드럽게 해서 선수의 보폭을 늘여준다. 이는 경기장에서 뛰어다닐 때 스피드를 향상시킨다. 이 아사나는 뒤넙다리근이 손상되거나 부상을 입었을 경우 그 회복도 돕는다.

파르스바 숩타 파당구쉬타아사나

숩타 파당구쉬타아사나의 변형이다.
여기서는 한 다리를 몸 옆으로 내려놓는다.

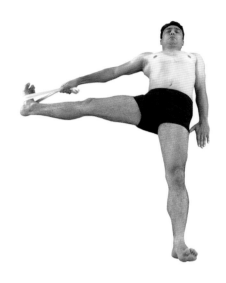

엉덩관절과 서혜부가 굳었을 때의 파르스바 숩타 파당구쉬타아사나

엉덩관절과 서혜부가 딱딱하면 발을 바닥에 내려놓을 수 없으므로 이럴 땐 두 발을 목침으로 받친다.

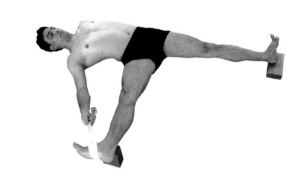

방 법

1 바닥에 누워서 오른쪽 다리를 위로 들어올리고 숩타 파당구쉬타아사나를 행한다.

2 머리와 몸통, 왼쪽 다리를 움직이지 않는다. 숨을 내쉬며 오른팔과 다리를 오른쪽으로 내린다. 오른발을 엉덩이와 나란히 한 선에 둔다.

3 양다리를 곧게 펴고 무릎도 확고부동하게 뻗은 상태를 유지한다.

4 왼쪽 엉덩이가 바닥에서 들리지 않아야 한다.

5 이 자세를 가능한 한 오래 지속하면서 정상 호흡을 한다.

6 숨을 들이마시며 오른팔과 다리를 들어올린다. 다시 숩타 파당구쉬타아사나를 행한다.

7 숨을 내쉬며 다리를 바닥으로 내린다.

8 같은 아사나를 왼편에서 반복한다.

주 의 : 발가락을 잡고 다리를 쭉 펴기가 힘들면, 우선 다리를 굽힌 상태에서 곧 들어올릴 오른발의 장심에 벨트를 하나 걸고 오른손으로 그 벨트를 잡은 다음, 팔과 다리를 몸 옆 바닥을 향해 내린다.

도 구 : 목침 2개

방 법

• 오른발 바깥쪽 날 아래에 목침을 둔다.

• 발로 목침을 누르면서 넓적다리 윗부분을 안에서 밖으로 돌려내어 서혜부를 연다.

• 왼쪽 다리의 뒤넙다리근이 신장되도록 왼쪽 발꿈치 밑에 두 번째 목침을 둔다.

효 과

• 숩타 파당구쉬타아사나와 같이 뒤넙다리근과 무릎 뒤를 늘인다.

• 다리의 안정감을 키우고 무릎을 건강하게 한다.

• 골반, 허리, 무릎의 통증을 이완시킨다. 엉덩관절에 필수적이다. 뒤넙다리근이 늘어나면서 이전에 무릎에 실렸던 무게가 자연히 줄어든다.

• 대부분의 스포츠에서 거의 항상 닫혀 있게 마련인 서혜부 주변의 딱딱함을 풀어주고 그 움직임을 부드럽게 한다.

• 복부에 공간을 만들고 장내 가스 제거를 돕는다.

• 장시간 여행 후 등과 다리 근육를 이완시킨다.

좌골신경통과 뻣뻣한 골반을 위한 숩타 파당구쉬타아사나

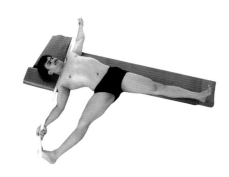

파반 묵타아사나

'파반(pavan)'은 '공기', '묵타(mukta)'는 '해방'을 뜻한다. 이 아사나는 장내 가스를 해소시킨다.

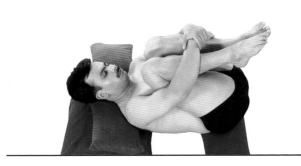

도 구 : 얇은 베개 2개를 함께 포개어 놓는다. 여기서 45~60cm 떨어진 지점에 또 하나의 얇은 베개를 놓는다.

방 법

1 이들 베개 사이에 등을 대고 눕는다. 머리 뒷면과 목은 서로 포개어 놓은 2개의 베개 위에, 엉덩이는 하나만 놓은 베개 위에 내려놓는다.

2 숨을 내쉬며 양 무릎을 굽혀서 넓적다리를 복부 가까이 가져온다. 정상 호흡을 한다.

3 숨을 내쉬며 양팔로 양다리를 감싸 안는다.

4 양팔로 양다리를 복부 쪽으로 당긴다.

5 이 자세를 가능한 한 오래 지속하면서 정상 호흡을 한다.

효 과

• 소화불량으로 장내에 축적된 가스를 해소시켜서 헛배 부르는 증상을 완화한다.

• 척추를 늘여서 등의 통증을 예방하고 경감시킨다.

방 법

1 매트 2~3장을 포개어 깐다.

2 매트 위에 등을 대고 눕는다. 왼쪽 다리, 왼쪽 엉덩이, 몸통의 왼편과 머리를 매트 위에 내려놓는다.

3 몸통의 오른편, 오른쪽 다리, 오른쪽 엉덩이는 바닥에 내려놓는다. 이러면 온몸의 왼편이 오른편보다 살짝 높이 위치한다.

4 오른발에 벨트를 걸고 오른쪽 다리를 들어올려서 숩타 파당구쉬타아사나를 행한다. 숨을 내쉬며 오른손으로 벨트를 잡고 오른쪽 다리를 오른쪽으로 내려서 파르스바 숩타 파당구쉬타아사나를 행한다.

5 벨트의 다른 쪽 끝이 목 아래를 지나게 하여 왼손으로 몸의 왼쪽에서 길게 잡아 당긴다.

6 오른쪽 넓적다리를 안에서 바깥으로 돌려 내고 동시에 바닥을 향해 끌어당긴다.

7 양다리를 곧게 쭉 뻗는다.

8 이 자세를 가능한 한 오래 지속하면서 정상 호흡을 한다.

9 숨을 들이마시며 오른쪽 다리로 숩타 파당구쉬타아사나를 행하고 숨을 내쉬며 다리를 굽혀서 벨트를 풀고 다리를 바닥으로 내린다.

10 몸의 오른편을 왼편보다 높아지도록 매트 위에 놓고, 같은 아사나를 왼편에서 반복한다.

효 과

• 운동선수들이 흔히 겪는 엉덩관절의 통증과 긴장을 완화시킨다.

• 서혜부 주변을 부드럽게 하고 다리의 피로를 풀어준다. 특히 서혜부를 더 강하게 열고 엉덩관절을 이완시켜서 서혜부의 뻣뻣함을 풀어준다.

베카아사나

'베카(bheka)'는 '개구리'를 의미한다. 이 아사나의 모습은 개구리를 닮았다. 처음에는 이 아사나를 한 다리로만 시도하고 나중에는 동시에 두 다리로 시도한다.

에카 파다 베카아사나

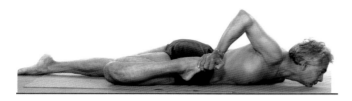

방 법

1 얼굴이 바닥을 향하도록 턱을 바닥에 대고 엎드린다.

2 양다리를 곧게 쭉 뻗고 양팔은 몸통 옆에 내려놓는다.

3 숨을 내쉬며 오른쪽 무릎을 굽히고 발꿈치를 오른쪽 엉덩이 가까이 가져온다.

4 오른손으로 오른쪽 발등을 잡는다. 이때 손가락이 무릎을 향하고 바닥을 가리키도록 한다. 한 차례 정상 호흡을 한다.

5 숨을 내쉬며 발을 가능한 한 바닥 가까이 가져간다.

6 몇 차례 정상 호흡을 한다.

7 발을 풀고 왼발로 같은 아사나를 반복한다.

주 의 : 에카 파다 베카아사나를 충분히 습득한 후에 두 무릎을 동시에 굽히는 드위 파다 베카아사나를 시도한다.

드위 파다 베카아사나

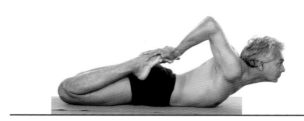

방 법

1 얼굴이 바닥을 향하도록 턱을 바닥에 대고 엎드린다.

2 양팔을 몸통 옆에서 뒤로 쭉 뻗는다.

3 숨을 내쉬며 양 무릎을 구부리고 발꿈치를 엉덩이 가까이 가져온다.

4 오른손으로 오른쪽 발등을, 왼손으로 왼쪽 발등을 잡고 손가락은 모두 무릎을 향하게 유지한다.

5 몇 차례 정상 호흡을 한다.

6 숨을 내쉬며 양 팔꿈치를 굽히고 손바닥으로 발을 눌러서 발가락과 발꿈치를 바닥 가까이 가져간다.

7 숨을 들이마시며 머리와 가슴을 바닥에서 들어올린다.

8 이 자세를 몇 초 간 지속하면서 정상 호흡을 한다.

9 숨을 내쉬며 손바닥을 발에서 떼고 양다리를 쭉 펴서 이완한다.

주 의 : 이보다 훨씬 더 강렬한 이 아사나의 고전적 자세에서는 양 손바닥을 돌려서 손가락이 머리 쪽을 향하게 한다.

효 과

• 이 아사나는 무릎 통증을 줄이고 무릎 인대를 강하게 해준다.

• 발의 장심을 개선시켜서 평발인 사람들에게 유익하다.

• 발목을 강화하고 발목 부상의 회복을 돕는다.

• 발꿈치 통증을 덜어준다.

차투랑가 단다아사나

'차투라(chatura)'는 '4', '앙가(anga)'는 '팔다리', '단다(daṇḍa)'는 '막대'나 '지팡이'를 뜻한다. 이 아사나에서는 온몸이 막대처럼 곧고 단단하며, 두 손과 두 발로 균형을 잡는다.

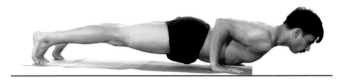

방 법

1 얼굴이 바닥을 향하도록 엎드린다.

2 양팔을 구부리고 양손을 유리늑골 옆에 내려놓는다. 팔꿈치는 손목과 나란히 한 선에 둔다.

3 양발을 30cm 가량 서로 벌린다. 발가락을 꺽어서(세워서) 바닥에 확고히 세운다.

4 숨을 내쉬며 온몸을 바닥에서 들어올리고 발가락과 손으로만 균형을 잡는다.

5 양다리를 쭉 뻗고 무릎도 힘주어 펴서 머리에서 발꿈치까지 온몸이 막대처럼 곧게 하여 바닥과 수평을 이루게 한다.

6 이 자세를 가능한 한 오래 지속하면서 정상 호흡을 한다.

7 숨을 내쉬며 몸을 낮추고 바닥에 댄다.

효 과

• 이 아사나는 아래팔과 손목을 강화시키고 그 부분에 에너지를 준다.

• 수리야 나마스카라 사이클에 포함되는 동작으로 심신에 주의력을 가져다 준다.

• 복부 기관을 튼튼하게 한다.

아도 무카 브룩샤아사나

'아도(adho)'는 '아래를 향하는', '무카(mukha)'는 '얼굴', '브룩샤(vṛkṣa)'는 '나무'를 의미한다. 이 아사나에서는 다리를 공중으로 들어올린 채 두 손으로 확고하게 선다.

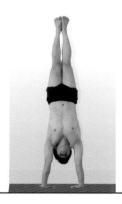

방 법

1 벽에서 60cm 가량 떨어져서 벽을 마주하고 선다.

2 숨을 내쉬며 몸을 앞으로 숙이고 벽에서 15~20cm 가량 떨어진 지점의 바닥에 양 손바닥을 내려놓는다. 이때 양 손바닥 사이의 거리는 어깨 너비와 같아야 한다.

3 손가락이 벽을 향하도록 하고 팔꿈치에 힘을 주어서 양팔을 곧게 쭉 뻗는다.

4 발을 손에서 30~45cm 가량 멀리 가져간다.

5 오른쪽 무릎을 살짝 구부리고 왼쪽 다리를 손에서 더 멀리 뒤로 가져간다. 한 차례 정상 호흡을 한다.

6 숨을 내쉬며 양팔을 곧게 뻗은 채로 몸을 앞뒤로 몇 차례 흔든다. 한 차례 정상 호흡을 한다.

7 숨을 내쉬며 단번에 왼쪽 다리를 벽을 향해 차올리고 오른쪽 다리도 자연히 따라 올라가게 한다.

8 이 아사나는 오른쪽 다리를 먼저 벽으로 차올리고 왼쪽 다리가 따라 올라가게 행할 수도 있다.

9 발꿈치 뒤를 벽에 대고 양발을 서로 붙인다.

10 양다리를 곧게 뻗고 무릎도 확고부동하게 펴서 유지한다.

11 양 손바닥의 힘을 고르게 주면서 바닥을 누르고 위팔의 안쪽을 뻗어 어깨를 들어올린다.

12 숨을 내쉬며 머리를 뒤로 젖혀서 바닥을 바라본다.

13 이 자세를 가능한 한 오래 지속하면서 정상 호흡을 한다.

14 숨을 내쉬며 양팔을 쭉 뻗은 상태로 양발을 바닥으로 내린다.

15 왼쪽 다리를 먼저 들어올렸다면 이제 오른쪽 다리를 먼저 차올려서, 같은 아사나를 반복한다.

16 나중에 이 아사나가 익숙해지면 두 다리를 동시에 차올린다.

효 과

• 팔과 손목의 힘을 기른다.

• 팔의 긴장을 해소시킨다.

• 팔꿈치 관절을 단단하게 해준다. 과도한 사용으로 팔꿈치 관절이 긴장되어 있는 운동선수들에게 특히 유익하다.

• 심신의 긴장을 빠르게 풀어서 활기차게 하므로 경기 전 아침에 몇 차례 행한다.

• 몸에 열이 나게 하여 추운 기후에 적응하도록 돕는다.

• 심장이 머리보다 높게 위치함으로써 감정적으로 힘이 나게 한다.

• 두려움과 불안을 없애고 주의력과 집중력을 심어준다.

벨트를 이용한 아도 무카 브룩샤아사나

양팔을 곧게 펴기가 힘들면 벨트로 팔꿈치를 묶는다.

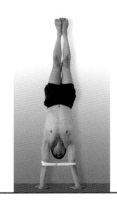

방 법

1 똑바로 선다.

2 벨트를 팔꿈치에 건다.

3 숨을 들이마시며 양팔을 어깨 높이로 들어올린다. 팔꿈치 사이가 어깨 너비보다 살짝 좁게 유지되도록 하면서 벨트를 꽉 조인다.

4 숨을 내쉬며 양 손바닥을 바닥에 내려놓고 앞서 설명한 아사나를 행한다.

5 팔꿈치로 벨트를 팽팽히 밀어낸다.

효 과

• 손목이 약한 사람들도 이 아사나를 쉽게 해낼 수 있게 돕는다.

• 어깨와 위팔의 힘을 키운다.

아도 무카 브룩샤아사나의 변형

이 아사나는 손바닥의 위치에 다양한 변화를 줄 수 있다. 이로써 어깨와 팔꿈치, 손목, 손가락 관절의 유연성을 크게 향상시킬 수 있다.

비스듬한 널빤지로 손바닥을 받치는
아도 무카 브룩샤아사나 – Ⅰ

손목이 체중을 버티지 못하고 긴장된다면 손목에 가까운 손바닥의 도톰한 부분을 비스듬한 널빤지 위에 놓는다. 이러면 손목 인대가 튼튼해진다.

도 구 : 한쪽은 5cm, 다른 한쪽은 1.5cm 높이 되는 비스듬한 널빤지

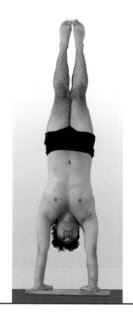

방 법

1 손목에 가까운 손바닥의 도톰한 부분을 비스듬한 널빤지의 높은 쪽 면에 올려놓고 손가락은 벽을 향해 아래쪽으로 비스듬히 기울게 둔다. 앞서 설명한 아사나를 행한다.

효 과

• 손목의 긴장을 해소한다.

• 위팔을 강하게 신장시킨다.

• 어깨뼈를 몸 안으로 밀어넣는다. 이는 고전적 자세에서는 쉽게 일으킬 수 없는 작용이다. 이 동작을 강화하려면 머리를 앞으로 움직이고 어깨뼈를 더 집어넣는다. 머리를 다시 뒤로 가져가되, 어깨뼈는 움직이지 않는다.

비스듬한 널빤지로 손바닥을 받치는
아도 무카 브룩샤아사나 – Ⅱ

도 구 : 비스듬한 널빤지 2개를 30cm 간격을 두고 평행하게 놓는다. 비스듬한 널빤지의 높은 쪽 면이 서로 마주보게 놓아서 바깥으로 갈수록 점점 낮아지게 한다.

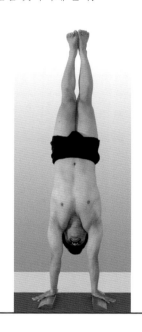

방 법

1 손가락이 바깥쪽을 향하도록 양 손바닥을 옆으로 펼친다.

2 손목에 가까운 손바닥의 도톰한 부분을 비스듬한 널빤지 위에 내려놓는다. 그런 후 다리를 차올려서 아사나를 행한다.

효 과

• 어깨를 들어올려서 위팔의 안쪽 근육을 강화시킨다.

손바닥을 뒤집은 아도 무카 브록샤아사나

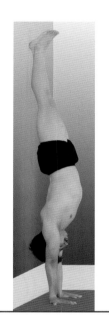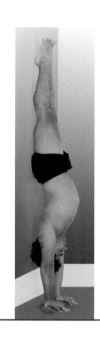

방 법

1 손목이 벽을 향하고 손가락은 바깥쪽, 즉 수련자의 몸을 향하도록 손바닥을 바닥에 내려놓고 다리를 차올려서 아사나를 행한다.

주 의 : 손바닥을 바닥에서 편평하게 쫙 펴기가 어렵다면, 손목에 가까운 손바닥의 도톰한 부분이 손가락보다 높이 위치하도록 손바닥 밑에 비스듬한 널빤지를 둔다.

효 과

• 어깨세모근(삼각근)의 힘을 크게 발달시킨다.

• 위팔 근육을 강화한다.

• 팔꿈치 질환을 예방해서 팔꿈치를 곧게 펴준다.

• 손목의 유연성을 길러준다.

핀차 마유라아사나

'핀차(pincha)'는 '꼬리', '깃털', '마유라(mayura)'는 '공작'을 뜻한다. 이 아사나의 모습은 깃털을 활짝 펼친 공작을 떠올리게 한다.

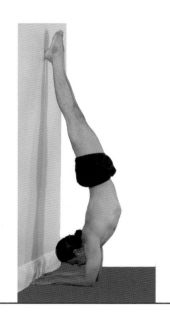

방 법

1 벽에서 60cm 가량 떨어진 지점에서 벽을 마주하고 선다.

2 바닥에 무릎을 꿇는다. 몸을 앞으로 숙여서 손바닥, 아래팔, 팔꿈치를 바닥에 내려놓고 손가락은 벽을 향하게 둔다. 양 팔꿈치와 손바닥 사이는 어깨 너비와 같아야 한다.

3 손바닥, 아래팔, 팔꿈치로 바닥을 강하게 누르고 시선은 바닥을 향한다.

4 숨을 내쉬며 양 무릎을 바닥에서 떼고 오른발을 살짝 뒤로 가져간 후에 오른쪽 다리를 벽으로 차올리고, 왼쪽 다리도 그에 따라서 자연스럽게 들어올린다.

5 양 발꿈치 뒤를 벽에 대고 양발은 서로 붙인다.

6 양다리를 쭉 펴고 무릎도 확고부동하게 펴서 조인다.

7 손바닥, 아래팔, 팔꿈치로 바닥을 강하게 누르고 위팔과 어깨, 척추를 수직으로 쭉 뻗는다. 머리를 젖혀서 바닥을 바라본다.

8 이 자세를 처음에는 20~30초 간, 나중엔 가능한 한 오래 지속하면서 정상 호흡을 한다.

9 숨을 내쉬며 양 어깨를 들어올린 상태를 유지하면서 양 다리로 벽을 차고 한 발씩 바닥에 내린다.

10 왼쪽 다리를 먼저 벽으로 차올려서 아사나를 반복한다.

주 의 : 수련을 통해서 벽으로 양다리를 동시에 차올리는 법을 익힌다.

팔꿈치에 벨트를 건 핀차 마유라아사나

팔꿈치가 벌어지면 어깨가 무너져서 온몸의 체중이 팔에만 실린다. 이러면 호흡이 거칠어지고 몸은 움츠러든다. 이렇게 되지 않도록 위팔의 팔꿈치 바로 윗부분에 벨트를 건다.

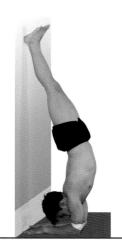

방 법

1 똑바로 선다.

2 위팔의 팔꿈치 바로 윗부분에 벨트를 건다.

3 숨을 들이마시며 양팔을 앞으로 어깨 높이만큼 들어올린다. 양 팔꿈치 사이가 어깨 너비와 같아질 정도로 벨트를 조인다.

4 숨을 내쉬며 무릎을 꿇고 앉아서 손바닥, 아래팔, 팔꿈치를 바닥에 내려놓는다. 한 차례 정상 호흡을 한다.

5 숨을 내쉬며 앞서 설명한 핀차 마유라아사나를 행한다.

양 손바닥 사이에 목침을 두는 핀차 마유라아사나

손바닥 사이의 거리가 어깨 너비보다 좁아지면 어깨가 무너져서 온몸이 긴장된다. 이것을 피하기 위해서 엄지손가락의 안쪽과 두 번째 손가락의 안쪽이 목침의 가장자리에 닿도록 해서 양 손바닥 사이에 목침을 둔다.

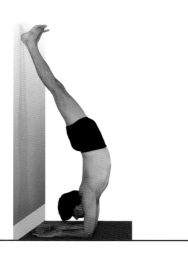

효 과

• 위팔과 어깨, 어깨뼈의 힘과 에너지를 발달시킨다.

• 위팔 근육의 긴장을 푼다.

• 인내력을 키운다.

• 피로 유발 없이 즉시 몸에 열이 나게 한다. 경기 시작 전이나 추운 장소에서 이 아사나를 빨리 여러 번 행해야 한다.

살람바 시르사아사나

'살람바(Sālamba)'는 '지탱된', '시르사(Śīrṣā)'는 '머리'를 의미한다. 이 아사나에서는 팔을 활용해서 머리로 균형을 잡는다.

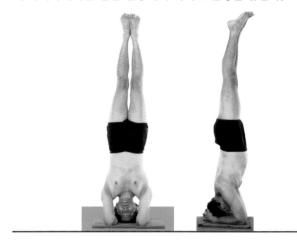

방 법

1 네 번 접은 담요를 매트 위에 내려놓고 그 앞에서 무릎을 꿇고 앉는다.

2 몸을 앞으로 숙여서 팔꿈치와 아래팔의 안쪽 면을 담요 위에 올려놓고 손바닥은 서로 마주보게 한다. 팔꿈치 사이는 어깨 너비와 같아야 한다.

3 손목과 손바닥을 서로 가까이 가져가서 손깍지를 끼고 손바닥을 컵 모양으로 만든다.

4 손바닥의 바깥쪽 날, 손목과 안쪽 팔꿈치, 아래팔의 바깥쪽 면을 강하게 바닥으로 누른다.

5 살짝 엉덩이를 들어올리고 머리를 손바닥 사이로 가져가서 머리의 정수리를 담요 위에 내려놓고 머리 뒷면이 손바닥에 닿도록 한다. 한 차례 정상 호흡을 한다.

6 숨을 내쉬며 담요 위에 놓인 양 아래팔과 팔꿈치를 강하게 누르면서 어깨를 들어올리고 양 무릎을 바닥에서 뗀다.

7 어깨를 들어올린 상태를 유지하면서 양발을 머리 가까이 가져간다. 한 차례 정상 호흡을 한다.

8 숨을 내쉬며 양 무릎을 구부린 상태에서 양발을 동시에 부드럽게 바닥에서 차올린다. 이 과정이 안정적으로 이뤄질 때까지 이 자세를 지속한다. 몇 차례 정상 호흡을 한다.

9 숨을 내쉬며 점차 양 무릎을 들어올려서 무릎뼈(종지뼈)가 천장을 향하게 한다.

10 양 다리를 쭉 뻗어올리고 무릎을 확고부동하게 펴서 유지한다.

11 머리에서 발까지 온몸이 바닥과 수직을 이루게 한다.

12 이 아사나를 처음엔 1분, 나중엔 15분까지 시간을 늘리면서 가능한 한 오래 지속한다. 정상 호흡을 한다.

13 숨을 내쉬며 어깨를 계속 들어올린 채로 양 무릎을 구부려서 서서히 양발을 바닥에 내린다.

14 다리를 조심스럽게 내려서 무릎이 아니라, 발이 바닥에 닿도록 해야 한다. 무릎이 먼저 바닥에 닿으면 부상의 위험이 있다. 시르사아사나에서 내려올 때 주의해야 할 사항은 이 한 가지이다.

효 과

- 온몸에 두루 매우 유익해서 아사나의 왕이라 불린다.

- 깨끗한 혈액이 세포 속으로 흘러 들어가게 돕고 뇌세포에 산소를 공급한다.

- 체내 힘을 발달시키고 질환에 대한 민감성을 줄인다.

- 체력과 인내력을 키운다.

- 감정적으로 강하게 해준다.

- 과로에서의 회복을 돕고 과로를 예방한다.

- 모든 복부 기관을 이완시키고 활력을 북돋운다.

벽을 이용한 시르사아사나

처음에는 이 아사나에서 균형 잡기가 어려우므로 벽을 이용해서 행하는 법을 먼저 익힌다.

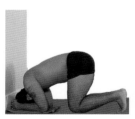 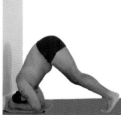

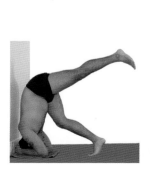 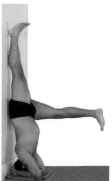 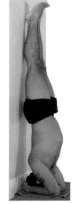

살람바 시르사아사나 (앞장에 이어서)

방법

1 네 번 접은 담요를 벽 가까이 내려놓는다.

2 벽을 마주하고 담요 앞 바닥에서 무릎을 꿇고 앉는다.

3 몸을 앞으로 숙이고 앞서 설명한 대로 2번부터 5번까지의 지침을 따라 손바닥, 팔, 머리를 조정한다.

4 손등은 벽 가까이에 둔다. 한 차례 정상 호흡을 한다.

5 숨을 내쉬며 엉덩이와 무릎을 들어올리고 엉덩이를 벽 가까이 가져간다.

6 오른쪽 다리를 살짝 머리 쪽으로 가까이 가져간다. 한 차례 정상 호흡한다.

7 내쉬는 숨에 왼쪽 다리를 벽으로 차올리고 오른쪽 다리가 자연히 따라 올라가게 한다.

8 다리와 발꿈치 뒷면을 벽에 댄다. 양발을 붙이고 다리를 쭉 뻗고 무릎은 확고부동하게 곧게 편다.

9 처음에는 이 자세를 1분 간 지속하고 나중에는 지속 시간을 늘린다. 정상 호흡을 한다.

10 숨을 내쉬며 양 무릎을 굽히면서 양발을 벽에 댄다. 한 차례 정상 호흡을 하고 천천히 무릎을 낮추다가 양발을 벽에서 떼고 바닥으로 내린다.

벽의 모서리를 이용한 시르사아사나

벽의 모서리를 이용해서 시르사아사나를 연습하면 이 아사나의 바른 정렬과 균형감 개발에 도움이 된다. 편평한 벽에서 연습하면 방향 감각 없이 다리가 왼쪽이나 오른쪽으로 기울 수 있다.

방법

1 깍지 낀 손을 벽의 모서리 가까이 내려놓는다.

2 시르사아사나를 행해서 엉덩이와 양발이 벽의 양쪽 모서리에 각각 한 면씩 닿도록 한다.

효과

• 이 아사나를 할 수 있다는 자신감을 심어주고, 벽 사이에 확실히 고정되어 있어서 균형 잡으려 애쓸 필요 없이 몸의 정렬을 바로잡는 법을 익힐 수 있다. 자신감이 생기면 편평한 벽에서 균형 잡기를 시도한다.

어깨를 받치는 시르사아사나

목 근육이 약하거나 부상을 당한 경우 시르사아사나를 하면 목에 극심한 통증을 초래할 수 있으므로 시르사아사나를 할 수 없다.

어떤 사람들은 어깨의 힘이 충분하지 않기도 하다. 이럴 땐 박스 2개로 어깨를 받치고 시르사아사나를 행한다.

도 구 : 45cm 높이의 박스 2개를 벽 가까이 놓고 서로 20~23cm 정도 띄운다. 각 박스 위에 매트를 올려놓는다. 박스가 없으면 의자 2개를 이용하여 엉덩받이가 서로 향하게 한다. 이때 박스나 의자 2개는 그 높이가 서로 정확히 같아야 한다.

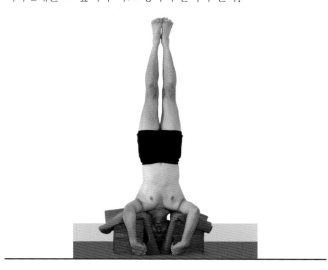

방법

1 벽을 마주하고 박스 앞에서 바닥에 무릎을 꿇고 앉는다. 숨을 내쉬며 몸을 숙이고 머리를 박스 사이에 넣고 어깨를 박스 위에 내려놓는다. 머리의 양옆이 박스와 아주 가까워야 한다. 그렇지 않다면 박스를 서로 더 가까이 가져온다.

2 팔꿈치를 구부리고 위팔을 박스 위에 얹는다. 아래팔이 바닥과 수직을 이루게 한다. 한 차례 정상 호흡을 한다.

3 숨을 내쉬며 엉덩이와 양 무릎을 들어올린다. 양 다리를 부드럽게 벽으로 차올린다.

4 양발을 서로 붙여서 다리를 쭉 뻗고 무릎은 확고부동하게 펴서 유지한다.

5 이 자세를 가능한 한 오래 지속하면서 정상 호흡을 한다.

6 숨을 내쉬며 양 무릎을 구부려서 양발을 벽에 댄 다음 바닥으로 내린다.

주 의 : 스스로 몸을 들어올리지 못하면 동료에게 도움을 요청한다. 동료가 다리를 들어올려서 벽에 붙인다.

효과

• 목의 긴장 없이 목 근육을 늘려주고 목의 통증을 완화시킨다.

파르스바 시르사아사나

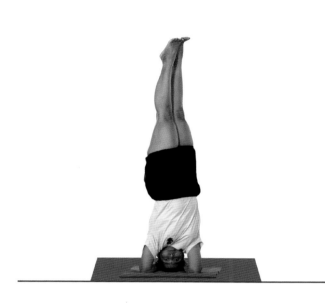

방 법

1 시르사아사나를 행한다.

2 숨을 내쉬며 머리와 팔을 움직이지 않으면서 몸통과 다리를 오른쪽으로 비튼다.

3 이 자세를 20~30초 간 지속하면서 정상 호흡을 한다.

4 숨을 내쉬며 몸통을 정면으로 돌린다.

5 몸통을 왼쪽으로 비틀어서 왼편에서 파르스바 시르사아사나를 행한다. 이 자세를 20~30초 간 지속하면서 정상 호흡을 한다.

6 숨을 내쉬며 몸통을 정면으로 돌리고 다시 시르사아사나를 행한다. 한 차례 정상 호흡을 한다.

7 숨을 내쉬며 앞서 살람바 시르사아사나에서 설명한 대로 시르사아사나에서 내려오거나 시르사아사나의 다른 변형 자세를 계속 이어간다.

효 과

• 척추의 유연성을 기른다.

• 내분비기관에 매우 좋다.

파르스바 에카 파다 시르사아사나

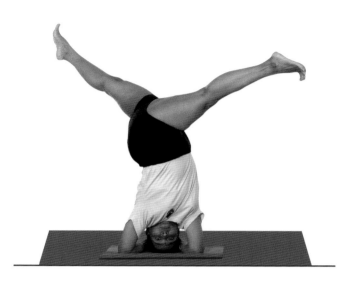

방 법

1 시르사아사나를 행한다.

2 숨을 내쉬며 척추와 다리를 오른쪽으로 비튼다.

3 척추를 움직이지 않고 오른쪽 다리를 뒤로, 왼쪽 다리를 앞으로 보낸다.

4 양다리를 쭉 뻗고 무릎은 확고부동하게 펴서 유지한다.

5 숨을 내쉬며 척추를 더 깊이 비튼다.

6 이 자세를 20~30초 간 지속하면서 정상 호흡을 한다.

7 숨을 내쉬며 양다리를 붙이고 다시 정면으로 돌린다.

8 먼저 왼쪽 다리를 뒤로, 그 후에 오른쪽 다리를 앞으로 보내서 아사나를 왼편에서 반복한다.

효 과

• 뒤넙다리근을 신장시키고 다리를 탄탄하게 한다.

• 신장을 자극시킨다.

• 내분비기관 관련 장애에 시달리는 여성들에게 매우 유익하다.

시르사아사나에서 우파비스타 코나아사나

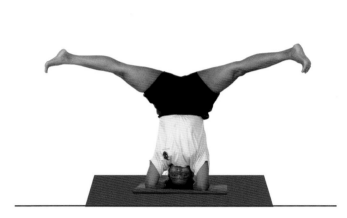

방 법

1 시르사아사나를 행한다.

2 숨을 내쉬며 아래팔로 강하게 매트를 누른다 그리고 양다리를 서로 벌려서 우파비스타 코나아사나를 행한다.

3 양다리를 쭉 뻗고 무릎도 힘주어 곧게 편다.

4 이 자세를 20~30초 간 지속하면서 정상 호흡을 한다.

5 숨을 내쉬며 양다리를 서로 가까이 가져가서 붙인다.

시르사아사나에서 받다 코나아사나

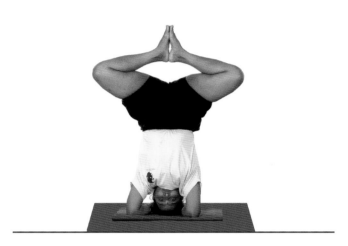

방 법

1 앞서 설명한 대로 시르사아사나를 행하고 양다리를 벌려서 우파비스타 코나아사나를 행한다.

2 숨을 내쉬며 양다리를 더 벌리고 무릎을 구부린다.

3 양발을 붙여서 받다 코나아사나를 행하고 양 무릎을 서로 더 멀리 벌린다.

4 이 자세를 20~30초 간 지속하면서 정상 호흡을 한다.

5 숨을 내쉬며 양다리를 펴서 서로 붙인다.

효 과

• 시르사아사나의 효과를 모두 얻을 수 있다.

• 무릎 관절을 늘이고 무릎 긴장을 해소한다.

• 내분비기관을 돕고 월경 주기가 불규칙한 여성들에게 특히 좋다.

차투쉬파다아사나

'차투쉬(chatush)'는 '4', '파다(pādā)'는 '발'을 나타낸다. 동물은 발이 4개여서 차투쉬파다라고 불린다. 이 아사나에서는 두 발과 두 어깨가 4개의 다리처럼 기능한다.

단상이나 침대를 이용한 차투쉬파다아사나

이 변형 자세는 목의 통증이 있을 때 매우 효과적이다.

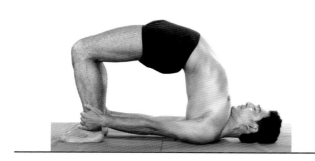

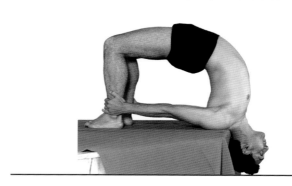

방 법

1 바닥에 등을 대고 누워서 양팔을 다리 쪽으로 뻗는다.

2 숨을 내쉬며 양 무릎을 구부려서 발을 엉덩이 가까이 가져온다.

3 양발과 무릎을 15cm 정도 벌린다.

4 왼손으로 왼쪽 발목을, 오른손으로 오른쪽 발목을 확고하게 잡는다. 한 차례 정상 호흡을 한다.

5 숨을 내쉬며 위팔과 어깨, 머리를 바닥으로 누르면서 어깨뼈와 엉덩이를 위로 들어올린다.

6 양팔을 쭉 뻗으면서 엉덩이를 더 힘껏 들어올린다.

7 이 자세를 가능한 한 오래 지속하면서 깊게 호흡을 한다.

8 숨을 내쉬며 발목에서 손을 풀고 발을 엉덩이에서 멀리 가져가서 엉덩이를 바닥에 내려놓는다.

효 과

• 목 근육을 늘이고 목의 통증을 완화시킨다.

• 어깨와 허리, 엉덩관절의 움직임을 자유롭게 한다.

• 가슴을 넓히고 횡격막을 이완시키며 호흡을 개선시켜서 체력을 강화시킨다.

방 법

1 단상이나 딱딱한 침대에 등을 대고 눕는다.

2 어깨를 단상이나 침대 가장자리에 내려놓고 목을 뒤로 젖혀서 아래로 떨군다.

3 어깨뼈를 엉덩이 쪽으로 끌어당긴다.

4 숨을 내쉬며 양다리를 굽혀서 발을 엉덩이 가까이 가져간다.

5 양발을 15cm 가량 벌린다.

6 왼손으로 왼쪽 발목을, 오른손으로 오른쪽 발목을 확고하게 잡는다.

7 숨을 내쉬며 엉덩이를 단상이나 침대에서 들어올린다. 한 차례 정상 호흡을 한다.

8 머리가 단상이나 침대 가장자리에서 더 멀어지도록 아래로 당겨내리면서 엉덩이를 더 높게 들어올린다.

9 어깨의 안쪽 면을 어깨뼈 쪽으로 돌리고 양팔을 쭉 뻗는다.

10 이 자세를 가능한 한 오래 지속하면서 깊게 호흡을 한다.

11 숨을 내쉬며 손목 잡은 손을 풀고 엉덩이를 단상이나 침대에 내려놓은 다음 양다리를 쭉 편다.

12 이 아사나를 몇 차례 반복한다.

효 과

• 목의 통증에 매우 유익하다.

살람바 사르반가아사나

'살람바(Sālamba)'는 '지탱하다', '사르반가(sarvānga)'는 '온몸'을 뜻한다. 이 아사나는 온몸에 유익하다.

살람바 사르반가아사나

도 구 : 담요 4~5장. 각 담요를 4번 접어서 나란히 서로 포갠다. 담요를 포개 놓은 것의 높이는 10~12cm 정도 되어야 한다. 만약 그보다 낮다면 담요를 더 사용한다. 그 담요들 앞에 새 담요를 또 한 장 깔아서 나중에 머리를 내려놓았을 때 딱딱한 바닥이 뇌나 두개골을 자극하지 않도록 한다.

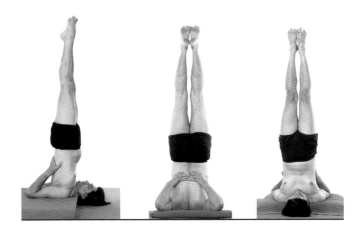

방 법

1 바닥에 담요를 여러 장 포개어 둔다.

2 등을 바닥에 대고 누워서 양 어깨를 여러 장 포갠 담요들의 가장자리에 내려놓는다. 나머지 머리 부분은 바닥에 한 장만 깔린 담요 위에 내려놓는다. 이 한 장의 담요는 여러 장을 포갠 담요들의 위쪽에 위치한다.

3 양팔을 몸통 옆에서 쭉 뻗는다. 한 차례 정상 호흡을 한다.

4 숨을 내쉬며 양다리를 들어올려서 엉덩이와 나란히 한 선을 이루게 한다. 이때 엉덩이는 바닥에서 들리지 않는다.

5 손바닥으로 바닥을 확고하게 누르면서 엉덩이와 몸통을 들어올린다.

6 양 팔꿈치를 굽히고 어깨와 위팔, 팔꿈치로 담요를 누른 후에 손바닥을 등에 댄다.

7 양 손바닥으로 어깨뼈(견갑골)에 가까운 부위의 등을 확고하게 누르고 엉덩이와 몸통을 더 들어올린다.

8 양다리를 쭉 뻗고 무릎은 힘주어 곧게 편다. 양다리가 서로 나란하도록 세우고 넓적다리 앞면의 바깥쪽 부분을 안쪽으로 돌린다.

9 이 자세를 가능한 한 오래 지속하면서 고르게 정상 호흡을 한다. 처음엔 1분 간, 점차 지속 시간을 늘려서 5~15분 간 지속한다.

10 숨을 내쉬며 등에서 손을 떼고 천천히 엉덩이와 몸통을 담요 쪽으로 낮춘다.

효 과

• 온몸에 유익하다.

• 심신에 고요함과 예리함을 가져온다.

• 피로 회복에 가장 도움 되는 아사나에 속한다.

• 감정 센터를 고무시킨다.

• 내분비기관에 영향을 주고 갑상선과 부갑상선에 작용한다.

• 몸의 전반적인 신진대사를 개선시킨다.

• 부신의 활력을 북돋운다.

• 흔한 감기와 그 외 호흡기 질환을 예방한다.

주 의 :

» 사르반가아사나를 행한 후에 목의 통증이 느껴진다면 어깨 밑에 담요를 더 깐다.

» 양 팔꿈치로 담요를 확고하게 누르고 양 팔꿈치를 서로 더 가까이 가져간다. 그러면 목이 긴장되지 않고 몸이 가뿐해진다.

» 어깨가 굳어서 팔꿈치가 담요에 닿지 않으면 2.5~5cm 높이의 비스듬한 널빤지로 양 팔꿈치를 받친다.

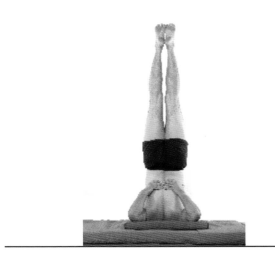

팔꿈치에 벨트를 건 살람바 사르반가아사나

팔꿈치가 옆으로 벌어지면 몸통이 처지고 체중이 목에 실려서 목을 긴장시킨다. 또 다리가 앞으로 기울어서 몸이 무겁게 느껴진다. 만약 팔꿈치를 서로 가까이 가져가기 힘들면 위팔의 팔꿈치 바로 윗부분에 벨트를 둘러서 팔꿈치를 어깨 너비로 유지한다.

의자를 이용한 살람바 사르반가아사나

처음에는 도구 없이 살람바 사르반가아사나를 행하기 어렵다. 설령 아사나를 행한다 해도 유지가 불가능하거나 제대로 된 아사나의 효과를 놓치기 십상이다. 의자를 이용해서 아사나를 하면 이 부분을 해결할 수 있다.

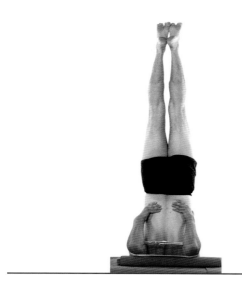

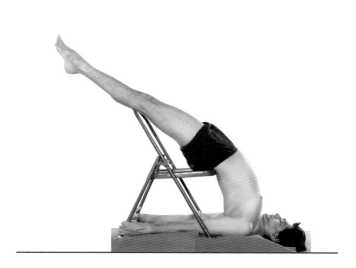

방 법

1 벨트로 어깨 너비만큼의 고리를 만든다. 벨트 고리를 한쪽 팔에 끼운다.

2 담요 위에 누워서 앞서 설명한 대로 사르반가아사나를 행한다. 한 차례 정상 호흡을 한다.

3 숨을 내쉬며 엉덩이를 살짝 앞으로 가져가서 양발을 바닥에 내려놓고 할라아사나를 행한다.

4 다른 팔에 벨트를 마저 끼운다. 벨트가 위팔의 팔꿈치 바로 윗부분에 오도록 조정한다.

5 양팔을 쭉 뻗고 위팔의 바깥쪽 면으로 벨트를 민다.

6 팔꿈치를 구부리고 아래팔을 들어올려서 손바닥으로 등을 받친다. 한 차례 정상 호흡을 한다.

7 숨을 내쉬며 한 다리씩 들어올려서 다시 사르반가아사나를 행한다.

도 구 : 의자, 앞서 사르반가아사나에서처럼 담요 4~5장을 고르게 접어서 한데 포개어 놓는다. 의자의 앞 두 다리 앞에 포갠 담요를 둔다.

방 법

1 의자 등받이가 몸통 측면에 오도록 앉는다.

2 등받이를 향해 가슴을 돌리고 손으로 등받이 양옆을 잡는다. 한 차례 정상 호흡을 한다.

3 숨을 들이마시며 다리를 한 번에 하나씩 들어올려서 등받이를 잡은 양손 사이에 내려놓는다. 무릎을 굽혀서 등받이 위에 무릎 뒤를 걸쳐놓는다.

4 숨을 내쉬며 등받이의 양옆을 잡고 엉덩이를 의자 엉덩받이의 뒤쪽 가장자리 가까이 가져간다.

5 몸통을 낮춰서 의자 엉덩받이 위에 눕힌다. 한 차례 정상 호흡을 한다.

6 숨을 내쉬며 서서히 무릎 아래의 다리를 의자에서 멀어지게 펴서 올리는 동시에 몸통을 엉덩받이 앞쪽 가장자리에서 미끄러트리고 양팔을 펴서 아래쪽 다리를 향하게 한다.

7 양어깨가 담요 위에 닿을 때까지 몸통을 미끄러트린다. 머리 뒷면은 여러 장 포개어 놓은 담요들 앞에 깔린 한 장의 담요 위에 내려놓는다.

8 양팔을 하나씩 의자 다리 사이로 집어넣고 의자 뒷다리를 단단히 잡는다.

사르반가아사나에서의 비파리타 카라니

비파리타 카라니와 사르반가아사나를 합쳐 놓은 것으로 엉덩이 윗부분은 의자를 내리누르고 양다리는 엉덩받이와 수직을 이룬다.

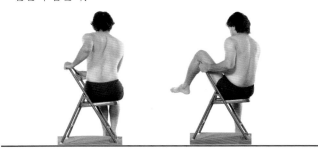

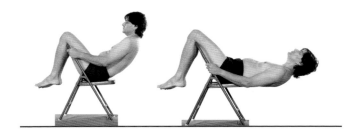

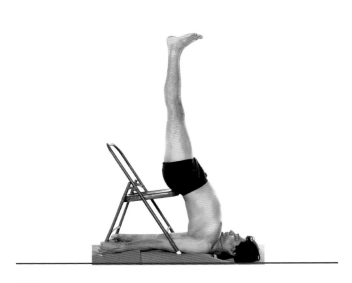

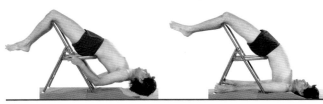

방 법

1 의자 위에서 사르반가아사나를 행한다.

2 의자 뒷다리를 잡고 엉덩이 위쪽을 의자 엉덩받이의 바깥쪽 가장자리에 올려놓는다.

3 숨을 내쉬며 양다리를 들어올려서 엉덩받이와 수직을 이루게 한다.

4 이 자세를 가능한 한 오래 혹은 10분 간 지속하면서 정상 호흡을 한다.

5 숨을 내쉬며 다리를 등받이에 내려놓고 앞서 설명한 대로 천천히 몸통을 바닥으로 미끄러트린다.

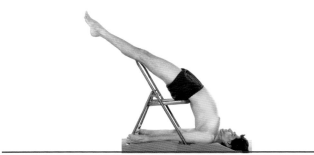

효 과

• 뇌를 완전히 식히고 마음을 진정시킨다.

• 심장 근육을 쉬게 한다.

9 양다리를 뻗고 무릎도 힘주어 펴고 다리 뒷면을 등받이의 가로대 위에 내려놓는다.

10 숨을 들이마시며 몸통을 들어올린다.

11 이 자세를 3~4분 간, 나중에는 10분 간 지속한다. 정상 호흡을 한다.

12 숨을 내쉬며 양손을 의자에서 떼고 천천히 바닥 쪽으로 엉덩이와 다리를 미끄러트리면서 머리를 의자에서 멀어지게 한다.

니라람바 사르반가아사나

'니라람바(Nirālamba)'는 '지탱하지 않은'을 의미한다. 이 아사나에서는 손으로 등을 받치지 않는다.

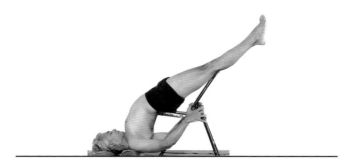

도 구 : 엉덩받이가 벽을 향하게 하여 벽에서 30~45cm 떨어진 곳에 의자를 1개 놓는다. 담요 2장을 겹쳐서 단단하고 둥글게 말아서 의자 앞다리 가까이 놓는다. 담요 1장을 얇게 말아서 단단히 만 2장의 담요와 벽 사이에 놓는다.

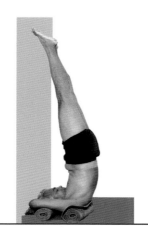

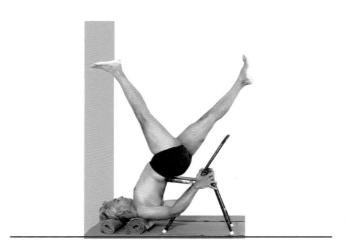

방 법

1 의자에 앉아서 앞서 설명한 대로 사르반가아사나를 행하되, 머리를 벽에 아주 가까이 둔다.

2 단단히 말아 놓은 담요 위에 양어깨를 내려놓는다.

3 두개골의 맨 아랫부분에 공처럼 둥글게 돌출된 부위가 있다. 얇게 만 담요로 이 부위를 받쳐야 한다.

4 의자 다리를 잡고 엉덩이와 양다리를 한 번에 하나씩 의자에서 멀리, 벽을 향해 가져간다.

5 발가락을 벽에 댄다.

6 손바닥을 하나씩 의자에서 뗀다. 팔꿈치를 굽히고 머리 위쪽에 내려놓는다.

7 윗팔을 누르면서 발가락을 벽에 댄 채 더 위쪽으로 끌어올린다. 발가락으로 벽을 누르면서 양다리를 쭉 뻗는다.

8 이 자세를 8~10분 간 지속한다.

9 이 자세에서 내려오기 위해서 손바닥으로 의자 다리를 잡는다. 한 다리씩 등받이에 내려놓는다. 천천히 의자를 밀어서 몸을 바닥에 내린다.

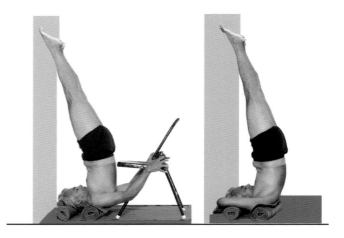

효 과

• 코곁굴(부비강)을 깨끗하게 하고 감기와 코막힘에 매우 좋다.

• 목구멍의 염증을 가라앉힌다.

세투 반다 사르반가아사나

'세투(setu)'는 '다리', '반다(bandha)'는 '건설', '조성'을 뜻한다. 이 아사나의 모양은 다리를 닮았다. 양어깨와 발로 지지해서 몸이 둥글게 휘게 하고 손으로 허리를 받친다.

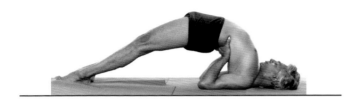

방 법

1 앞서 설명한 대로 사르반가아사나를 행한다.

2 양 손바닥을 등에 대고 위팔과 팔꿈치로 바닥을 누르면서 몸통을 위로 들어올리고 다리를 곧게 편다.

3 숨을 내쉬며 양 무릎을 구부려서 천천히 발을 바닥에 내린다.

4 한 다리씩 뻗고 양발을 서로 붙인다.

5 머리와 목, 어깨, 위팔의 뒷면과 발바닥을 바닥에 유지한다.

6 척추를 뻗어서 팔꿈치와 손목에 체중이 덜 실리도록 한다.

7 양발로 바닥을 눌러서 엉덩이를 더 높이 들어올린다.

8 이 자세를 30초~1분 간 지속하면서 정상 호흡을 한다.

9 숨을 내쉬며 무릎을 구부려서 엉덩이를 들어올린 다음 양손을 풀고 천천히 엉덩이를 바닥으로 내린다.

효 과

• 육체적, 정신적 피로 회복을 돕는다.

• 인내심을 키운다.

• 소화를 돕는다.

• 마음을 상쾌하게 하고 감정적인 힘을 북돋운다.

주 의 : 심신의 활력을 되찾으려면 이 아사나를 최소한 5~6분 간 지속해야 한다. 대부분의 사람들은 피곤한 상태에서는 도구 없이 이 아사나를 할 수 없거나 지속하지 못한다. 이럴 때는 둥글게 만 매트나 벤치, 베개 2개를 이용해서(서로 포개어 놓고) 이 아사나를 행해야 손과 등, 다리가 긴장되지 않는다.

둥글게 만 매트나 담요로 덮은 베개 2개를 이용한 세투 반다 사르반가아사나

도 구 : 매트를 말거나 베개 2개를 이용하거나 담요 여러 장을 겹쳐서 직경 45~60cm 가량 되도록 단단하게 말아 놓는다.

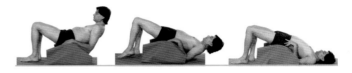

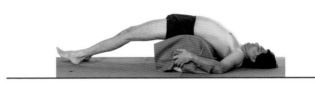

방 법

1 둥글게 만 담요 중앙에 앉는다. 뒤로 기대어 살짝 엉덩이를 발 가까이 가져간다.

2 숨을 내쉬며 등을 말고 머리를 젖히면서 바닥 쪽으로 낮춘다.

3 양어깨와 머리 뒷면을 바닥에 내려놓는다.

4 허리와 엉덩이가 둥글게 만 매트나 담요 위에 편안히 놓이게 한다.

5 한 다리씩 쭉 펴낸다.

6 양팔을 몸통이나 매트 옆에서 뻗는다.

7 이 자세를 최소한 5~7분 간 혹은 그 이상 지속하면서 정상 호흡을 한다.

8 숨을 내쉬며 양 무릎을 굽혀서 엉덩이를 들어올리고, 매트가 엉덩이에서 멀어지도록 발 쪽으로 밀어내고 서서히 엉덩이를 바닥에 내려놓는다.

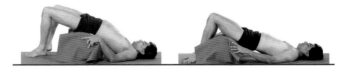

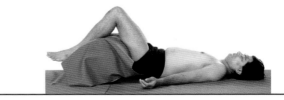

벤치와 카라니 박스를 이용한 세투 반다 사르반가아사나

도 구 : 높이 45cm, 세로(폭) 45~60cm, 가로(길이) 90~120cm 되는 세투 반다 사르반가아사나 벤치. 비파리타 카라니 박스, 베개 1개나 담요 2장.

벤치의 짧은 쪽 가장자리 앞에 카라니 박스를 놓는다. 카라니 박스 앞에는 베개나 담요를 놓는다.

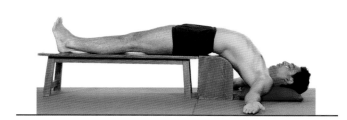

효 과

• 수련자를 이완시키고 활기를 북돋운다.

• 체력을 기른다.

• 가슴을 열어서 더 깊게 호흡할 수 있도록 한다.

• 폐활량을 늘린다.

• 거담제 역할을 해서 가슴의 울혈을 없앤다. 호흡 개선의 효과를 보려면 이 아사나를 최소한 5~10분 간 지속한다.

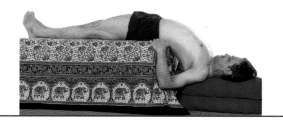

• 종종 감기나 감기약 때문에 생기는 졸림과 무기력함을 다스린다.

• 피로와 탈진의 빠른 회복을 돕는다. 경기 시즌 중에는 매일 저녁 행해야 한다.

• 의사들이 권하는 2주 간의 휴식 없이도 과훈련증후군을 극복하는 데 도움이 된다.

• 마음을 가라앉히고 가볍게 하는 동시에 주의력을 키운다.

• 정서적인 힘을 북돋운다.

• 소화기 계통과 호흡기 계통을 강화시킨다.

• 시간대가 다른 장소들을 여행하는 중에 시차로 인한 피로감을 떨치게 돕는다.

방 법

1 등이 박스와 베개를 향하게 해서 벤치 중앙에 앉고 양발을 벤치 양옆에 각각 내려놓는다. 손으로 벤치 양옆을 잡는다.

2 숨을 내쉬며 등을 뒤로 기대고 엉덩이를 살짝 들어서 발 쪽으로 가져가서 허리를 벤치 위에 내려놓는다.

3 양발을 벤치에 올려놓는다. 한 차례 정상 호흡을 한다.

4 숨을 내쉬며 양팔꿈치를 구부려서 바닥 가까이 가져가고 천천히 양어깨와 머리 뒷면을 베개 쪽으로 낮추되, 엉덩이는 벤치 가장자리에 둔다.

5 양어깨와 머리 뒷면을 베개 위에 내려놓는다.

6 어깨가 바닥에 닿지 않으면 그 아래 담요 1~2장을 깐다.

7 양손을 벤치에서 떼어 몸통 옆으로 편다.

8 다리를 쭉 뻗는다.

9 이 자세를 5~10분 간 지속하면서 정상 호흡을 한다.

10 숨을 내쉬며 양무릎을 굽혀서 엉덩이를 바닥으로 내린다.

주 의 : 벤치가 없으면 이 아사나를 침대 위에서 행한다. 따라서 여행 중 호텔 방에서도 행할 수 있다. 침대가 너무 높으면 담요나 베개를 여러 개 써서 어깨와 머리 뒤를 받친다.

할라아사나

'할라(hala)'는 '쟁기'를 뜻한다. 이 아사나의 모양은 쟁기를 연상시킨다.

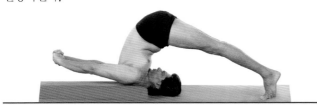

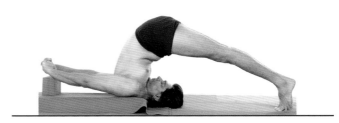

방법

1 앞서 설명한 대로 어깨를 받쳐서 살람바 사르반가아사나를 행한다.

2 양 손바닥을 등에 대고 다리를 곧게 뻗고 무릎은 힘주어 편다. 한 차례 정상 호흡을 한다.

3 숨을 내쉬며 서서히 다리를 머리 뒤로 보내어 바닥으로 낮춘다. 발가락 끝으로 바닥을 강하게 누르면서 발꿈치 쪽으로 장심을 뻗는다.

4 손바닥으로 등의 중앙을 누르고 숨을 들이마시며 몸통을 들어올린다. 한 차례 정상 호흡을 한다.

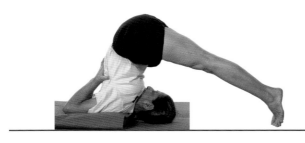

5 숨을 내쉬며 손을 등에서 떼고 위팔과 어깨로 매트를 누르고 손깍지를 낀다.

6 양손바닥을 살짝 몸에서 멀리 가져가면서 손목을 돌려 엄지손가락이 바닥을 향하게 한다.

7 양팔을 쭉 펴면서 손목을 바닥으로 가져간다.

8 손목의 위아래 면이 서로 수평을 이룬 상태를 유지한다. 팔꿈치를 서로 가까이 가져가고 위팔의 피부를 손목 쪽으로 뻗어낸다.

9 손목이 바닥에 닿지 않으면 목침이나 접은 담요로 손목을 받친다.

10 이 자세를 1~5분 간, 나중에는 가능한 한 오래 지속하면서 정상 호흡을 한다.

11 손깍지를 푼다. 숨을 내쉬며 양발을 바닥에서 들어올리고 천천히 몸통과 엉덩이를 바닥으로 내린다.

주 의 : 처음에는 손깍지를 끼거나 손목을 바닥에 내리기가 어렵지만 규칙적으로 수련하면 습득 가능하다.

두 다리를 동시에 바닥에 내릴 수 없으면 한 다리씩 내린다.

효과

• 어깨와 팔꿈치, 손가락의 뻣뻣함을 이완시킨다.

• 어깨 부상을 막는다.

• 척추의 유연성을 키운다.

• 소화기 계통의 기능을 개선시킨다.

• 코곁굴(부비강)을 깨끗하게 하고 만성 감기와 호흡계 질환에 시달리는 사람들에게 유익하다.

• 사르반가아사나와 함께 규칙적으로 행하면 체력과 인내력이 향상된다.

손으로 막대를 잡고 행하는 할라아사나

할라아사나에서 손목이 바닥에 닿으려면 어깨의 유연성이 커야 한다. 그러한 유연성을 기르기 위해서 손으로 막대를 하나 잡고 할라아사나를 행한다.

도 구 : 직경 4cm, 길이 90cm 되는 철 막대. 할라아사나에서 팔을 뻗었을 때 막대가 손바닥 가까이 오도록 막대를 매트 위에 적당히 올려놓는다.

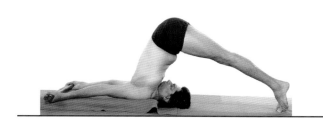

방 법

1 할라아사나를 행한다.

2 손깍지를 풀고 손등을 바닥에 내려놓는다.

3 손으로 막대를 잡는다. 손바닥과 어깨를 한 선에 둔다. 막대의 무게가 양팔을 바닥으로 눌러준다.

4 이 자세를 가능한 한 오래 지속하면서 정상 호흡을 한다.

5 숨을 내쉬며 손바닥을 풀고 막대를 치운 다음, 천천히 양발을 바닥에서 들어올리면서 엉덩이를 바닥에 내려놓는다.

효 과

• 어깨와 목뼈의 움직임을 자유롭게 한다.

웨이트를 이용한 할라아사나

철 막대가 없으면 웨이트를 손바닥에 올려놓는다.

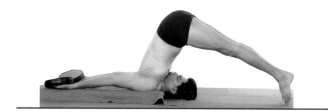

방 법

1 할라아사나를 행한다.

2 손깍지를 푼다.

3 팔꿈치를 쭉 펴고 손등을 바닥에 내려놓는다.

4 동료에게 부탁해서 대략 5kg 되는 웨이트를 양손에 각각 하나씩 올려놓는다.

효 과

• 어깨, 어깨뼈(견갑골), 목뼈를 부드럽게 한다.

• 어깨 부상의 위험을 줄인다.

• 손가락과 손가락 관절을 이완시킨다.

• 팔꿈치 관절을 쭉 뻗게 한다.

손을 머리 위에 두는 할라아사나

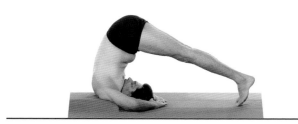

방 법

1 할라아사나를 행한다.

2 발가락으로 바닥을 누르면서 양다리를 곧게 뻗는다.

3 양팔을 머리 위로 가져간다.

4 팔꿈치를 구부리고 아래팔과 손바닥을 바닥에 내려놓는다.

효 과

• 몸을 이완시키고 마음을 고요히 가라앉힌다.

• 눈을 쉬게 하고 시원하게 한다. 탄력 붕대로 머리와 눈을 가리면 눈과 뇌가 더 빨리 시원해진다.

• 탈진의 회복을 돕는다.

• 체내 힘과 면역력을 키운다.

• 몸의 열을 내리고 열 관련 질환을 예방한다.

아르다 할라아사나

할라아사나의 변형인 이 아사나에서 다리를 스툴이나 의자 위에 올리면 몸의 긴장 없이 아사나를 오래 지속할 수 있다.

도 구 : 60cm 높이의 아르다 할라아사나 박스나 의자. 박스 위에 가로로 길게 베개 1개를 얹는다. 앞서 사르반가아사나에서처럼 매트 6~7장을 어깨 밑에 받친다.

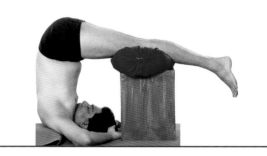

방 법

1 머리 뒤를 바닥에 대고 매트 위에 눕는다. 박스를 머리에서 15~20cm 가량 띄운다.

2 사르반가아사나를 행한다. 손바닥으로 등을 받치고 위팔로 매트를 누른다.

3 숨을 내쉬며 다리를 하나씩 박스 쪽으로 낮추고 넓적다리 아랫부분과 무릎을 박스 위에 내려놓는다.

4 넓적다리와 무릎은 바닥과 수평을 이뤄야 한다. 이보다 낮으면 박스 위에 담요 몇 장을 깔아서 그 높이를 높인다.

5 숨을 내쉬며 등에서 손을 떼어 양팔을 머리 위로 가져가고 팔꿈치를 굽혀서 아래팔과 손등을 바닥에 내려놓는다.

6 이 자세를 7~10분 간 지속하면서 정상 호흡을 한다.

주 의 : 등의 통증이 심하거나 다리를 곧게 뻗을 수 없다면 5kg 짜리 웨이트를 벨트에 걸어서 종아리 중앙에 매단다.

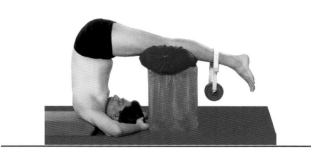

효 과

• 이완에 가장 효과적인 아사나이다.

• 매우 활기차게 해준다.

• 뒤넙다리근을 늘이고 관련 부상을 예방한다.

담요를 말아서 두개골 뒤를 받치는 아르다 할라아사나

감기나 코막힘에 시달리는 사람은 담요를 얇게 말아서 머리 뒤를 받치고 아르다 할라아사나를 행한다.

도 구 : 의자, 담요나 매트 2장. 첫 번째 담요나 매트를 단단하고 둥글게 말아서 의자 앞다리 가까이 둔다. 그 앞에 두 번째 담요나 매트를 말아서 놓는다. 할라아사나 박스는 이 담요나 매트들 앞에 내려놓는다.

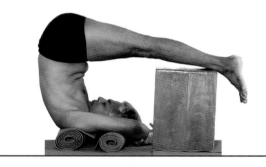

방 법

1 의자에 앉아서 사르반가아사나를 행한다.

2 단단하고 둥글게 말아서 의자 앞 바닥에 내려놓은 담요 위에 양어깨를 내려놓는다.

3 두개골 맨 아랫부분에는 공처럼 돌출된 부위가 있다. 두 번째 담요로 이 부위를 받쳐야 한다.

4 의자 다리를 하나씩 잡고 다리와 엉덩이를 의자에서 멀리 가져가서 머리 앞에 놓인 할라아사나 박스 위에 내려놓는다.

5 양다리를 쭉 뻗고 무릎은 힘주어 곧게 편다.

6 이 자세를 5~10분 간 지속한다.

7 감기나 코막힘에 시달리는 사람은 처음엔 호흡하기 힘들 수 있지만 점차 코 안(비강)이 깨끗해질 것이다.

8 이 아사나에서 내려오기 위해서 손으로 의자 다리를 잡는다. 한 다리씩 등받이에 내려놓고 천천히 몸을 미끄러트린다.

아르다 카르나 피다아사나

'카르나(Karṇa)'는 '귀', '피다(pīda)'는 '아픔'을 뜻한다. 카르나 피다아사나는 할라아사나의 변형으로 양다리를 구부려서 무릎을 귀 가까이 가져오고 정강이뼈를 바닥에 내려놓는다. 하지만 처음에는 이 아사나를 행하기가 어려울 것이다. 만약 그렇다면 다리를 스툴 위에 내려놓고 아르다 카르나 피다아사나를 행한다.

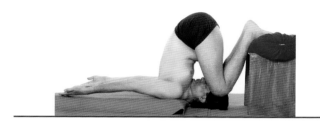

방 법

1 아르다 할라아사나를 행한다. 박스를 머리에서 살짝 멀리 가져간다.

2 양 무릎을 굽히고 무릎을 귀 가까이 내린 다음 발허리뼈를 베개 위에 내려놓는다.

3 아르다 할라아사나에서처럼 양팔을 머리 위로 올려도 되고 등 뒤에서 펴서 손등을 바닥에 내려놓아도 된다.

4 이 자세를 가능한 한 오래 지속하면서 정상 호흡을 한다.

효 과

• 뒤넙다리근이 뻣뻣하면 아르다 할라아사나를 행하기 어렵지만 이 아사나는 쉽고 편안하게 행할 수 있다.

• 다리를 편히 이완시킨 채로 아르다 할라아사나의 효과를 다 누릴 수 있다.

• 등 근육을 이완시킨다.

아르다 숩타 코나아사나

'숩타(supta)'는 '누워 있는', '코나(kona)'는 '각도'를 뜻한다. 아르다 숩타 코나아사나는 아르다 할라아사나의 변형으로 두 다리를 벌려서 박스 2개 위에 각각 내려놓는다.

도 구 : 스툴이나 박스 2개에 각각 베개를 하나씩 올려둔다. 사진에서 보듯, 박스의 안쪽 가장자리는 서로 30cm, 바깥쪽 가장자리는 60cm 정도의 거리를 유지하도록 박스를 배치한다.

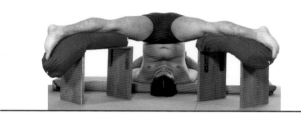

방 법

1 사르반가아사나를 행하고 양손을 등에 댄다.

2 숨을 내쉬며 양다리를 벌려서 천천히 낮추고 박스 위의 베개에 내려놓는다.

3 양무릎과 다리 아랫부분을 박스 위의 베개에 편안히 내려놓는다.

4 이 자세를 가능한 한 오래 지속하면서 정상 호흡을 한다.

효 과

• 등의 통증을 완화시킨다.

• 서혜부의 뻣뻣함을 경감시킨다.

• 뒤넙다리근을 부드럽게 늘여서 뻣뻣함을 해소한다.

• 몸을 거꾸로 하는 자세로 무릎과 서혜부, 등을 이완시키고 아르다 할라아사나의 효과도 함께 얻게 한다.

비파리타 카라니

'비파리타(Viparīta)'는 '거꾸로', '카라니(Karaṇi)'는 '행하는 방식'을 의미한다. 이 아사나에서는 몸을 거꾸로 하여 머리와 어깨를 바닥에 내려놓고 다리를 위로 들어올린다. 몸 전체가 어깨에서 수직을 이루는 사르반가아사나와 달리, 여기서는 몸이 엉덩이에서 어깨로 점점 비스듬히 기운다.

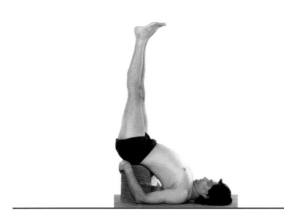

방 법

1 비파리타 카라니 박스 위에 앉는다. 박스가 없으면 베개 2개를 서로 포개어 놓는다.

2 숨을 내쉬며 등을 기울여서 엉덩이를 살짝 다리 쪽으로 가져간다. 한 차례 정상 호흡을 한다.

3 숨을 내쉬며 머리와 어깨를 바닥 가까이 낮춘다.

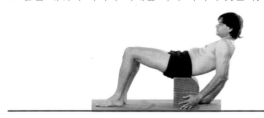

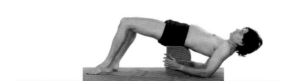

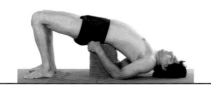

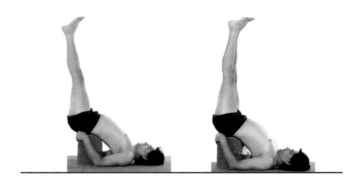

4 어깨와 머리 뒤를 바닥에 내려놓는다.

5 양 팔꿈치를 굽혀서 위팔을 바닥에 내려놓고 손바닥으로 박스를 잡는다.

6 양무릎을 구부리고 숨을 내쉬며 양다리를 들어올린다. 양발은 엉덩이와 한 선을 이루게 하고 엉덩이로 박스를 누른다.

7 다리를 쭉 뻗고 무릎은 힘주어 곧게 편다.

8 숨을 들이마시며 가슴을 들어서 등의 척추를 가슴 쪽으로 밀어넣는다. 복부가 튀어나오지 않게 끌어당긴다.

9 이 자세를 3~4분 간, 나중에는 가능한 한 오래 지속한다. 정상 호흡을 한다.

10 숨을 내쉬며 양다리를 굽히고 발을 바닥에 내린다.

11 몸에서 박스를 밀어내고 엉덩이를 바닥에 내려놓는다.

12 몸을 옆으로 돌린 다음 일어나 앉는다.

효 과

• 가슴을 확장시키고 호흡이 폐에까지 이르게 해서 폐 속의 폐포가 공기를 흡수하는 것을 돕는다.

• 피로와 탈진에서 회복하도록 돕는다.

• 인내력과 체력을 키운다.

• 메스꺼움와 구토, 설사 및 그 외 소화기 계통의 질환을 완화시킨다.

• 신체 면역력을 키워서 감염과 질병에 덜 취약하게 한다.

• 팔다리의 부기를 빼준다.

• 특히 탄력 붕대로 눈 주위를 가리고 행하면 눈의 피로를 풀어준다.

• 여행으로 인한 긴장에서의 회복과 시차 극복을 돕는다.

벽을 이용한 비파리타 카라니

이 아사나는 오랫동안 지속 가능하므로 피곤하더라도 다리를 벽에 대고 행할 수 있다.

도 구 : 비파리타 카라니 박스 1개 혹은 베개 2개

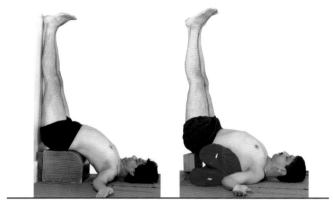

방 법

1 비파리타 카라니 박스 1개 혹은 서로 포개어 놓은 베개 2개를 벽 가까이에 놓는다.

2 베개와 벽 사이에 목침을 하나 둔다.

3 벽을 마주하고 베개 앞 바닥에서 무릎을 꿇고 앉는다.

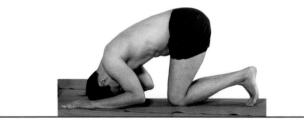

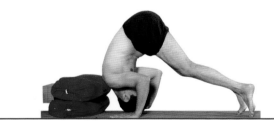

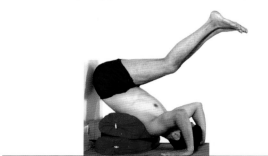

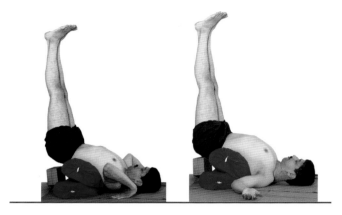

4 손바닥을 베개 앞 바닥에 내려놓는다.

5 몸을 앞으로 숙여서 손바닥 사이에 이마의 맨 윗부분을 내려놓는다.

6 팔꿈치와 엉덩이를 살짝 들고 무릎을 바닥에서 떼고 양다리와 엉덩이를 벽 쪽으로 차올리면서 어깨와 머리를 굴린다. 이 모든 동작들을 재빨리 연결시켜야 한다. 한 차례 정상 호흡을 한다.

7 엉덩이와 발꿈치 뒷면을 벽에 댄다.

8 숨을 내쉬며 양다리를 뻗어올리고 천천히 엉덩이를 베개 쪽으로 미끄러트린다. 동시에 머리와 등 부분을 베개에서 멀리 미끄러트린다.

9 허리와 엉덩이 위쪽 부분으로는 베개를, 머리 뒤와 어깨로는 바닥을 누른다.

10 양팔을 옆으로 뻗는다.

11 이 자세를 7분~10분 간 지속하면서 정상 호흡을 한다.

12 숨을 내쉬며 양다리를 구부리고 양발을 벽에 대고 누르면서 엉덩이와 어깨를 베개에서 멀리 미끄러트린다.

주 의 :

» 감기에 걸린 사람은 사르반가아사나나 할라아사나 직후에 곧바로 비파리타 카라니를 행한다. 이 자세를 최소한 5분 간 지속한다.

» 비파리타 카라니를 너무 오래 지속하면 양다리가 피로하거나 저릴 것이다. 이럴 땐 다리를 굽혀서 스와스티카아사나로 교차시킨다.

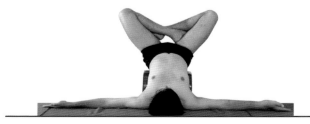

침대를 이용한 비파리타 카라니

특히 여행 중에 비파리타 카라니 박스나 벽을 이용할 수 없을 땐
이 아사나를 침대 위에서 행할 수 있다.

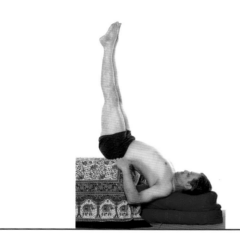

도 구 : 베개 2개, 담요 몇 장

방 법

1 베개 2개나 담요 몇 장을 포개어 침대 옆 바닥에 놓는다. 침대가
  높으면 베개나 담요를 추가로 더 놓는다. 침대가 낮고 키가 큰
  사람은 담요나 베개의 수를 줄인다.

2 침대에 누워서 천천히 몸통과 머리를 베개 쪽으로 미끄러트린다.

3 머리와 목, 어깨의 뒷면을 베개에 내려놓는다.

4 엉덩이를 침대 끝에 걸친 상태를 유지한다.

5 침대 양옆을 손으로 잡는다.

6 숨을 들이마시며 등의 척추를 안으로 밀어넣고 가슴을 들어
  올린다.

7 숨을 내쉬며 양다리를 곧게 뻗어올려서 침대와 수직을 이루게
  한다.

8 이 자세를 가능한 한 오래 지속하면서 정상 호흡을 한다.

9 숨을 내쉬며 양발을 침대에 내리고 서서히 엉덩이는 베개
  쪽으로, 머리는 바닥 쪽으로 미끄러트린다.

마리챠아사나

이 아사나의 명칭은 현인 마리치(Marīchi)의 이름에서 유래했다. 여기서는 척추를 옆으로 비튼다.

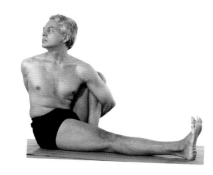

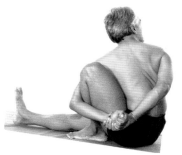

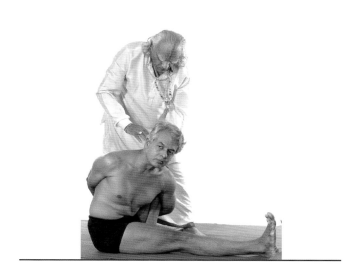

방 법

1 단다아사나로 앉는다.

2 숨을 내쉬며 왼쪽 다리를 구부리고 발을 왼쪽 엉덩이 가까이 가져와서 바닥에 댄다.

3 왼쪽 정강이와 넓적다리를 서로 가까이 붙이고 그 둘이 바닥과 수직을 이루게 한다.

4 왼발의 안쪽 날이 쭉 뻗은 오른쪽 다리의 안쪽 면에 닿도록 한다.

5 숨을 내쉬며 왼팔과 어깨를 앞으로 쭉 뻗어서 왼쪽 겨드랑이가 구부린 왼쪽 무릎의 안쪽 면에 닿도록 한다. 한 차례 정상 호흡을 한다.

6 숨을 내쉬며 왼쪽 팔로 왼쪽 다리를 둘러 감고 팔꿈치를 구부려서 왼쪽 아래팔을 몸통 뒤로 가져간다. 한 차례 정상 호흡을 한다.

7 숨을 내쉬며 오른쪽 팔을 등 뒤로 가져가서 오른쪽 손바닥으로 왼쪽 손목을 꽉 잡는다. 만약 손목이 닿지 않으면 손바닥이나 손가락을 잡는다.

8 몇 차례 정상 호흡을 한다. 다시 숨을 내쉬며 몸통을 오른쪽으로 더 힘껏 돌리고 앞으로 뻗은 오른쪽 다리를 더 곧게 편다.

9 이 자세를 몇 초 간 지속하면서 정상 호흡을 한다.

10 숨을 들이마시며 손바닥을 풀고 정면을 바라본 다음 다리를 뻗어 낸다.

11 오른쪽 다리를 구부리고 앞의 설명대로 같은 아사나를 반복한다.

12 양쪽 모두 3~4번 반복한다.

효 과

• 척추를 강화한다.

• 어깨를 회전시켜서 어깨충돌증후근을 완화한다.

• 손목과 손가락을 늘이고 강하게 만든다.

• 여행 중 몸의 뻣뻣함을 해소하고, 제한된 공간을 활용해서도 얼마든지 행할 수 있다.

바라드바자아사나

이 아사나는 현인 바라드바자(Bharadvāja)에게 바쳐진 것이다. 그는 드로나의 아버지로, 카우라바가(家)와 판다바가(家) 군(軍)의 전략가이다(인도의 대서사시 마하바라타에 따르면).

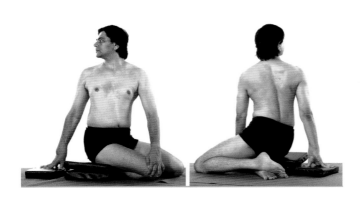

도 구 : 약 3cm 두께의 발포 블록 2개, 담요 1장, 목침 1개

방 법

1 단다아사나로 앉는다.

2 접은 담요나 발포 블록 2개를 오른쪽 엉덩이 밑에 둔다.

3 양무릎을 굽혀서 양발을 뒤로 보내어 왼쪽 엉덩이 옆에 둔다.

4 오른쪽 발등을 바닥에, 왼쪽 발목을 오른발 장심에 내려놓는다.

5 숨을 들이마시며 척추를 들어올린다. 숨을 내쉬며 척추를 오른쪽으로 돌린다. 한 차례 정상 호흡을 한다.

6 숨을 내쉬며 왼쪽 팔을 뻗어서 오른쪽 무릎 바깥쪽에, 오른쪽 손바닥은 오른쪽 엉덩이 뒤 바닥에 내려놓는다. 손바닥을 바닥에 대기 힘들면 오른쪽 엉덩이 뒤에 목침을 두고 그 위에 손가락을 올려놓는다.

7 양어깨를 한 선에 둔다. 몇 차례 정상 호흡을 한다.

8 숨을 내쉬며 몸통과 목을 오른쪽으로 돌려서 오른쪽 어깨 너머를 바라본다.

9 이 자세를 30초~1분 간 지속하면서 깊게 호흡을 한다.

10 숨을 내쉬며 양손을 풀고 몸통과 다리를 똑바로 가져온다.

11 왼편에서 같은 아사나를 반복한다.

의자를 이용한 바라드바자아사나

바닥에 앉을 수 없는 사람은 이 아사나를 의자 위에서 행할 수 있다. 척추의 가동성을 크게 높인다.

도 구 : 의자, 목침이나 발포 블록 또는 둥글게 만 담요.

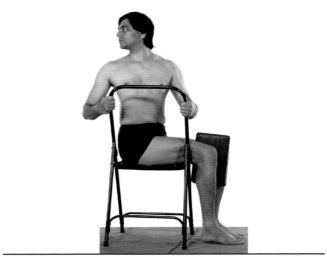

방 법

1 의자에 옆으로 앉아서 몸통의 오른쪽이 의자 등받이를 향하게 한다.

2 다리를 살짝 벌린다. 목침이나 발포 블록, 혹은 둥글게 만 담요를 무릎 사이에 수직으로 끼워서 양무릎으로 꽉 조인다.

3 곧게 앉아서 똑바로 앞을 바라본다.

4 숨을 들이마시며 척추를 위로 들어올린다.

5 숨을 내쉬며 몸통을 오른쪽으로 돌리고 손으로 등받이를 잡는다.

6 한 차례 정상 호흡을 하고 숨을 내쉬며 몸통과 목을 돌려서 오른쪽 어깨 너머를 바라본다.

7 이 자세를 20~30초 간 지속하면서 정상 호흡을 한다.

8 숨을 내쉬며 의자에서 손을 떼고 척추를 돌려 정면을 마주한다.

9 의자에 위와 반대로 앉아서 같은 아사나를 반복한다.

파리브르타 마리챠아사나

'파리브르타(Parivṛtta)'는 '회전하는'을 의미한다. 마리챠아사나의 역자세이다.

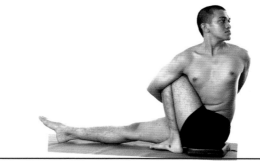

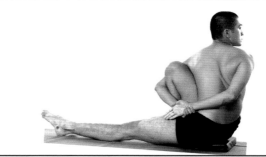

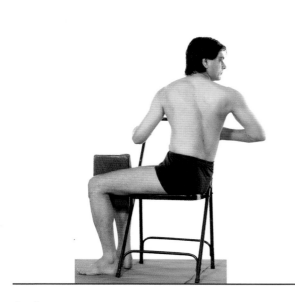

효 과

• 등과 목 근육을 이완시킨다. 특히 타자들과 골프, 라켓 스포츠 선수들을 비롯한 많은 선수들이 몸통의 한쪽은 늘 수축시키고 다른 쪽은 지나치게 늘여 쓴다. 이는 목과 등의 통증으로 이어진다. 바라드바자아사나의 규칙적인 수련으로 이런 긴장이 완화된다.

• 척추의 유연성을 키우고 부상의 위험을 감소시킨다.

• 여행 중 이 아사나를 행하면 등의 뻐근함이 해소된다.

• 가슴을 열고 주의력을 길러준다. 몸과 척추, 마음의 주의력을 일깨워서 자신감 있게 경기장에 설 수 있도록 운동선수들은 경기 중 자신의 차례를 기다리는 동안 대기실에서 이 아사나를 반드시 행해야 한다.

도 구 : 담요나 발포 블록

방 법

1 접은 담요 혹은 발포 블록 위에 단다아사나로 앉는다.

2 숨을 내쉬며 왼쪽 다리를 구부린다. 그 발을 엉덩이 쪽으로 가져와서 바닥에 댄다.

3 정강이와 넓적다리를 서로 가까이 붙이고 바닥과 수직을 이루게 한다.

4 왼발 안쪽 날이 쭉 뻗은 오른쪽 다리의 안쪽 면에 닿도록 한다.

5 숨을 내쉬며 몸통을 왼쪽으로 90도 돌린다. 한 차례 정상 호흡을 한다.

6 숨을 내쉬며 오른팔과 어깨를 뻗어서 오른쪽 겨드랑이가 왼쪽 무릎의 바깥쪽 면에 닿도록 한다.

7 숨을 내쉬며 오른팔로 왼쪽 다리를 둘러 감고 팔꿈치를 굽혀서 오른쪽 아래팔을 몸통 뒤로 가져간다. 한 차례 정상 호흡을 한다.

8 이제 숨을 내쉬며 왼손을 등 뒤로 가져간다. 오른쪽 손바닥으로 왼쪽 손목을 꽉 쥔다. 몇 차례 정상 호흡을 한다.

9 다시 숨을 내쉬며 몸통을 더 힘껏 돌린 후 머리와 목을 돌려 왼쪽 어깨 너머를 바라본다.

10 이 자세를 몇 초 간 지속하면서 정상 호흡을 한다.

11 숨을 들이마시며 손바닥을 풀고 몸통을 정면으로 돌리고 다리를 쭉 뻗는다.

12 오른쪽 다리를 구부리고, 앞서 기술한 대로 같은 아사나를 반복한다.

13 이 아사나를 3~4번 이어서 반복한다.

주 의 : 몸이 굳어서 손목이 잡히지 않으면 손바닥이나 손가락을 잡는다. 이마저도 불가능할 땐 아래 설명대로 팔을 정렬한다.

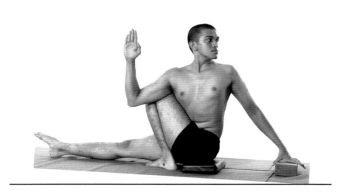

1 숨을 내쉬며 오른쪽 팔꿈치를 구부리고 오른쪽 아래팔을 바닥과 수직을 이루게 하고 오른쪽 겨드랑이를 구부린 왼쪽 무릎의 바깥쪽 면 가까이 가져온다. 한 차례 정상 호흡을 한다.

2 숨을 내쉬며 오른쪽 위팔로 왼쪽 무릎을 밀고 왼쪽 손바닥은 엉덩이 뒤 바닥에 내려놓고 몸통을 더 왼쪽으로 비튼다.

3 이 자세를 10~20초 간 지속하면서 정상 호흡을 한다.

4 숨을 들이마시며 몸통을 정면으로 돌린다. 양다리를 쭉 뻗는다.

5 오른쪽 무릎을 굽히고 왼팔을 그 위로 가져가서, 같은 아사나를 오른편에서 반복한다.

효 과

- 엉덩관절과 허리의 통증을 완화한다.
- 목의 근육을 강화시키고 목의 움직임을 자유롭게 한다.
- 어깨와 팔꿈치, 손목, 손가락의 관절을 부드럽게 해준다.
- 척추의 가동성을 개선하고 몸의 민첩성을 기른다.
- 어깨와 손목, 손가락의 혈액 순환을 향상시킨다.
- 복부 장기를 마사지하는 효과가 있고 소화력을 증진시킨다.

아르다 마첸드라아사나

'아르다(ardha)'는 '절반'을 뜻한다. 이 아사나는 물고기의 신 마첸드라(Matsyendra)에게 바쳐진 것이다. 인도 신화에 따르면, 어느 날 외딴 섬에서 요가의 창시자인 시바 신(Lord Shiva)이 자신의 배우자 파르바티(Pārvati)에게 요가를 설명하고 있었다. 근처 바닷가에 있던 물고기 한 마리가 그 이야기를 전부 듣고 이해하였다. 이것을 본 시바 신이 그 물고기를 축복하여 인간의 모습을 얻게 했고, 그 후 요가의 지식이 널리 전파되었다. 이 아사나는 파리푸르나 마첸드라아사나의 중간 동작이다.

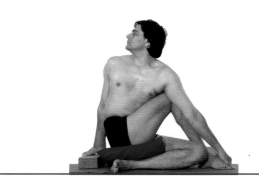

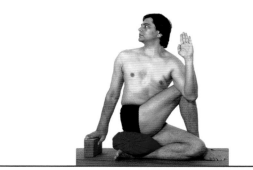

도 구 : 접은 담요나 베개 1개, 목침 1개.

방 법

1 단다아사나로 앉는다.

2 왼쪽 무릎을 굽혀서 종아리를 넓적다리 가까이 가져온다. 왼쪽 발목의 바깥쪽 면과 새끼발가락을 바닥에 내려놓는다.

3 숨을 내쉬며 엉덩이를 살짝 들어서 왼발 위에 베개나 접은 담요를 얹고 엉덩이를 그 베개나 담요 위에 내려놓는다. 한 차례 정상 호흡을 한다. 오른쪽 엉덩이 뒤에 목침을 둔다.

4 숨을 내쉬며 오른쪽 무릎을 구부리고 오른쪽 다리를 바닥에서 들어올려서 그 다리를 왼쪽 넓적다리 바깥쪽 바닥에 내려놓고 오른쪽 발목이 왼쪽 넓적다리에 닿도록 한다.

5 몇 차례 정상 호흡을 하면서 이 자세로 균형을 유지한다.

6 숨을 내쉬며 왼팔과 어깨를 앞으로 뻗는다. 왼쪽 팔꿈치를 굽혀서 아래팔이 바닥과 수직을 이루게 한다. 겨드랑이를 구부린 오른쪽 무릎의 바깥쪽 면에 가까이 댄다. 한 차례 정상 호흡을 한다.

7 숨을 내쉬며 왼쪽 위팔로 오른쪽 무릎을 밀고, 엉덩이 뒤에 놓은 목침 위에 오른쪽 손바닥을 내려놓고 몸통을 더 강하게 오른쪽으로 비튼다.

8 이 자세를 몇 초 간 지속하면서 정상 호흡을 한다.

9 숨을 내쉬며 왼쪽 팔을 펴서 왼손으로 오른발을 꽉 잡는다. 몇 차례 정상 호흡을 한다.

10 숨을 내쉬며 머리와 목을 돌려서 오른쪽 어깨 너머를 바라본다.

11 숨을 들이마시며 양손을 풀고 몸통을 정면으로 돌린 다음, 양다리를 쭉 뻗는다.

12 오른발 위에 앉아서 몸통을 왼쪽으로 비틀면서 같은 아사나를 반복한다.

13 양쪽 모두 3~4번 반복한다.

14 이 아사나의 최종 자세에서는 파리브르타 마리챠아사나처럼 양손바닥을 등 뒤에서 맞잡는다. 여기서는 누구나 행할 수 있는 간단한 변형 동작을 소개했다.

효 과

• 척추를 강하게 회전시켜서 몸통의 유연성을 향상시킨다. 선수들은 더 민첩해지고 부상에 덜 취약해진다.

• 어깨와 어깨뼈(견갑골)의 움직임이 부드러워진다.

• 복부 기관을 마사지하고 꽉 쥐어짜는 듯한 효과가 있어서 소화기 계통의 기능이 더 효율적으로 작동하게 한다.

파사아사나

'파사(Pāśa)'는 '끈', '올가미'를 뜻한다. 이 아사나에서는 양팔이 올가미처럼 양다리와 몸통을 감싸안는다. 이 아사나를 행하려면 척추를 옆으로 비트는 유연성이 대단해야 하고 어깨 관절이 매우 부드러워야 하므로 도구 없이 그냥 하기는 어렵다. 척추의 가동성을 향상시키기 위해서 우선 쇠 창살의 도움을 받아 이 아사나를 익히도록 한다.

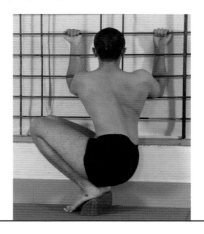

방 법

1 쇠 창살 가까이 바닥에 쪼그리고 앉아서 몸통의 오른쪽 측면을 창살 옆에 둔다.

2 양발과 무릎을 5cm 정도 띄운다.

3 발로 몸의 균형을 잡는다. 쪼그려 앉을 수 없으면 양 발꿈치 밑에 5cm 높이의 목침을 둔다.

4 숨을 들이마시며 척추를 위로 끌어올리고 몸통과 가슴, 머리를 오른쪽으로 돌린다.

5 양 팔꿈치를 굽혀서 쇠 창살 사이로 집어 넣은 다음, 창살을 잡는다. 양어깨는 바닥과 수평을, 아래팔은 바닥과 수직을 이루게 한다.

6 숨을 내쉬며 손으로 계속 창살을 잡은 채로 아래팔을 창살에 대고 끌어당기면서 척추를 더 강하게 비튼다.

7 이 자세를 몇 초 간 지속하면서 깊게 호흡을 한다.

8 숨을 내쉬며 창살에서 양팔을 떼고 척추를 곧게 편다.

9 같은 아사나를 왼편에서 반복한다.

효 과

• 발목을 유연하게 하고 발목과 발꿈치 사이의 인대를 강화시킨다.

• 복부 근육을 탄탄하게 한다.

• 척추 근육을 탄탄하게 하고 어깨뼈, 요추와 천골 주변의 뻣뻣함을 해소한다.

균형을 잡는 아사나

롤라아사나

'롤라(lola)'는 추처럼 앞뒤로 움직이는 것을 의미한다. 이 아사나에서는 양손으로 몸의 균형을 잡고 앞뒤로 흔든다.

주 의 : 몸을 들어올리는 것이 어렵거나 불가능하다면 양손을 각각 목침 위에 올려놓고 몸을 들어올린다. 목침 위에 손을 얹으면 몸통을 끌어올리기가 한결 수월하다.

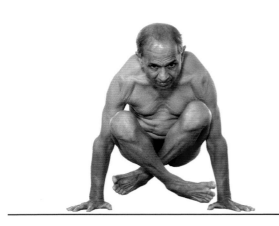
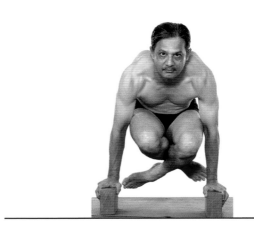

방 법

1 단다아사나로 앉는다.

2 양 손바닥을 엉덩이 옆 바닥에 내려놓는다.

3 숨을 내쉬며 양 무릎을 구부린다.

4 왼쪽 다리를 오른쪽 다리 밑에 놓고 오른쪽 발목을 왼쪽 발목 위에서 교차시킨다.

5 몇 차례 정상 호흡을 한다.

6 손바닥으로 바닥을 누르면서 동시에 엉덩이와 다리를 위로 들어올린다.

7 양팔꿈치를 쭉 펴서 손으로 균형을 잡는다.

8 부드럽게 몸통을 앞뒤로 흔들기를 15~20초 간 지속하면서 정상 호흡을 한다.

9 숨을 내쉬며 엉덩이와 다리를 바닥에 내리고 교차시켰던 다리를 푼다. 양다리를 쭉 뻗어서 단다아사나로 앉는다.

10 발목을 반대로 교차시켜서 반복한다. 이번엔 왼쪽 발목이 오른쪽 발목 위에 온다.

효 과

• 위팔의 안쪽 면을 강화시키고 발달시킨다.

• 위팔의 안쪽을 강하게 늘이고 투수와 야수들이 공을 던질 때 투구의 방향과 거리를 더 잘 조절할 수 있도록 돕는다. 테니스와 배드민턴 선수들의 팔 힘도 키워준다.

• 복부 근육을 강화시킨다.

• 몸을 가볍게 하고 주의력을 길러준다.

톨라아사나

'톨라(tola)'는 '천칭'을 뜻한다. 이 아사나의 명칭은 천칭을 닮은
아사나의 모습에서 비롯했다.

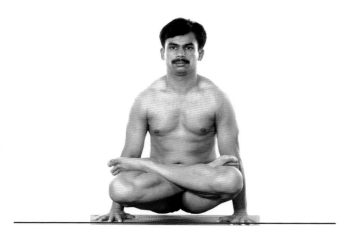

방 법

1 파드마아사나로 앉는다.

2 양 손바닥을 엉덩이 옆 바닥에 내려놓는다.

3 숨을 내쉬며 손바닥으로 바닥을 누르면서 엉덩이를 바닥에서
들어올린다.

4 양팔을 손목에서부터 어깨까지 쭉 뻗어낸다. 팔의 앞과 뒤를
고르게 편다.

5 가능한 한 오래 양손으로 균형을 잡고 정상 호흡을 한다.

6 숨을 내쉬며 다리와 엉덩이를 바닥에 내린다. 교차시켰던
다리를 풀고 그 방향을 바꿔서 같은 아사나를 반복한다.

균형감 향상을 위한 도움말 :

• 파드마아사나에서 양다리를 확실하게 교차시킨다.

• 양무릎을 서로 가까이 가져가고 양무릎을 엉덩이보다 더 높이
들어올린다. 이러면 복부가 수축되면서 몸을 더 높이 끌어올릴
수 있다.

• 넓적다리 양옆을 안으로 더 가까이 모으면 몸을 더 들어올릴
수 있다.

효 과

• 위팔과 손목을 강화시키고 발달시킨다. 이 아사나는 롤라아사나
와 마찬가지로 투수, 테니스와 배드민턴 선수 외에 투창,
원반, 투포환 던지기 같은 육상경기 선수들에게 필수적인 팔과
어깨의 힘을 길러준다.

• 롤라아사나와 톨라아사나에서의 복부 수축 작용은 선수의
몸매가 탄탄하고 날렵할 수 있도록 돕는다.

• 모든 균형 잡는 아사나는 체온을 높인다. 이 아사나들을 이어서
행하면 추운 기후에서 몸을 빠르게 덥힐 수 있다.

아스타바크라아사나

이 아사나의 명칭은 현인 아스타바크라(Aṣṭāvakrā)의 이름에서 유래했다. '아스타(Aṣṭā)'는 '8', '바크라(vakra)'는 '뒤틀린'을 의미한다. 이 현인은 그가 아직 어머니 뱃속에 있을 때 아버지로부터 저주를 받아서 나중에 몸의 여덟 군데가 기형인 채로 태어났다고 한다. 이 현인은 자라서 위대한 학자가 되었다. 훗날 그의 아버지가 그를 축복하자, 그의 몸은 반듯해졌다.

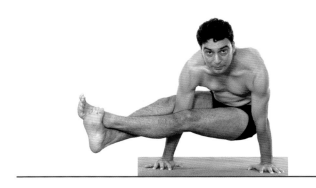

단계 I

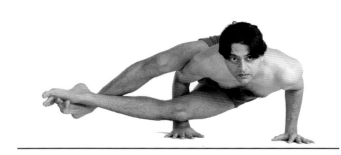

단계 II

방 법

1 양발을 30~45cm 가량 띄우고 똑바로 선다.

2 양무릎을 굽히고 오른쪽 손바닥을 양발 사이 바닥에 내려놓는다. 왼쪽 손바닥을 바닥에 내려놓되, 오른쪽 손바닥과 수평을 이루면서 왼발 바깥쪽에 위치하게 한다.

3 숨을 내쉬며 오른쪽 다리를 오른쪽 위팔 위에 얹고 오른쪽 넓적다리를 팔 뒷면, 팔꿈치 바로 위에 댄다.

4 왼쪽 다리를 앞으로 가져와서 왼발을 오른쪽 다리의 아랫부분 가까이 내려놓는다. 한 두 차례 정상 호흡을 한다.

5 왼발을 오른쪽 발목에 얹어서 양다리를 교차시킨다. 한 두 차례 정상 호흡을 한다.

6 숨을 내쉬며 양 팔꿈치를 쭉 펴면서 양다리를 바닥에서 들어올린다.

7 오른쪽 팔꿈치를 살짝 접은 채로 넓적다리 사이에서 위팔을 더 확고하게 유지한다.

8 숨을 내쉬며 양다리를 오른쪽으로 뻗는다. 이것이 단계 I 이다.

9 이 자세를 몇 초 간 지속하면서 정상 호흡을 한다.

10 숨을 내쉬며 양 팔꿈치를 구부리면서 몸통과 머리를 낮춰서 몸통이 바닥과 수평을 이루게 한다.

11 숨을 들이마시며 몸통을 양옆으로 넓힌다. 이것이 아스타바크라 아사나의 단계 II 이다.

12 이 자세를 몇 초 간 지속하면서 정상 호흡을 한다.

13 숨을 들이마시며 양팔을 쭉 펴고 몸통을 들어올리고, 교차 시켰던 다리를 풀어서 바닥에 내린다.

14 왼편에서 반복한다.

효 과

• 손목과 팔을 강화시키고 발달시킨다.

• 단계 I 에서 단계 II 로 넘어가는 것과 단계 II 에서 단계 I 으로 넘어가는 것은 위팔의 힘을 키운다. 이 동작은 자신의 몸을 이용하는 자연적인 웨이트 들기 운동으로 어떤 관절이나 근육의 손상 위험이 전혀 없다.

• 복부와 등 근육을 탄탄하게 해준다.

• 체온을 높여서 추운 기후에서 빠르게 몸을 덥히는 데 도움이 된다.

부자피다아사나

'부자(bhuja)'는 '팔', '피다(pīda)'는 '압박'을 뜻한다. 이 아사나
에서는 위팔로 무릎 뒤를 눌러서 손으로 몸의 균형을 잡는다.

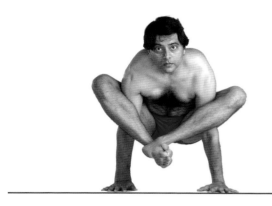

방 법

1 똑바로 선다. 양발을 서로 60~75cm 정도 벌린다.

2 몸으로 앞으로 살짝 기울여서 양무릎을 구부린다.

3 양다리 사이로 양팔을 집어 넣고 손바닥을 양발 옆 바닥에
   내려놓는다.

4 엉덩이를 낮추고 오른쪽 무릎 뒷면의 위쪽을 오른쪽 위팔에,
   왼쪽 무릎 뒷면의 위쪽을 왼쪽 위팔에 얹는다. 한 차례 정상
   호흡을 한다.

5 숨을 내쉬며 양 발꿈치를 바닥에서 들어올리고 위팔로 넓적다리
   뒷면을 누른다.

6 점차 양발을 바닥에서 떼면서 팔로 균형을 잡는다. 몇 차례
   정상 호흡을 한다.

7 숨을 내쉬며 왼발을 오른쪽 발목 위에 얹어서 발목끼리
   교차시킨다. 한 차례 정상 호흡을 한다.

8 숨을 내쉬며 양팔을 가능한 한 힘껏 쭉 곧게 뻗는다. 머리를
   들어올린다.

9 이 자세를 가능한 한 오래 지속한다. 정상 호흡을 한다.

10 양팔로 균형을 잡은 채로 발목을 바꿔 교차시킨다.

11 교차시킨 발목을 풀고 천천히 양발을 바닥에 내려놓고 손을
   바닥에서 떼고 똑바로 선다.

주 의 :

» 넓적다리 뒷면을 위팔 위쪽에 얹을 때 가능한 한 높이 위치하게
   한다.

» 복부 근육을 수축시켜서 몸을 힘껏 위로 들어올리지 않으면
   체중이 어깨와 위팔에 실린다.

» 먼저 들어올려서 팔에 얹은 다리를 안정감 있게 유지해야 나머지
   다리를 들어올려서 교차시킬 수 있다.

» 처음엔 양팔꿈치를 살짝 굽혀서 아사나를 행해도 된다.

효 과

• 손목, 아래팔의 안쪽, 팔, 특히 팔의 보조 근육을 강화시키고
   발달시킨다.

• 복부 근육을 강화시킨다.

• 체내 열을 발생시키므로 추운 기후에서 크게 도움이 된다.

바카아사나

'바카(baka)'는 '두루미'를 의미한다. 팔로 균형을 잡는 이 아사나의 명칭은 그 모습이 물웅덩이를 거니는 두루미를 닮은 데서 연유했다.

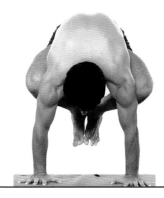

방 법

1 양발을 붙이고 바닥에 납작하게 쪼그리고 앉는다.

2 이제 양무릎을 벌린다. 몸을 앞으로 숙여서 양다리 사이로 가져간다.

3 숨을 내쉬며 왼쪽 위팔을 왼쪽 다리의 안쪽 면에, 오른쪽 위팔을 오른쪽 다리의 안쪽 면에 가져다 댄다. 한 차례 정상 호흡을 한다.

4 숨을 내쉬며 몸을 앞으로 숙이고 양손바닥을 발 앞 바닥에 내려놓는다. 한 차례 정상 호흡을 한다. 숨을 내쉬며 바닥에서 발꿈치를 들어올리고 몸통을 앞으로 숙여서 정강이를 위팔의 뒤쪽 면, 겨드랑이 가까이에 댄다. 몇 차례 정상 호흡을 한다.

5 숨을 내쉬며 천천히 양발을 바닥에서 들어올린다.

6 양팔로 무릎을 누르면서 팔꿈치를 곧게 편다.

7 이 자세를 몇 초 간 지속하면서 정상 호흡을 한다.

8 숨을 내쉬며 양팔을 굽혀서 몸통을 낮추고 양발을 바닥에 내려놓고 다리를 겨드랑이에서 뗀다.

9 바닥에 쪼그리고 앉아서 잠시 이완한다.

주 의 : 균형을 잘 잡고 몸을 가뿐하게 하려면 흉추를 위로 끌어올린다.

효 과

- 손목과 팔을 발달시키고 어깨의 힘을 키운다.
- 복부 근육과 장기를 강화하고 탄탄하게 한다.
- 반사작용이 신속하고 민첩해진다.
- 규칙적으로 수련하면 균형감각, 집중력, 조정 능력이 개선된다.

우스트라아사나

'우스트라(Uṣṭrā)'는 '낙타'를 의미한다. 이 아사나에서는 가슴 중앙을 낙타 등의 혹처럼 만든다.

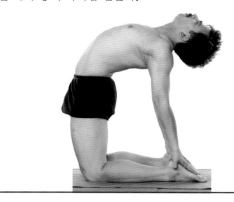

방 법

1 바닥에 무릎을 꿇고 앉는다. 양 넓적다리, 다리, 발을 서로 붙이고 발가락은 뒤를 향하게 한다.

2 손바닥을 엉덩이에 댄다. 숨을 들이마시며 넓적다리를 뻗고 정강이뼈와 발허리뼈로 바닥을 누르고 가슴을 들어올린다.

3 숨을 내쉬며 어깨를 뒤로 돌려 내리면서 척추를 뒤로 젖힌다.

4 몇 차례 정상 호흡을 하고 숨을 내쉬며 양팔을 엉덩이에서 떼고 오른쪽 손바닥을 오른발 위에, 왼쪽 손바닥을 왼발 위에 내려놓는다.

5 양 손바닥으로 발바닥을 누르면서 머리를 더 뒤로 젖힌다.

6 엉덩이를 수축하고 등의 척추를 들어올려서 복장뼈(흉골) 주변을 더 열고 넓힌다.

7 이 자세를 20~30초 간 지속하면서 정상 호흡을 한다. 점차 지속 시간을 늘린다.

8 숨을 내쉬며 양손을 하나씩, 혹은 동시에 발에서 떼고 몸통을 들어올린다.

9 양손을 엉덩이에 얹는다. 엉덩이를 바닥에 내려놓고 다리를 쭉 뻗는다.

10 같은 아사나를 2~3번 반복한다.

주 의 : 처음에 양 무릎과 발을 서로 붙이는 것이 어렵다면 그 사이에 15~20cm 간격을 둔다.

효 과

- 넓적다리와 팔을 강화시킨다.

- 어깨 관절을 부드럽게 한다.

- 등뼈의 뼈근함을 완화시킨다. 투수, 테니스 선수, 그 외 투포환, 투창, 원반 던지기 같은 육상경기 선수들은 자주 척추의 뼈근함을 겪는다. 우스트라아사나는 이를 초래하는 동작의 역자세로서 긴장을 중화시킨다.

- 가슴 근육을 발달시키고 폐활량을 개선시켜서 체력을 증진한다.

우르드바 무카 스바나아사나

'우르드바(Ūrdhva)'는 '위로 향한', '무카(mukha)'는 '얼굴', '스바나 (śvāna)'는 '개'를 나타낸다. 이 아사나의 모습은 얼굴을 위로 들고 몸을 쭉 뻗은 개를 닮았다.

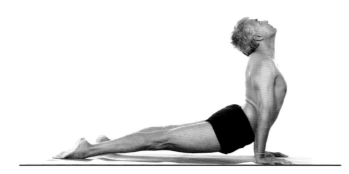

방법

1 배를 바닥에 대고 엎드린다.

2 양발 사이를 30cm 벌리고 발가락은 몸에서 멀어지게 한다. 다리 뒷면을 쭉 뻗고 무릎은 힘주어 곧게 편다.

3 양 손바닥을 허리 옆에 두고 손가락은 앞을 향하게 둔다.

4 숨을 들이마시며 가슴과 머리를 들어올린다. 양팔을 곧게 뻗고 팔꿈치도 확실히 편다.

5 숨을 내쉬며 엉덩이를 조이고 발허리뼈로 바닥을 확고하게 누르면서 정강이와 넓적다리, 골반을 바닥에서 들어올린다.

6 숨을 들이마시며 어깨를 양옆으로 펴고 어깨뼈를 가슴을 향해 앞쪽으로 깊이 밀어넣는다.

7 빗장뼈(쇄골)를 들어올려서 양옆으로 편다. 머리와 목을 가능한 한 뒤쪽으로 가져간다.

8 이 자세를 30~60초 간 지속하면서 깊게 호흡을 한다.

9 숨을 내쉬며 팔꿈치를 굽히면서 가슴을 낮추고 바닥에 내려놓는다.

효과

• 등 근육을 이완시킨다.

• 척추에 활기가 돌게 한다.

• 팔과 손목을 강화시킨다.

• 심신에 주의력과 탄탄함을 준다.

• 우르드바 무카 스바나아사나와 아도 무카 스바나아사나를 6~8회 반복하면 아주 빨리 몸을 덥히고 머리와 심장을 가볍게 할 수 있다.

손가락이 뒤로 향하는 우르드바 무카 스바나아사나

우르드바 무카 스바나아사나의 이 변형 동작은 많은 스포츠에서 꼭 필요한 손목과 팔의 힘을 크게 길러준다.

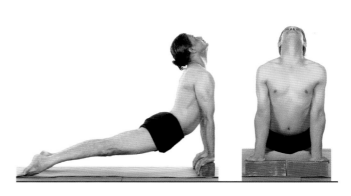

도 구 : 5~6cm 높이의 목침 2개

방법

1 바닥에 무릎을 꿇고 앉아서 발가락은 뒤를 향하게 한다. 양발을 30cm 가량 벌린다.

2 목침은 몸 앞에서 30~45cm 떨어진 지점에 놓는다. 손바닥을 뒤로 돌려서 손목 가까이 손바닥이 시작되는 부분을 목침 위에 올려놓고 손가락은 바닥을 향하게 한다.

3 양팔을 뻗고 팔꿈치 관절의 뒷부분을 쭉 펴서 단단히 유지한다.

4 숨을 내쉬며 양다리를 하나씩 뒤로 뻗는다. 양다리를 곧게 펴고 무릎은 힘주어 쭉 뻗는다.

5 엉덩이를 조이고 살짝 낮추되, 다리를 구부리지 않는다.

6 숨을 들이마시며 몸통을 들어올리고 가슴은 앞으로, 머리는 뒤로 가져간다.

7 이 자세를 가능한 한 오래 지속하면서 정상 호흡을 한다.

8 숨을 내쉬며 양팔을 굽히고 가슴을 바닥 쪽으로 서서히 내린다.

효과

• 위팔세갈래근(상완삼두근)을 발달시키고 팔 뒤쪽에 엄청난 힘을 길러준다. 손목 힘줄을 강화시킨다.

• 넓적다리 근육을 발달시킨다.

• 척추에 활기를 북돋우고 척추 근육을 강화하며 등 부상의 위험을 감소시킨다.

우르드바 다누라아사나

'우르드바(Ūrdhva)'는 '위를 향한', '다누르(dhanur)'는 '활'을 의미한다. 이 아사나는 위를 향하는 활처럼 보인다.

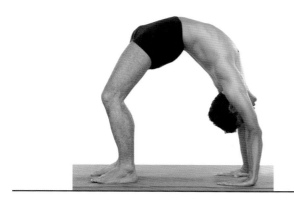

방 법

1 등을 바닥에 대고 반듯이 눕는다. 양손을 엉덩이 옆에 내려놓는다.

2 양무릎을 구부리고 발목을 잡아서 양발을 엉덩이 가까이 가져온다.

3 팔꿈치를 굽혀서 양 손바닥을 어깨 옆 바닥에 내려놓고 손가락이 몸통을 향하게 한다.

4 숨을 내쉬며 엉덩이와 몸통을 들어올리고 머리의 정수리를 바닥에 댄다.

5 한 두 차례 호흡을 한다.

6 이제 숨을 내쉬며 몸통과 머리를 더 들어올려서 등을 아치 모양으로 둥글린다.

7 양손으로 바닥을 누르면서 팔꿈치를 쭉 편다.

8 발꿈치를 바닥에서 들어올린 후 넓적다리를 더 높이 들어올린다. 이제, 넓적다리를 뻗고 몸통을 들어올린 상태를 유지하면서 천천히 발꿈치만 바닥에 내려놓는다.

9 양발로 바닥을 단단히 누른다. 발이 바깥쪽으로 벌어지지 않도록 한다.

10 이 자세를 20~30초 간 지속하면서 정상 호흡을 한다.

11 숨을 내쉬며 양무릎을 구부리면서 몸을 바닥에 내려놓는다.

12 같은 아사나를 3~4번 반복한다.

박스를 이용한 우르드바 다누라아사나

몸이 굳어서 몸을 바닥에서 들어올리기가 어렵다면 박스나 스툴의 도움을 받아 이 아사나를 행한다.

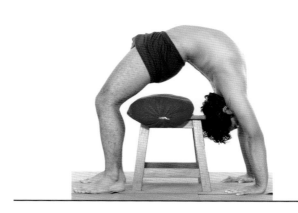

도 구 : 30~45cm 높이의 작은 스툴, 베개

방 법

1 스툴 위에 베개를 얹는다. 엉덩이를 스툴 앞(수련자 다리에 가까운 쪽) 가장자리에 내려놓고 앉는다.

2 스툴의 다리를 잡고 천천히 등을 둥글린다. 이때, 엉덩이 윗부분과 허리는 스툴에 닿아 있다.

3 숨을 내쉬며 양팔을 머리 위로 가져가서 손바닥을 바닥에 내려놓고 손가락은 스툴을 향하게 한다.

4 양발은 바닥에서 서로 평행하도록 두고 무릎과 발은 나란히 한 선을 이룬다. 몇 차례 정상 호흡을 한다.

5 숨을 내쉬며 손바닥과 발로 바닥을 누르면서 엉덩이와 몸통을 스툴에서 들어올린다.

6 팔꿈치를 가능한 한 쭉 뻗어낸다.

7 이 자세를 20~30초 간 지속하면서 정상 호흡을 한다. 이제 양 팔꿈치를 굽히면서 엉덩이와 몸통을 낮추어 스툴 위에 내려놓는다.

8 같은 아사나를 3~4회 반복한다.

9 스툴의 엉덩받이를 잡고 숨을 내쉬며 천천히 똑바로 앉는다.

손목을 목침 위에 두는 우르드바 다누라아사나

어깨나 손목이 뻣뻣하면 스툴에서 몸을 들어올리기가 어려울 것이다. 손목의 위치를 높이면 훨씬 수월하게 몸을 들어올릴 수 있다. 그러기 위해서 손바닥의 아랫부분을 둥근 목침 위에 올려놓고 손가락은 바닥을 향하게 한다.

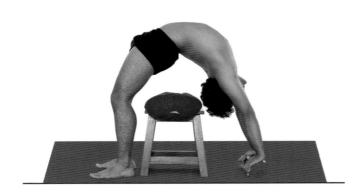

벽을 이용한 우르드바 다누라아사나

어깨나 목, 목뼈 주위가 뻣뻣하면 우르드바 다누라아사나에서 몸을 들어올리기가 매우 어렵다. 하지만 이 관절들의 뻣뻣함을 해소하고 목과 목뼈 근육을 강화시키는 데 이 아사나가 무척 도움이 되기도 한다. 이 아사나를 행할 때 벽을 이용하면 몸을 들어올리는 데 도움이 될 것이다.

도구 : 30~45cm 높이의 작은 스툴을 벽에서 45cm 정도 떨어진 지점에 놓는다. 스툴 위에 방석을 하나 얹는다. 키가 큰 사람은 스툴 위에 담요나 베개를 추가로 더 올려야 한다. 15~20cm 높이의 박스를 벽에 대어 놓는다.

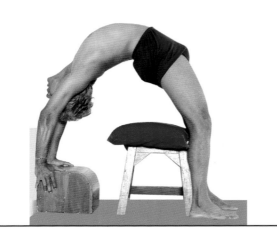

방 법

1 앞서 설명한 대로 벽을 등지고 스툴 위에 앉는다.

2 숨을 내쉬며 스툴을 잡고 천천히 등을 둥글린다. 허리와 엉덩이는 스툴 위 방석에 닿아 있다.

3 양팔을 머리 위로 보내서 양 손바닥을 박스 위에 내려놓는다. 양손을 어깨 너비만큼 벌려서 손바닥은 바깥쪽을, 손가락은 바닥을 향하도록 한다.

4 양무릎을 구부려서 양발을 스툴에 더 가까이 가져간다. 한 두 차례 정상 호흡을 한다.

5 숨을 내쉬며 손바닥으로 박스를, 발로 바닥을 누르면서 몸통과 엉덩이를 스툴에서 들어올린다.

6 양발로 바닥을 확고하게 누르면서 아래팔과 머리, 가슴을 벽 쪽으로 가져간다.

7 이 자세를 가능한 한 오래 지속하면서 정상 호흡을 한다.

8 숨을 내쉬며 양무릎과 팔꿈치를 구부리고 천천히 엉덩이와 허리를 스툴 위에 내려놓는다.

효 과

• 척추 전체를 아주 유연하게 한다.

• 유연성이 향상되어 경기장에서 부상의 위험이 줄어든다.

• 몸의 민첩성을 길러준다.

• 반사작용을 강화시키므로 선수에게 중요한 자질인 움직임의 속도를 개선시킨다.

• 에너지를 끌어올려서 몸의 지구력을 향상시킨다.

• 목과 목뼈 근육을 강화시키고 많은 운동선수들이 흔히 토로하는 목의 긴장을 완화하는 데 크게 도움이 된다.

• 팔과 어깨를 강하게 만들고 자유롭게 해서 그 가동성을 높인다.

• 운동선수들의 기량 발휘에 꼭 필요한 정신적, 감정적 자신감을 북돋우고 스트레스 해소를 돕는다.

• 시합 중 스트레스가 많은 상황에서 찾아오는 정신적 침울이나 우울함을 없애준다.

드위 파다 비파리타 단다아사나

'드위(dwi)'는 '둘', '둘 모두', '파다(pāda)'는 '발', '비파리타 (Viparīta)'는 '역으로', '거꾸로 선', '단다(daṇḍa)'는 '막대'라는 뜻이다. 이 아사나에서는 몸을 우아하게 뒤로 젖히고 양다리를 막대처럼 곧게 뻗는다.

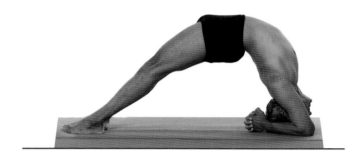

방 법

1 등을 바닥에 대고 눕는다.

2 양무릎을 구부려서 양발을 엉덩이 가까이 가져간다.

3 엉덩이를 살짝 들어올려서 발목을 잡고 양발을 엉덩이 더 가까이 가져간다.

4 양 팔꿈치를 굽혀서 양 손바닥을 어깨 밑에 두고 손가락은 발을 향하게 한다.

5 숨을 내쉬며 엉덩이와 몸통을 들어올리고 머리의 정수리를 바닥에 댄다. 한 차례 정상 호흡을 한다.

6 숨을 내쉬며 양손을 하나씩 바닥에서 떼어 머리 뒤로 가져간다. 손깍지를 끼고 손바닥을 컵 모양으로 만들어서 머리 뒤에 바짝 가져다 댄다.

7 아래팔과 팔꿈치는 바닥에 대고 유지한다. 몇 차례 정상 호흡을 한다.

8 숨을 내쉬며 아래팔과 팔꿈치로 바닥을 누르면서 어깨와 가슴, 몸통, 엉덩이를 가능한 한 높이 들어올린다.

9 이 자세를 5~10초 간 지속하면서 정상 호흡을 한다.

10 숨을 내쉬며 양다리를 하나씩 천천히 곧게 뻗어 내되, 가슴이나 엉덩이를 낮춰선 안 된다.

11 이 자세를 가능한 한 오래 지속하면서 정상 호흡을 한다. 점차 지속 시간을 늘린다.

12 숨을 내쉬며 양 무릎을 구부려서 양발을 엉덩이 가까이 가져오고 손깍지를 푼다. 살짝 머리를 들어올렸다가 몸통과 머리 뒷면을 낮추면서 바닥에 완전히 내려놓는다.

13 잠깐 쉬었다가 같은 아사나를 3~4번 반복한다.

효 과

• 척추의 유연성과 탄탄함을 길러준다.

• 가슴을 확장시키고 폐활량과 체력, 인내력을 향상시킨다.

• 가슴의 울혈을 해소하고 호흡기 계통의 문제를 완화시킨다.

주 의 : 처음에는 어깨와 몸을 들어올리기가 어렵다. 발은 미끄러지고 팔꿈치가 양옆으로 벌어질 것이다. 어깨 탈구의 위험도 있다. 따라서 처음에 이 아사나를 익힐 때는 팔꿈치와 발을 도구로 받친다.

팔꿈치와 발을 받치는 드위 파다 비파리타 단다아사나

둘 사이의 간격이 120~140cm 되는 두 개의 기둥 혹은 벽과 기둥 사이에서 이 아사나를 행할 수 있다. 그런 공간이 없다면 아래의 설명대로 긴 탁자 위에서 행하면 된다.

도 구 : 길이 120~140cm, 너비 60cm, 높이 8~10cm 되는 편평하고 길고 낮은 탁자. 탁자를 거꾸로 뒤집어서 다리가 위를 향하도록 상판을 바닥에 내려놓는다. 거꾸로 뒤집혀서 위를 향하고 있는 면(이제부터 '바닥'이라 지칭함)과 탁자 다리(이제부터 '벽'이라 지칭함) 위에 매트를 깐다. 8~10cm 높이의 목침을 탁자 다리의 안쪽에 대어 둔다. 키가 크거나 몸이 뻣뻣한 사람은 더 얇은 목침을 활용한다.

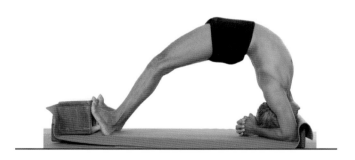

방 법

1 바닥에 등을 대고 눕는다. 양무릎을 구부려서 발꿈치를 엉덩이 가까이 가져가고 발가락은 목침에 댄다.

2 양팔을 구부려서 손바닥을 어깨 아래에 두고 손가락은 발을 향하게 한다.

3 숨을 내쉬며 엉덩이와 몸통을 들어올리고 머리의 정수리를 바닥에 댄다. 몇 차례 정상 호흡을 한다.

4 숨을 내쉬며 양손을 하나씩 바닥에서 떼어 머리 뒤로 가져간다. 손깍지를 끼고 손바닥을 컵 모양으로 만들어서 머리 뒤에 바짝 가져다 댄다.

5 양 팔꿈치는 어깨 너비만큼 벌리고 아래팔은 바닥에 유지한다. 몇 차례 정상 호흡을 한다.

6 숨을 내쉬며 위팔의 아랫부분과 팔꿈치로 벽을 누르면서 어깨와 가슴, 몸통, 엉덩이를 가능한 한 높이 들어올린다.

7 발가락을 위로 들어올리고 양발로 목침을 누르면서 엉덩이를 더 높이 들어올린다.

8 이 자세를 가능한 한 오래 지속하면서 정상 호흡을 한다.

9 숨을 내쉬며 손깍지를 풀고 머리를 들어올렸다가 몸통과 머리 뒤를 바닥으로 낮춘다.

효 과

• 팔꿈치를 받치면 미끄러짐을 방지하고, 어깨를 계속 들어올린 상태를 유지할 수 있다. 이 아사나는 등뼈의 뻣뻣함을 해소시킨다.

• 발을 받치면 엉덩이와 몸통을 들어올리는 법을 익힐 수 있다.

이런 탁자가 없다면 우선 양팔을 벽에 대고 아사나를 행한 후에 다시 아사나를 반복할 때는 발을 벽에 댄다.

의자를 이용한 드위 파다 비파리타 단다아사나

도 구 : 벽에서 60cm 떨어진 곳에 의자 1개를 놓고 등받이가 벽을 향하게 한다. 의자 앞쪽 다리 사이에 베개 1개를 놓는다. 발포 블록 2개 혹은 담요 여러 장.

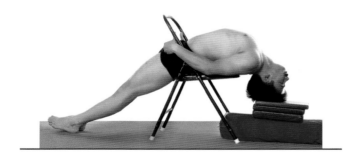

방 법

1 양다리를 하나씩 의자의 엉덩받이와 등받이 사이로 집어넣는다. 의자에 앉아서 가슴이 등받이를 향하게 한다.

2 양손으로 등받이 양옆을 잡는다.

3 숨을 들이마시며 가슴을 들어올리고 어깨를 뒤로 돌려 끌어내리고 어깨뼈(견갑골)를 밀어넣는다.

4 숨을 내쉬며 몸통을 뒤로 기울이면서 천천히 엉덩이를 엉덩받이 뒤쪽 가장자리로 미끄러트린다. 한 차례 정상 호흡을 한다.

5 숨을 내쉬며 몸통을 더 아래로 낮춰서 등 윗부분이 엉덩받이 앞쪽 가장자리에 닿게 한다.

6 머리의 정수리를 베개 위에 내려놓는다. 만약 머리가 닿지 않으면 발포 블록이나 접은 담요를 추가로 더 베개 위에 얹는다. 목이 짧아지면 머리를 받친 도구들의 높이를 낮춰야 한다.

7 양다리를 쭉 뻗는다.

8 양팔을 굽혀서 의자 위나 양옆을 잡는다.

9 이 자세를 처음에는 3~5분 간, 나중에는 가능한 한 오래 지속하면서 깊게 호흡을 한다.

10 몸을 일으키기 위해서 등받이의 양옆을 잡고 양다리를 굽혀서 양발을 의자 다리 가까이 가져오고, 숨을 들이마시며 몸통을 세워서 의자에 똑바로 앉는다.

효 과

• 머리를 받쳐서 수련자를 이완시키고 활기차게 한다.

• 5분 이상 지속하면 체력과 인내심이 길러진다.

• 체내의 힘을 개발시킨다.

• 면역력을 향상시킨다.

• 감정적 힘을 발달시킴으로써 경기의 중압감에 무너지기보다는 그 정신적, 감정적 압박감을 이겨내고 자신의 기량을 한껏 펼치게 돕는다.

• 눈에 시원한 느낌을 준다. 눈이 피로할 때는 눈과 이마를 붕대로 감아서 이 효과를 최대화한다.

• 뇌를 시원하게 하고 긴장을 줄인다.

발을 벽에 대는 드위 파다 비파리타 단다아사나

허리가 긴장된다면 양다리를 들어서 발 밑에 의자나 박스를 놓고 발을 벽에 댄다. 허리 밑에 담요나 발포 블록을 놓아서 허리를 받친다.

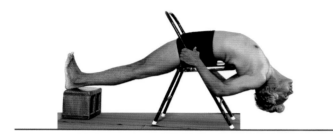

벤치를 이용한 드위 파다 비파리타 단다아사나

몸이 많이 피곤하거나 등이 긴장될 때 혹은 간단한 질병에서 회복 중일 때는 비파리타 단다아사나 벤치로 척추 전체를 받치고 이 아사나를 행한다.

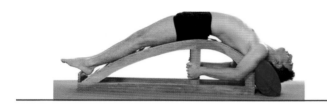

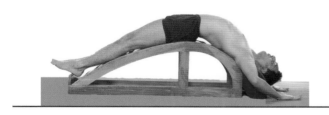

도 구 : 비파리타 단다아사나 벤치, 베개, 담요

방 법

1 벤치 중앙에 앉아서 경사가 낮은 쪽을 향한다.

2 양다리를 벤치 위에서 뻗는다. 양발로 벤치 아래쪽 가로대를 누르면서 손바닥을 벤치 양옆에 놓는다. 이제 엉덩이를 들어올리고 벤치에서 가장 높은 지점에 엉덩이를 내려놓는다.

3 몸을 뒤로 기울이면서 엉덩이를 살짝 발 가까이 아래쪽으로 미끄러트리고 등을 벤치 위에 내려놓는다.

4 양어깨와 머리 뒷면, 목을 베개에 댄다. 어깨가 닿지 않으면 베개 위에 접은 담요를 하나 더 얹는다.

5 벤치의 양옆을 잡는다.

6 이 자세를 3~5분 간 지속하면서 정상 호흡을 한다.

7 양팔을 머리 위로 가져가서 양 팔꿈치를 살짝 굽히고 손등을 바닥에 내려놓는다.

8 이 자세를 몇 분 간 더 지속한다.

효 과

• 몸과 마음을 무겁게 가라앉히지 않으면서 완전히 이완시킨다.

• 특히 우울하거나 기운이 없을 때 감정을 밝게 만들어 준다. 그래서 활기를 북돋우는 아사나에 속한다.

침대를 이용한 드위 파다 비파리타 단다아사나

드위 파다 비파리타 단다아사나는 특히 도구를 써서 행하면 육체적, 정신적 피로와 탈진에서 회복하도록 돕는 최고의 아사나 중에 하나이다. 하지만 여행 중에는 벤치나 의자를 찾기가 어렵다. 이런 경우 침대에서 아사나를 행한다.

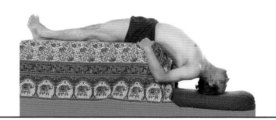

도 구 : 베개, 담요 몇 장.

방 법

1 침대 가장자리 앞쪽 바닥에 베개나 담요 몇 장을 놓는다.

2 침대 가장자리에 앉아서 양다리를 앞으로 쭉 뻗는다.

3 숨을 내쉬며 천천히 몸을 뒤로 기울이면서 엉덩이를 발 쪽으로 미끄러트리고 몸통과 머리를 바닥으로 낮춘다.

4 머리의 정수리를 베개 위에 내려놓고 양손으로 침대 양옆을 잡는다.

5 목이 짧아지는 느낌이 들면 머리 아래 받친 도구의 높이를 낮춘다. 머리가 편히 베개에 닿지 않으면 베개 위에 담요를 한 장 깐다.

6 이 자세를 최소한 5~7분 간 혹은 가능한 한 오래 지속하면서 정상 호흡을 한다.

7 숨을 내쉬며 침대 양옆을 잡고 양다리를 굽히고 머리를 들어서 천천히 몸통과 다리를 베개 쪽으로 미끄러트린다.

카포타아사나

'카포타(kapota)'는 '비둘기'를 뜻한다. 이 아사나에서는 가슴을 비둘기처럼 부풀린다. 이 아사나의 고전적 자세에서는 바닥에 무릎을 꿇고 앉아서 양손을 머리 뒤로 넘겨 양발을 잡는다. 하지만 이렇게 하려면 어깨, 척추, 골반 주변이 굉장히 유연해야 하므로 이 아사나를 행하기가 쉽지 않다. 고전적 자세를 시도하기 전에 우선 여기 설명된 대로 의자를 이용해서 행하는 법을 배운다.

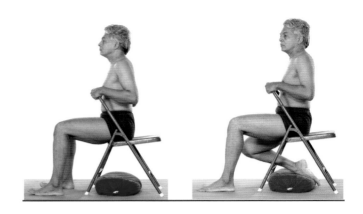

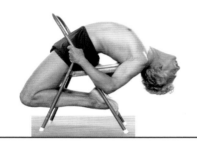

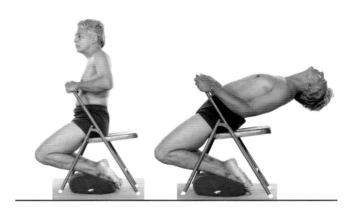

방 법

1 의자에 앉는다. 양다리를 하나씩 등받이와 엉덩받이 사이로 집어 넣어서 등받이를 마주한다.

2 등받이의 양옆을 잡고 엉덩받이 안쪽 가장자리를 향해 엉덩이를 미끄러뜨린다.

3 양무릎을 굽혀서 양발과 정강이를 하나씩 엉덩받이 아래, 수평으로 놓인 가로대 위로 넣는다. 발가락을 의자 앞쪽 가로대에 건다.

4 숨을 내쉬며 엉덩이를 의자 더 깊숙이 미끄러뜨리면서 천천히 몸통과 머리를 뒤로 기울인다.

5 숨을 내쉬며 양손을 의자 양옆에서 엉덩받이 가까이 미끄러뜨리고 몸통과 머리를 뒤로 젖혀 둥글려서 어깨뼈가 엉덩받이의 바깥쪽 가장자리에 닿게 한다.

6 이 자세를 가능한 한 오래 지속한다. 처음엔 호흡이 살짝 거칠어질 수 있다.

7 숨을 내쉬며 의자 윗부분을 잡고 몸통을 위로 들어올리고 발가락을 수평 가로대에서 푼다.

8 양발을 바닥에 내려놓고 엉덩이를 엉덩받이 바깥쪽 가장자리 가까이 가져가고 의자에서 다리를 하나씩 빼낸다.

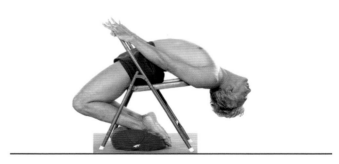

주 의 : 발과 발목이 의자 다리 아랫부분의 수평 가로대에서 걸쳐지지 않으면 의자 엉덩받이 아래쪽 바닥에 베개를 놓고 그 위에 정강이를 올려놓는다.

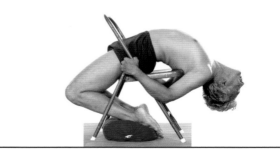

효 과

• 척추와 골반의 유연성을 크게 향상시킨다.

• 넓적다리 근육을 신장시키고 강화시킨다.

• 가슴이 최고로 확장되므로 수련자를 매우 활기차게 한다.

하누만아사나

이 아사나는 하누만(Hanuman) 신과 그의 유명한 뜀걸음에
바쳐진 것이다. 하누만은 라마(Rama) 신의 동생 락스마나
(Laksmana)의 생명을 구하기 위해서 엄청난 뜀걸음으로 바다를
건너 산에 이르러야 했다. 최종 자세를 시도하기 전에 우선 도구를
써서 아사나를 익히고 점차 도구의 도움을 덜 받도록 한다. 그래야
부상을 막을 수 있다.

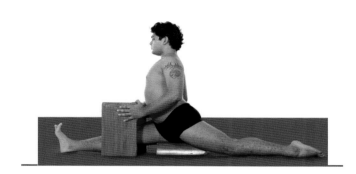

도 구 : 작은 스툴이나 할라아사나 박스, 목침 혹은 담요 몇 장

방 법

1 스툴이나 할라아사나 박스를 마주하고 무릎을 꿇고 앉는다.

2 양 손바닥으로 박스 양옆을 누른다. 숨을 들이마시며 무릎을
   바닥에서 들어올린다.

3 한 차례 정상 호흡을 하고 숨을 내쉬며 오른쪽 다리를 앞으로
   가져오고 박스 아래에서 쭉 뻗는다. 왼쪽 다리는 뒤로 뻗는다.

4 양무릎을 힘주어 곧게 펴면서 양다리를 쭉 뻗는다. 오른쪽
   발꿈치와 종아리 근육이 엉덩이에서 멀어지도록 쭉 뻗어 낸다.
   한 차례 정상 호흡을 한다.

5 숨을 내쉬며 천천히 엉덩이를 바닥 가까이 낮춘다.

6 오른쪽 엉덩이와 왼쪽 넓적다리의 윗부분을 목침이나 접은
   담요 위에 내려놓는다.

7 이 자세를 몇 초 간 지속하면서 정상 호흡을 한다.

8 박스 위에 올린 손바닥을 이용해서 가슴과 척추를 위로
   들어올린다.

9 수련을 거듭하면서 엉덩이 아래를 받친 도구의 수나 높이를
   줄여나간다.

10 숨을 들이마시며 양무릎을 구부리고 엉덩이를 바닥에서
    들어올린다.

11 왼쪽 다리를 앞으로, 오른쪽 다리를 뒤로 쭉 뻗어서 같은
    아사나를 반복한다.

주 의 : 초보자에게 중요한 것은 부상의 위험 없이 뒤넙다리근이
점차 늘어날 수 있도록 도구의 도움을 받아서 이 아사나를 행하는
것이다.

효 과

- 뒤넙다리근을 완전히 확장시키고 탄탄하게 해서 부상을
  최소화한다.

- 유연성을 향상시킨다.

- 다리 근육을 탄탄하게 하고 큰 걸음 뛰기 훈련의 효과가 있어서
  선수의 달리는 속도를 향상시킨다.

- 복부 근육을 탄탄히 다듬어 준다.

요가 쿠룬타

'쿠룬타(Kuruṇta)'는 '꼭두각시'를 의미한다. 요가 쿠룬타에서는 벽에 매달린 로프를
활용해서 아사나를 행할 때 자신을 꼭두각시 인형처럼 다루는 법을 익힌다.

로프 우르드바 무카 스바나아사나와 파스치모타나아사나

로프를 잡고 양발을 벽에 댄 상태에서 이 두 가지 아사나를 빠르게
이어서 행할 수 있다. 양팔과 다리는 단단히 유지하고 머리와
몸통, 엉덩이는 앞뒤로 힘차게 움직인다.

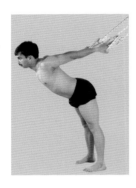 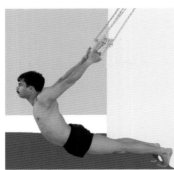 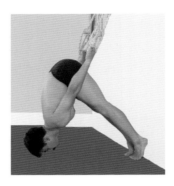 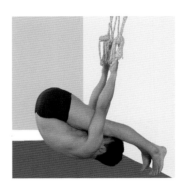

도 구 : 로프 배열에 관한 자세한 사항은 제3부를 참고한다.

방 법

1 벽을 등지고 로프 2개 사이에 서서 양발을 서로 15~20cm
  띄운다.

2 양발을 바라본다.

3 양팔을 뒤로 돌려서 로프의 고리를 잡고 손가락은 바닥을
  향하게 한다. 양팔을 곧게 뻗는다. 한 차례 정상 호흡을 한다.

4 숨을 내쉬며 손바닥으로 로프를 단단히 잡는다.

5 양발을 벽 쪽으로 가져가서 몸통을 살짝 앞으로 기울인다.
  발바닥을 벽에 단단히 댄다.

6 양발꿈치로는 벽을, 발가락으로는 바닥을 누르면서 엉덩이를
  바닥 가까이 내린다.

7 양다리를 쭉 뻗고 무릎은 힘주어 곧게 편다. 몇 차례 정상
  호흡을 한다.

8 숨을 들이마시며 몸통을 앞으로 보내는 동시에 위로 뻗는다.
  양다리를 곧게 뻗어서 엉덩이를 더 아래로 낮춘다. 이것이
  로프에서 행하는 우르드바 무카 스바나아사나이다.

9 숨을 내쉬며 양다리와 팔을 곧게 뻗은 상태에서 엉덩이를
  들어올리고 머리와 몸통을 바닥 쪽으로 낮추어 다리 가까이
  가져간다. 이것이 우르드바 무카 파스치모타나아사나이다.

10 숨을 들이마시며 머리와 몸통을 다리에서 멀리 가져가면서
  엉덩이를 낮추고 머리와 몸통을 들어올려서 다시 우르드바
  무카 스바나아사나로 돌아간다.

11 숨을 내쉬며 다시 우르드바 무카 파스치모타나아사나로 돌아
  간다.

12 양팔과 다리를 쭉 뻗은 상태에서 이 아사나들을 빠르게 연이어
  8~10번 반복한다.

주 의 : 몸이 굳거나 로프가 짧으면 완전한 우르드바 무카
파스치모타나아사나를 행할 수 없다. 이럴 땐 더 긴 로프를
이용한다.

엉덩관절에서 절구(socket) 모양의 골반뼈와 넓적다리가 시작
되는 부위에 로프가 닿으면 최적의 길이이다.

효 과

- 몸의 열을 신속하게 끌어올린다.

- 척추의 유연성을 키우고 어깨를 강화시킨다.

- 뇌를 맑고 예리하게 하고 주의력을 키운다. 경기 시작 전
  아침에 하는 것이 더 좋다.

로프 푸르보타나아사나

푸르보타나아사나의 이 변형 동작은 로프를 활용한다. 여기서는 몸의 앞면 전체가 잘 늘어난다.

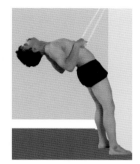 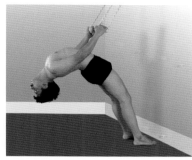

방 법

1 벽을 마주본다. 벽에서 8~10cm 가량 떨어져서 두 로프 사이에 선다.

2 양발을 서로 15~20cm 벌린다. 한 손에 하나씩 로프의 고리를 잡고 팔꿈치를 몸 가까이 붙인다.

3 숨을 들이마시며 몸통을 들어올린다. 로프를 단단히 잡는다.

4 숨을 내쉬며 몸통과 머리를 뒤로 젖히면서 둥글린다. 한 차례 정상 호흡을 한다.

5 숨을 내쉬며 양발로 바닥을 누르고 양다리를 힘있게 유지한다.

6 엉덩이를 살짝 벽에서 멀리 가져가면서 몸통을 더 강하게 뒤로 둥글린다. 한 차례 정상 호흡을 한다.

7 숨을 내쉬며 양팔을 쭉 뻗으면서 더 강하게 뒤로 둥글린다.

8 이 자세를 5~10초 간 지속하면서 깊게 호흡을 한다.

9 숨을 내쉬며 몸통과 머리를 들어올린다. 똑바로 선다.

10 이 아사나를 6~8번 반복한다.

효 과

• 팔과 어깨에 엄청난 힘과 에너지를 준다.

• 가슴을 열고 확장시킴으로써 체력을 키운다.

• 폐활량을 개선시킨다.

로프 아도 무카 스바나아사나 (등골을 오목하게)

아도 무카 스바나아사나의 이 변형 동작은 특히 목의 통증 해소에 도움을 주기 위한 것이다. 여기서는 목을 늘이고 이완시키는 효과가 동시에 곧바로 나타난다.

방 법

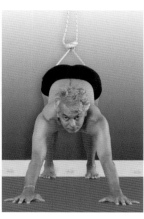

1 벽 중간 고리에 걸린 로프 안으로 몸을 넣는다.

2 똑바로 선 다음 넓적다리가 시작되는 부분이 로프에 확실히 걸릴 때까지 앞으로 걸어간다.

3 양팔을 내려서 양손바닥으로 바닥을 짚는다.

4 양발을 서로 15~20cm 벌리고 발가락은 앞을 향하게 한다.

5 숨을 내쉬며 로프가 넓적다리 시작되는 부분에서 떨어지지 않도록 하면서 양무릎을 살짝 굽혀서 몸통과 머리를 바닥 가까이 가져간다.

6 동시에 양발을 뒤쪽, 벽 가까이 가져간다.

7 몸통과 팔을 앞으로 쭉 뻗고 양팔 사이에 30~45cm 간격을 두고 아도 무카 스바나아사나를 행한다.

8 숨을 들이마시며 손바닥으로 바닥을 확고하게 누르고 머리를 들어서 등뼈와 어깨뼈를 가슴 쪽으로 밀어넣는다.

9 가슴을 잘 연다.

10 이 자세를 가능한 한 오래 지속하면서 정상 호흡을 한다.

11 숨을 내쉬며 머리를 떨구어 바닥을 보고 양발로 앞으로 걸어온다.

12 손바닥을 바닥에서 들어올리고 똑바로 선다.

주 의 : 넓적다리가 시작되는 부분에 로프가 위치하도록 한다. 몸통을 앞으로 숙일 때 로프가 미끄러진다면 앞으로 걸어나와서 로프 위에 접은 담요를 하나 걸친 후 로프를 다시 조정해서 넓적다리 시작되는 부위에 놓이도록 한다.

효 과

• 목의 신장, 확장, 이완을 돕는다.

• 특히 등과 목, 어깨 통증에 시달리는 사람들에게 도움이 된다.

로프 아도 무카 스와스티카아사나

'아도(adho)'는 '앞으로', '무카(mukha)'는 '얼굴', '스와스티카(swastika)'는 '발을 교차해서 앉는 자세'를 말한다. 이 아사나에서는 로프로 등을 받치고 다리는 스와스티카아사나를 행하고 머리를 다리 가까이 붙여서 등을 강하게 늘인다.

방 법

1 벽을 마주하고 로프 고리와 벽 사이에 선다.

2 로프의 고리를 조정해서 몸통 중앙에 오도록 한다.

3 양팔을 들어올리고 손으로 로프를 잡는다.

4 숨을 내쉬며 몸을 살짝 뒤로 기울여 로프가 등에 확실히 고정되도록 한다.

5 로프를 강하게 잡고 양무릎을 굽히고 마치 벽을 오르듯, 양발을 하나씩 들어올린다. 양발과 엉덩이를 한 선에 둔다.

6 발가락으로 벽을 누르고 엉덩이를 벽에서 멀리 가져간다.

7 로프를 꼭 잡고 엉덩이를 살짝 들어올린 상태에서 로프가 등 윗부분과 양옆, 겨드랑이 아래에 닿도록 로프를 다시 조정한다.

8 이제 숨을 내쉬며 엉덩이를 낮추고, 양발을 살짝 위로 보내고 무릎을 굽혀서 스와스티카아사나를 행한 다음 엉덩이를 벽으로 가져간다.

9 벽 중간 고리들을 잡는다. 몸통과 가슴을 다리 쪽으로 가져간다.

10 숨을 내쉬며 엉덩이를 더 낮춰서 가슴을 다리 가까이 바짝 가져가고 동시에 로프로 어깨뼈를 깊숙이 밀어넣는다.

11 이 자세를 몇 초 간 지속하면서 정상 호흡을 한다.

12 숨을 내쉬며 양손을 고리에서 떼고 로프를 잡는다. 교차시켰던 다리를 풀고 양발로 벽을 누르고 엉덩이와 몸통을 벽에서 멀리 밀어낸다.

13 다리를 교차시키는 방향을 바꿔가면서 같은 아사나를 3~4번 반복한다. 그런 후 천천히 발을 바닥에 내린다.

효 과

• 등을 신장시킨다.

• 요추와 천장관절(엉치엉덩관절) 주변 근육의 긴장을 이완시킨다.

로프 시르사아사나

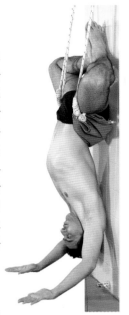

자신감 부족, 두려움, 목 근육이 약하고 부상을 당했거나 위팔의 힘이 부족한 경우처럼 여러 신체적, 심리적 이유들로 많은 사람들이 시르사아사나를 행할 수 없다. 설령 행할 수 있다 해도 지속 시간이 길지 못해서 이 아사나가 심신에 미치는 효과를 경험하기 힘들다. 가끔은 너무 피곤해서 시르사아사나를 행할 의지가 없기도 하다. 이럴 때는 천장관절(엉치엉덩관절) 주변을 로프로 받치고 머리를 바닥과 수직으로 떨궈서 아사나를 행할 수 있다.

도 구 : 벽의 고리에 한 쌍의 로프를 건다. 이 중 한쪽 로프에 세 번째 로프를 걸고 다른 쪽 로프에서 매듭을 지어 마치 그네 같은 형태로 만든다. 이 그네 위에 담요를 한 장 걸친다.

방 법

1 벽을 마주하고 벽과 로프들 사이에 선다.

2 엉덩이 양옆에서 로프를 잡고 엉덩이 윗부분을 좌우로 늘어뜨린 로프 고리 위에 정확히 가져다 댄다. 이 고리가 몸을 받쳐서 수련자가 떨어지는 것을 막아준다. 키가 너무 작거나 로프 고리가 너무 높다면 목침이나 베개 위에 서서 로프 고리가 정확히 천장관절(엉치엉덩관절)에 위치할 수 있도록 엉덩이 윗부분에서 로프를 조정한다.

3 로프를 높게 잡고 엉덩이로 로프 고리를 누른다.

4 숨을 내쉬며 벽 가까이 걸어가서 몸통을 살짝 뒤로 기울여 마치 벽을 오르듯 양발을 하나씩 벽으로 들어올려서 양발이 엉덩이와 거의 일직선을 이루게 한다.

5 양발로 벽을 누르고 엉덩이(로프 고리에 편히 걸쳐져 있는)를 벽에서 멀리 가져간다.

6 로프가 엉덩이에서 미끄러진다면 로프 위쪽을 단단히 잡고 발로 벽을 누른 상태에서 엉덩이와 엉치엉덩관절 주변이 로프에 확실히 걸쳐지도록 다시 조정한다.

7 숨을 내쉬며 양발을 더 높이 가져가고 무릎을 양옆으로 벌려서 엉덩이를 벽 가까이 가져간다.

8 양발바닥을 서로 붙여서 받다 코나아사나를 행한다.

9 숨을 내쉬며 양 손바닥을 로프에서 떼어 양팔과 몸통, 머리를 바닥 쪽으로 떨군다.

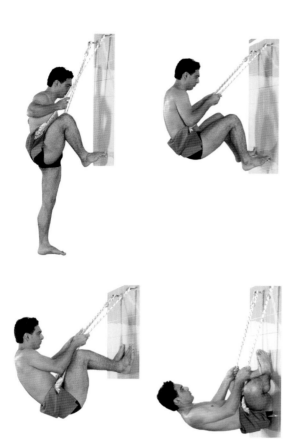

10 몇 차례 정상 호흡을 하면서 양팔을 머리 위로 가져간다.

11 머리를 떨구는 것이 무섭다면 손바닥을 바닥에 내려놓는다.

12 이 자세를 5~10분 간 지속하면서 정상 호흡을 한다.

13 숨을 내쉬며 머리를 살짝 들어올려서 양손으로 로프를 잡은 후에 머리와 몸통을 더 들어올리고 양무릎을 서로 가까이 붙인 다음 양발로 벽을 밀면서 엉덩이를 벽에서 멀리 밀어낸다.

14 머리와 몸통을 벽 가까이 가져가면서 양발을 바닥에 내려놓는다.

15 벽을 마주한 채 머리를 벽에 대고 몇 초 간 서 있다가 벽에서 머리를 뗀다.

주 의 :

» 엉덩이나 서혜부 바깥쪽이 긴장된다면 양다리를 쭉 뻗고 얇은 비스듬한 널빤지를 서혜부와 로프 사이에 끼워서 몸이 로프에서 미끄러져 떨어지는 것을 방지한다.

» 머리가 공중에 매달려 있다는 생각에 두려움이 일어난다면 베개나 담요 여러 장을 사용해서 바닥과 머리 사이의 공간을 메우고 머리를 그 베개나 담요에 대고 양손바닥으로는 바닥을 누른다.

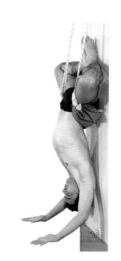

다리를 쭉 뻗은 로프
시르사아사나

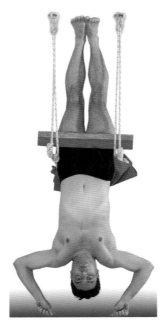

방 법

1 벽을 마주하고 벽과 로프들 사이에 선다.

2 엉덩이 양옆에서 로프를 잡고 엉덩이 윗부분을 좌우로 늘어 뜨린 로프 고리 위에 정확히 가져다 댄다. 이 고리가 몸을 받쳐서 수련자가 떨어지는 것을 막아준다. 키가 너무 작거나 로프 고리가 너무 높다 면 목침이나 베개 위에 서서 로프 고리가 정확히 천장관절 에 위치할 수 있도록 엉덩이 윗부분에서 로프를 조정한다.

3 로프를 높게 잡고 엉덩이로 로프 고리를 누른다.

4 숨을 내쉬며 벽 가까이 걸어가서 몸통을 살짝 뒤로 기울이고, 마치 벽을 오르듯 양발을 하나씩 벽으로 들어올려서 양발이 엉덩이와 거의 일직선을 이루게 한다.

5 양발로 벽을 누르고 엉덩이(로프 고리에 편히 걸쳐져 있는)를 벽에서 멀리 가져간다.

6 넓적다리가 시작되는 부분과 로프 사이에 널빤지를 끼운다.

7 로프가 엉덩이에서 미끄러진다면, 로프 위쪽을 단단히 잡고 발로 벽을 누른 상태에서 엉덩이와 천장관절 주변이 로프에 확실히 걸쳐지도록 다시 조정한다.

8 손으로 비스듬한 널빤지를 잡는다. 숨을 내쉬며 양발을 더 높이 가져가고 무릎을 양옆으로 벌려서 엉덩이를 벽 가까이 가져간다. 한 차례 정상 호흡을 한다.

9 숨을 내쉬며 머리와 몸통을 바닥 쪽으로 떨군다.

10 양팔을 머리 위로 가져가고 팔꿈치를 굽혀서 벽의 아래 고리들을 잡거나 손으로 양팔꿈치를 서로 맞잡는다.

11 머리를 떨군다.

12 이 자세를 가능한 한 오래 지속하면서 정상 호흡을 한다.

13 숨을 내쉬며 머리와 몸통을 약간 들어올리고 로프를 잡고, 양다리를 구부리고 양발로 벽을 밀고 비스듬한 널빤지를 뺀 다음 엉덩이를 멀리 가져간다.

14 머리와 몸통을 벽 가까이 가져가면서 양발을 바닥에 내려놓는다.

주 의 : 시르사아사나에서 내려왔을 때 일시적으로 의식을 잃는 듯한 느낌이 들면 즉시 바닥에 앉아서 몸을 앞으로 숙여 아도 무카 스와스티카아사나를 1분 간 행한다. 그러면 그 느낌이 사라질 것이다.

효 과

• 요추 부위를 늘여서 허리 통증을 완화시킨다.

• 수련자의 활기를 북돋우고 재충전시킨다.

• 체력과 지구력을 길러준다.

• 뇌를 고요히 가라앉히고 안정감을 준다. 끊임없이 작동하는 뇌에 반드시 필요한 휴식을 준다.

• 마음을 상쾌하게 해서 명료성을 높인다.

• 감정 조절의 힘을 준다.

• 침울하고 우울한 기분을 없애준다.

• 시르사아사나의 가장 커다란 효과는 억지로 유도된 것이 아닌 생물학적인 이완을 경험하는 것이다. 시르사아사나를 수련하는 중에는 신경계에 스트레스를 주는 요인이 사라져서 뇌의 신경 세포에서 생물학적 고요함이 느껴지고, 동시에 마음은 수동적이면서도 그 주의력과 집중력이 향상되며, 몸이 따뜻해지면서 행동할 준비가 된다.

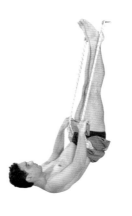
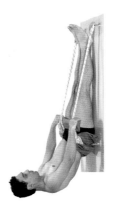
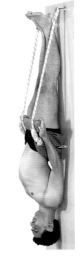

원기 회복을 돕는 아사나

푸르보타나아사나

'푸르바(Pūrva)'는 '동쪽'을 의미하는데 여기서는 몸의 앞면을 가리킨다. '우타나(uttāna)'는 '강한 뻗음'을 뜻한다. 이 아사나에서는 몸의 앞면을 강하게 뻗는다.

푸르보타나아사나 (몸을 받치는)

특히 피곤할 때는 푸르보타나아사나를 길게 지속하기 힘들다. 이런 경우 등을 받치고 행할 수 있다.

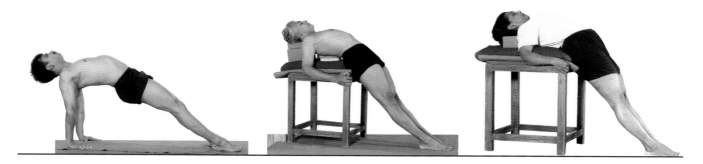

방 법

1 바닥에 앉아서 양다리를 앞으로 쭉 뻗는다.

2 엉덩이보다 살짝 뒤쪽 바닥에 양손바닥을 놓고 손가락이 발을 향하게 둔다.

3 숨을 내쉬며 양무릎을 구부려서 양발을 바닥에 댄다. 양발을 서로 붙인다. 한 차례 정상 호흡을 한다.

4 숨을 내쉬며 손바닥과 발로 바닥을 누르면서 엉덩이를 바닥에서 들어올린다.

5 양팔꿈치를 펴서 바닥과 수직을 이루게 한다. 몇 차례 정상 호흡을 한다.

6 숨을 내쉬며 어깨뼈를 모아서 몸 안으로 더 깊이 밀어넣고 엉덩이를 들어올린다. 한 차례 정상 호흡을 한다.

7 숨을 내쉬며 양다리를 하나씩 쭉 뻗고 발로 바닥을 힘차게 누른다.

8 머리와 목, 몸통을 가능한 한 뒤쪽으로 길게 늘이고 시선은 위를 향한다.

9 이 자세를 30초에서 1분 간 지속하면서 정상 호흡을 한다.

10 숨을 내쉬며 양다리를 굽히고 엉덩이를 바닥으로 내린다.

주 의 : 발을 붙인 상태에서 몸을 들어올리기가 힘들면 양발을 살짝 벌려도 된다.

효 과

• 손목, 발목, 등 근육과 어깨를 강화시킨다.

• 팔에 힘을 준다.

• 아사나를 더 길게 지속하면 가슴을 완전히 확장시켜서 수련자의 활기를 북돋운다.

도 구 : 높이 75~90cm, 길이와 폭이 90cm 되는 탁자를 벽 가까이 놓는다. 탁자 위에 베개 1개를 세로로 길게 놓고 베개의 뒤쪽 끝이 벽에서 먼 쪽의 탁자 가장자리에 닿도록 한다. 발포 블록이나 방석 1~2개를 베개 위에 얹는다.

방 법

1 양다리를 굽히고 탁자 가장자리에 걸쳐 앉아서 엉덩이가 베개에 닿도록 한다.

2 탁자 양옆을 잡고 숨을 내쉬며 천천히 몸을 뒤로 기대어 몸의 뒷면 전체를 발포 블록이나 베개 위에 누인다. 키가 큰 사람은 등 아래에 베개를 더 받친다.

3 머리 뒷면을 베개에 내려놓고 가슴보다 높이 위치하게 한다. 머리 뒷면이 가슴보다 낮다면 접은 담요나 발포 블록 혹은 낮은 베개를 머리 밑에 놓는다.

4 양다리를 하나씩 쭉 뻗고 무릎은 힘주어 곧게 편다. 양발은 바닥에 편안한 상태로 둔다.

5 이 자세를 5~8분 간 지속하면서 정상 호흡을 한다.

6 양무릎을 구부리고 숨을 내쉬며 몸통과 머리를 들어올려서 앉는다.

효 과

• 몸의 뒷면이 베개 위에서 이완되는 동안 척추 근육이 부드럽게 늘어나서 그 근육에 활력을 북돋운다.

• 고된 하루 일을 끝낸 수련자에게 에너지와 상쾌함을 준다. 가슴이 열리고 횡격막이 이완되어서 호흡이 점차 길고 부드러워진다.

• 탈진과 피로에서의 빠른 회복을 돕는다.

샤라판자라아사나

'샤라(shara)'는 '화살', '판자라(panjara)'는 '우리(새장)'라는 뜻이다. 둘을 합쳐서 화살 우리를 나타낸다. 이 아사나의 개념은 마하바라타에서 유래한 것으로, 부상을 입어 몸을 옆으로 돌리지도, 앉지도 못하는 비쉬마차리야가 자신이 드러누울 수 있도록 화살 침대를 하나 만들어 달라고 아르주나에게 부탁했다고 한다. 이 아사나에서는 등뼈 아래에 목침을 놓아서 마치 화살이 등을 찌르는 듯한 느낌을 경험하게 된다. 이 아사나는 완전히 지친 수련자의 혈액 순환계와 호흡기 계통을 재충전, 재활성화시킨다.

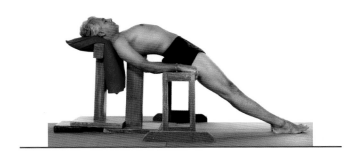

도 구

– 높이 60cm, 폭 30cm, 길이 90cm 이상의 벤치나 스툴

– 벤치보다 15cm 이상 높은 나무 기둥. 목침이나 발포 블록을 그 위에 놓는다. 이 나무 기둥을 '중간 기둥'이라 지칭하겠다.

– 중간 기둥보다 살짝 더 넓고 15cm 이상 높은 세 번째 나무 기둥. 그 위에 접은 담요나 작은 낮은 베개를 놓는다.

3개의 기둥을 서로 가까이, 가장 높은 것부터 먼저, 그 다음엔 발포 블록을 올려놓은 것, 끝으로 벤치 순으로 나란히 배열한다.

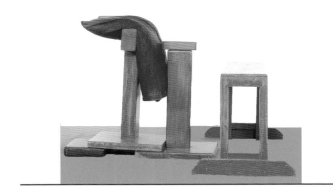

방 법

1 벤치에 앉아서 나머지 기둥들을 등진다.

2 양손으로 벤치의 앞쪽 가장자리를 잡고 숨을 내쉬며 천천히 몸을 뒤로 기댄다. 엉덩이를 살짝 벤치 앞쪽 가장자리로 미끄러트린다. 한 차례 정상 호흡을 한다.

3 숨을 내쉬며 등을 더 뒤로 기울여 등뼈 중앙을 중간 기둥 위의 목침에 내려놓는다. 그 목침은 등뼈 부위를 가슴 쪽으로 찌른다 (마치 찌르는 듯 밀어넣는다)

4 머리 뒷면을 마지막 기둥에 내려놓는다. 머리는 가슴보다 높아야 한다. 만약 머리가 가슴보다 낮다면 접은 담요나 낮은 베개를 머리 밑에 놓는다.

5 양팔은 가슴 옆에 두고 손바닥은 벤치 위에 내려놓는다.

6 이 자세를 5~7분 간 지속하면서 깊게 호흡을 한다.

7 숨을 내쉬며 양무릎을 굽히고 양손으로 벤치를 누르면서 몸통과 머리를 들어올린다.

주 의 : 가슴을 더 열려면 양손바닥으로 벤치를 확고히 누르면서 등뼈를 더 들어올린다. 그런 다음, 등을 기둥에 내려놓는다.

효 과

• 피로와 탈진에서의 신속한 회복을 돕는다.

• 아주 간단한 훈련조차 너무 힘들 만큼 과훈련증후군에 시달리는 선수들에게 매우 좋다.

• 최소의 노력으로 육체적, 감정적 힘을 크게 재생시킨다.

• 심장 근육을 강화한다.

사바아사나

'사바(Śava)'는 '시체'를 뜻한다. 이 아사나에서는 바닥에 누워서 의식적으로 몸과 마음을 고요하게 한다. 몸을 고요히 할 수는 있으나 마음을 고요히 하는 것은 무척 어렵다. 심신을 이완하려고 애쓰는 순간 둘 다 가만히 있기가 힘들어진다. 그러나 사바아사나에서는 몸은 이완되고 마음은 고요해지며 호흡은 부드러워지도록, 몸과 마음과 호흡이 한데 어우러진다. 이 의식적인 이완은 몸과 마음을 모두 활기차고 상쾌하게 한다. 사바아사나는 경기 시작 3시간 전에, 경기 종료 30분 후에 행할 수 있다. 아사나 수련의 맨 끝에 행해도 된다.

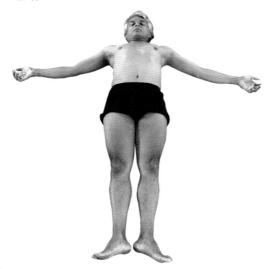

방 법

1 매트나 담요 위에 앉아서 양다리를 앞으로 쭉 뻗는다. 양손을 엉덩이 옆에 내려놓는다.

2 양무릎을 구부리고 양발을 엉덩이 가까이 가져온다.

3 양 팔꿈치를 구부리고 몸을 뒤로 기울여서 아래팔과 팔꿈치를 바닥에 내려놓는다.

4 숨을 내쉬며 척추를 바닥에 누인다.

5 엉덩이를 살짝 바닥에서 들어올리고 양손으로 엉덩이의 살과 피부를 발 쪽으로 쓸어내린다.

6 엉덩이를 움직이지 않으면서 양다리를 하나씩 천천히 뻗는다.

7 양다리를 발꿈치와 함께 서로 가까이 두고 발가락은 양옆으로 떨군다.

8 양팔을 옆으로 뻗는다. 위팔과 손바닥을 바깥쪽으로 돌린다.

9 머리 뒷면을 접은 담요 위에 편히 내려놓는다.

10 위 눈꺼풀을 아래 눈꺼풀 쪽으로 당겨내려서 눈을 감고 눈에 힘을 뺀다.

11 목구멍과 혀를 이완시킨다. 아래턱에 힘을 뺀다. 몸을 완전히 내맡기듯 이완시킨다.

12 의식을 호흡에 집중한다. 숨이 몸에 들어오고 나가는 것을 마음으로 느낀다.

13 깊게 호흡하면서 호흡이 천천히 부드럽게 이뤄지도록 한다. 호흡 중에 몸의 이완을 방해하지 않는다.

14 이 아사나를 5~10분 간 지속한다.

주 의 : 수련 초기, 이 아사나를 행하는 도중에 혹시 잠들어도 당황할 필요가 없다.

효 과

• 몸을 이완시키고 마음에 고요함을 가져온다. 그러므로 요가 수련 때마다 맨 끝에 이 아사나를 행하도록 한다.

• 잠보다 빨리 심신을 상쾌하게 한다.

• 몸과 마음이 이완되면 프라나야마 수련의 효과가 더 커지므로 사바아사나 중에 다양한 프라나야마를 행할 수 있다.

다리를 굽혀서 행하는 사바아사나

허리 통증에 시달리는 사람은 등을 바닥에 대고 눕기가 힘들다. 복부가 딱딱해져서 몸의 이완이 불가능하다. 이런 경우에는 무릎을 굽혀서 사바아사나를 행한다.

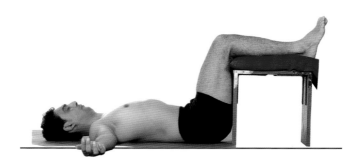

도 구 : 높이 60~90cm 되는 작은 스툴이나 의자

방 법

1 스툴을 마주하고 바닥에 앉아서 양무릎을 굽히고 발은 바닥에 놓는다.

2 양손을 엉덩이 옆에 내려놓고 몸통을 뒤로 기울이고 살짝 엉덩이를 들어서 발꿈치 가까이 끌어당긴다.

3 양팔꿈치를 굽히고 몸통을 더 기울여서 바닥에 누인다.

4 숨을 내쉬며 양다리 아랫부분을 하나씩 들어올려서 스툴 위에 내려놓는다.

5 아래팔로 바닥을 누르면서 엉덩이를 들어올리고 스툴 더 가까이 가져가서 엉덩이가 스툴 다리에 닿도록 한다.

6 스툴에서 양다리를 들어올려서 발꿈치를 더 멀리 가져간 후, 종아리를 스툴 위에 완전히 다 내려놓는다.

7 숨을 내쉬며 등을 바닥에 편안히 내려놓는다. 양팔은 몸통에서 멀리 뻗어낸다.

8 앞서 사바아사나에서 설명한 대로, 몸의 나머지 부분을 조정하고 앞에서 설명한 9번부터 13번 지침대로 마음을 모은다.

효과

- 등 근육을 이완시켜서 요추 부위도 쉬게 한다.
- 복부를 부드럽게 하고 호흡을 고르게 안정시킨다.
- 몸과 마음을 빨리 이완시킨다.

등을 들어올려서 행하는 사바아사나

사바아사나의 경우, 심신의 이완이나 프라나야마의 선행 활동 등 그 목적이 다양하다. 몇몇 프라나야마 수행법은 사바아사나 중에 행할 수도 있다. 얇은 베개 2개나 베개 1개로 등을 받치는 사바아사나는 이 모든 목적에 부합한다.

도구: 베개 1개 혹은 얇은 베개 2개, 접어서 머리 뒤를 받칠 담요

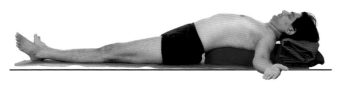

방법

1 베개를 세로로 길게 놓고 바닥에 앉되, 엉덩이를 베개 끝에서 5cm 정도 띄운다.

2 양 손바닥을 엉덩이 옆 바닥에 내려놓는다.

3 양다리를 하나씩 쭉 뻗는다. 양다리와 발꿈치는 서로 붙이고 발가락은 띄운다. 한 차례 정상 호흡을 한다.

4 숨을 내쉬며 양 팔꿈치를 하나씩 바닥으로 낮추면서 척추를 베개 위에 누인다.

5 머리 뒷면을 접은 담요 위에 내려놓고 머리가 가슴보다 살짝 높이 위치하게 한다.

6 양팔을 옆으로 뻗는다. 손바닥과 위팔을 바깥쪽으로 돌린다.

7 앞서 사바아사나에서 설명한 대로 눈을 감고 몸을 이완시킨다.

8 의식을 호흡에 집중해서 마음을 고요하게 안정시킨다.

웃자이 프라나야마와 빌로마 프라나야마(프라나야마 부분에서 설명한 대로)는 사바아사나 중에도 행할 수 있다.

효과

- 많이 힘들이지 않고도 깊고 긴 호흡이 가능해진다.
- 거친 호흡을 안정시킨다. 코막힘은 누우면 더 심해져서 숨쉬기가 곤란해진다. 이는 피로와 정신적 불안으로 이어질 수 있다. 베개로 등을 받친 사바아사나는 코곁굴(부비강)을 깨끗하게 하여 호흡을 더 부드럽게 해줌으로써 이러한 불편을 크게 완화시킨다.
- 뇌와 안면 근육을 이완시킨다.
- 말초신경계를 진정시켜서 불안감을 덜어준다.

등을 받치고 넓적다리에 웨이트를 올려서 행하는 사바아사나

장시간 서 있으면 다리, 특히 넓적다리가 무겁고 피곤해진다. 몸이 긴장하면 심신의 이완은 불가능하다. 다리를 이완시키기 위해서 10~15kg 되는 웨이트를 넓적다리 위에 얹는다.

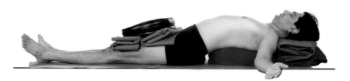

방 법

1 앞의 아사나에서 설명한 대로 베개 앞 바닥에 앉는다. 양다리를 뻗는다.

2 접은 담요나 스티키 매트(두께가 얇고 밀착력이 좋은 매트)를 넓적다리 위에 얹는다.

3 10~15kg 되는 웨이트를 넓적다리 중앙에 올려놓는다. 이제 앞의 설명대로 척추를 베개 위에 편안히 내려놓는다.

효 과

• 복부를 이완시키고 가슴을 확장하여 호흡이 깊어지도록 한다.

• 넓적다리의 피로를 해소한다.

• 수련자를 이완시키고 활기차게 한다.

• 몸은 고요히 진정되고 호흡은 길고 부드러워지며 마음은 수동적이면서도 주의 집중된 상태가 된다.

프라나야마

프라나야마

'프라나(Prāṇā)'는 생명력이다. 이것은 육체적, 정신적, 지적, 성적, 영적이며 우주적이다. 이것은 또 우리 모두의 안에 내재된 잠재적인 에너지이다. 어떤 생명도 숨 없이는 존재할 수 없으므로 프라나는 종종 숨이라 해석된다. 하지만 그것은 숨, 훨씬 그 이상이다. '아야마(Āyāma)'는 '뻗다, 늘이다, 확장하다, 길게 하다, 넓히다, 규제하다, 연장하다, 저지하다, 통제하다' 는 뜻이다. 프라나야마(Prāṇāyāma)는 단순히 숨의 통제이기만 한 것이 아니라, 수련자의 생각과 욕망, 행위의 통제이기도 해서 스스로 자신의 주인이 되는 평정과 엄청난 의지력을 선사한다.

몸 속 프라나의 흐름을 통제하는 프라나야마의 기술은 다양하다. 호흡은 들숨(puraka 푸라카), 날숨(rechaka 레차카), 호흡의 보유(kumbhaka 쿰바카) 등 뚜렷이 3요소로 구성된다. 안타라 쿰바카(Antara kumbhaka)는 숨을 들이마신 후에 호흡을 보유하는 것이고 바하야 쿰바카(bāhaya kumbhaka)는 숨을 내쉰 후에 호흡을 보유하는 것이다.

프라나야마의 유형

웆자이 프라나야마

'우드(ud)'는 힘과 탁월함의 자질을 가리키는 '위쪽으로', '팽창' 을 뜻한다. '자야(jaya)'는 '정복', '성공'을 뜻한다. 이 둘을 합친 '웆자이(Ujjāyi)'는 에너지와 힘, 의지, 자신감을 끌어올리고 더욱 키워서 자신을 정복하는 것을 의미한다. 웆자이 프라나야마는 폐를 완전히 열어서 수련자에게 이런 능력들을 심어주는 호흡 방법을 말한다. 프라나야마의 수련은 운동선수에게 시합을 이기는 능력을 선사한다. 두려움 없이 바닥에 눕거나 앉아서 행할 수 있다.

빌로마 프라나야마

'로마(loma)'는 '털', '비(vi)'는 '만물의 자연적 질서에 반하는 것' 을 뜻한다. 따라서 빌로마 프라나야마에서는 들숨과 날숨 도중에 호흡의 멈춤이 일어난다. 빌로마 프라나야마 I 에서는 들숨들이 정지되고 날숨들은 정상적이다. 빌로마 프라나야마 Ⅱ에서는 날숨들이 정지되고 들숨들은 정상적이다.

웆자이와 빌로마 프라나야마는 사바아사나 혹은 앉은 자세에서 행할 수 있다. 처음에는 사바아사나에서 프라나야마를 시도해야 한다. 나중에는 두 가지 자세 중 어느 것이나 좋다.

사바아사나에서의 프라나야마

사바아사나에서의 웆자이 프라나야마

도구 배열

너무 딱딱하거나 너무 푹신하지 않은 얇은 베개 2개를 서로 포개어 놓는다. 위에 놓인 얇은 베개는 아래에 놓인 얇은 베개보다 3~5cm 뒤에 놓는다. 혹은 베개를 써서 등을 받쳐도 된다.

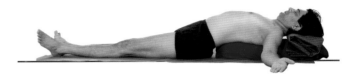

방 법

1 바닥이나 침대 위에 베개를 세로로 길게 놓고 그 앞에 앉되, 엉덩이는 베개에서 5cm 정도 띄운다.

2 양 손바닥을 엉덩이 양옆에 내려놓는다.

3 숨을 내쉬며 양 팔꿈치를 하나씩 바닥이나 침대로 낮추면서 몸통을 베개 위에 누인다.

4 양다리를 하나씩 쭉 뻗는다. 다리와 발꿈치를 서로 붙이고 발가락은 띄운다. 한 차례 정상 호흡을 한다.

5 머리 뒷면을 접은 담요나 얇은 베개로 받쳐서 머리가 가슴보다 살짝 높이 위치하게 한다.

6 양팔은 옆으로 펼친다. 손바닥과 위팔을 바깥쪽으로 돌린다.

7 눈을 감고 지그시 내면을 바라본다.

8 턱과 혀, 목구멍에 힘을 뺀다. 이를 악물거나 입술을 꼭 다물지 않는다.

9 정상 호흡을 하면서 의식으로 호흡의 흐름을 따라가고, 음식의 맛을 음미하듯 호흡을 느낀다.

10 천천히 들이마시며 가슴이 상하좌우로 열리는 것을 느낀다. 가슴이 상하, 좌우로 동시에 열리는 움직임을 습득한다.

11 가슴을 긴장시키지 말고 폐를 고르게 채운다.

12 억지로 호흡을 일으키는 일을 피한다. 가슴 근육을 압박시키거나 뇌를 수축시키면 동요가 일므로 이런 행위들은 하지 않는다.

13 숨을 천천히 깊고 고르게 내쉼으로써 폐를 완전히 비워낸다. 이런 식으로 약 10분 간 호흡을 지속한다.

14 눈을 뜨고 천천히 양 팔꿈치를 굽혀서 양 손바닥을 가슴 쪽으로 가져온다. 양 무릎을 굽히고 오른쪽으로 돌아 눕는다. 몸을 갑자기 확 세우지 말고 천천히 일으켜 앉는다.

효 과

아침에 행하는 웆자이 프라나야마 :

• 마음을 깨운다.

• 자신감을 북돋운다.

• 수련자의 주의력을 환기시킨다.

• 의지력을 강화한다.

• 몸에 활력을 불러일으킨다.

저녁이나 밤에 행하는 웆자이 프라나야마 :

• 몸에 활기를 되찾아준다.

• 긍정의 힘을 키운다.

• 동요하는 마음을 가라앉힌다.

사바아사나에서의 빌로마 프라나야마 I

1 웆자이 프라나야마의 순서를 따른다.

2 웆자이 프라나야마 사이클을 몇 차례 행한 후, 폐에 남은 숨을 다 내쉰다. 이제, 들숨들 사이에 호흡의 정지를 시작한다.

3 2~3초 간 숨을 들이마신다.

4 숨을 정지하고 2~3초 간 호흡을 보유한다.

5 폐가 가득 찰 때까지 이런 식으로 들숨과 정지, 호흡의 보유를 계속한다.

6 호흡의 정지를 위해 횡격막을 살짝 고정시킨다.

7 한 번의 들숨 사이클 도중에 4~5번의 숨의 정지를 행한다.

8 그런 후 점차 횡격막의 조임을 풀면서 천천히 깊게 내쉰다. 이것이 한 번의 빌로마 I 사이클이다.

9 이 빌로마 프라나야마를 5~7분 간 계속한다.

10 몇 분 간 사바아사나를 지속한다.

11 눈을 뜨고 천천히 양 팔꿈치를 굽혀서 양 손바닥을 가슴 쪽으로 가져온다. 양 무릎을 굽혀서 오른쪽으로 돌아 눕는다. 몸을 갑자기 확 세우지 말고 천천히 일으켜 앉는다.

효 과

• 수련자의 기분을 좋게 한다.

• 자신감을 북돋운다.

사바아사나에서의 빌로마 프라나야마 II

1 몇 분 간 천천히 부드럽고 깊게 호흡한다.

2 느리고 부드럽고 고요하게 들숨으로 폐를 가득 채운 후, 이제 날숨들 사이에 호흡의 정지를 시작한다.

3 몇 초 간 조금씩 숨을 내쉬다가, 몇 초 간 정지, 그리고 다시 숨을 내쉬다가, 정지, 이런 식으로 폐가 완전히 비워질 때까지 날숨과 호흡의 정지를 계속한다.

4 정상적으로 숨을 들이마신 다음, 이런 식으로 날숨과 정지를 행한다.

5 이 프라나야마는 폐를 비워내는 데 훨씬 더 오래 걸린다. 이는 늑간 근육과 폐를 부드럽게 하고 몸통을 빨리 이완시킨다.

6 빌로마 프라나야마를 10분 간 계속한다.

7 몇 분 간 사바아사나를 지속한다.

8 눈을 뜨고 천천히 양 팔꿈치를 굽혀서 양 손바닥을 가슴 쪽으로 가져온다. 양 무릎을 굽혀서 오른쪽으로 돌아 눕는다. 몸을 갑자기 확 세우지 말고 천천히 일으켜 앉는다.

효 과

• 뇌와 뇌 세포를 이완시킨다.

• 마음을 진정시킨다.

• 육체 피로, 불안, 실망, 미래에 대한 긴장으로 잠을 이룰 수 없을 때, 수면으로 유도해 준다.

앉아서 하는 프라나야마

의자 위에서 행하는 웃자이 프라나야마

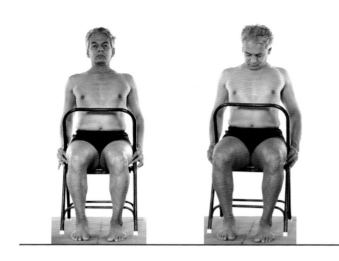

1 의자 안쪽에서 척추를 똑바로 세우고 좌골 위에 앉는다.

2 머리의 정수리, 목 아래 움푹 들어간 목구멍의 끝, 배꼽이 일직선을 이루게 한다.

3 목덜미에서부터 머리를 천천히 낮춘다. 이것이 잘란다라 반다 (jalandhara bandha)이다.

4 정상 호흡을 하면서 호흡의 흐름을 느끼고 관찰한다.

5 들숨에 가슴이 상하좌우로 확장되는 것을 느낀다.

6 눈을 감은 채로 시선을 가슴에 두어서 머리가 들리지 않게 한다. 들숨에 어깨를 들어올리지 않는다.

7 폐가 완전히 비워질 때까지 숨을 천천히 고르게 내쉰다. 가슴 아랫부분을 붙들어서(통제하여) 날숨에 가슴이나 척추가 내려앉지 않도록 한다.

8 이런 식으로 호흡을 하면서 전 사이클을 15~20번 반복한다.

9 그런 후 정상 호흡을 한다. 머리를 들어올린다.

10 의자에서 나온다.

11 바닥에 놓인 매트에 누워서 몇 분 간 사바아사나를 행한다. 눈을 뜨고 천천히 양 팔꿈치를 굽혀서 양 손바닥을 가슴 쪽으로 가져온다. 양 무릎을 굽혀서 오른쪽으로 돌아 눕는다. 몸을 갑자기 확 세우지 말고 천천히 일으켜 앉는다.

안타라 쿰바카

1 의자에 앉아서 앞서 설명한 대로 웃자이 프라나야마의 사이클을 몇 번 행한다. 안타라 쿰바카를 시도하기 앞서 호흡의 리듬을 안정적으로 유지한다.

2 천천히 숨을 들이마신 후, 가슴 양옆을 들어올리고 3~5초 간 호흡을 보유한다. 이 호흡의 보유가 안타라 쿰바카로 알려져 있다.

3 오직 수련자의 외적인 몸과 내적인 몸 사이에 일체가 느껴지는 시간만큼만 호흡을 보유한다.

4 만약 이 보유 후에 호흡이 딱딱해지거나 빨라진다면 그것은 보유의 지속 시간이 수련자의 한계를 넘어섰음을 보여준다. 다음 사이클에서는 보유의 지속 시간을 줄인다.

5 각각의 안타라 쿰바카 사이클 후에는 호흡의 보유 없이 웃자이 호흡 사이클을 2번 행한다.

6 호흡의 보유 중에 뇌를 긴장시키지 않는다. 가슴에서 일어나는 변화들을 지켜보는 목격자처럼 뇌가 행동하게 한다.

7 불안하거나 긴장된다면 안타라 쿰바카 중에 눈을 뜨고 가슴을 가만히 바라본다.

8 호흡을 보유하려고 근육에 힘을 주지 않는다.

9 안타라 쿰바카를 포함한 웃자이 호흡의 사이클을 5~8번 반복한다.

10 머리를 들어올린다. 눈을 뜬다.

11 의자에서 나와서 바닥에 누워 몇 분 간 사바아사나를 행한다.

12 눈을 뜨고 천천히 양 팔꿈치를 굽혀서 양 손바닥을 가슴 쪽으로 가져온다. 양 무릎을 굽혀서 오른쪽으로 돌아 눕는다. 몸을 갑자기 확 세우지 말고 천천히 일으켜 앉는다.

효 과

• 프라나야마는 수련자의 생각, 욕망, 행위를 통제한다.

• 평정과 함께 의지력을 북돋운다.

• 통찰력을 향상시킨다.

• 대담함과 조심성을 함께 길러준다.

• 수련자 안에 잠재하는 신성한 에너지를 이끌어낸다.

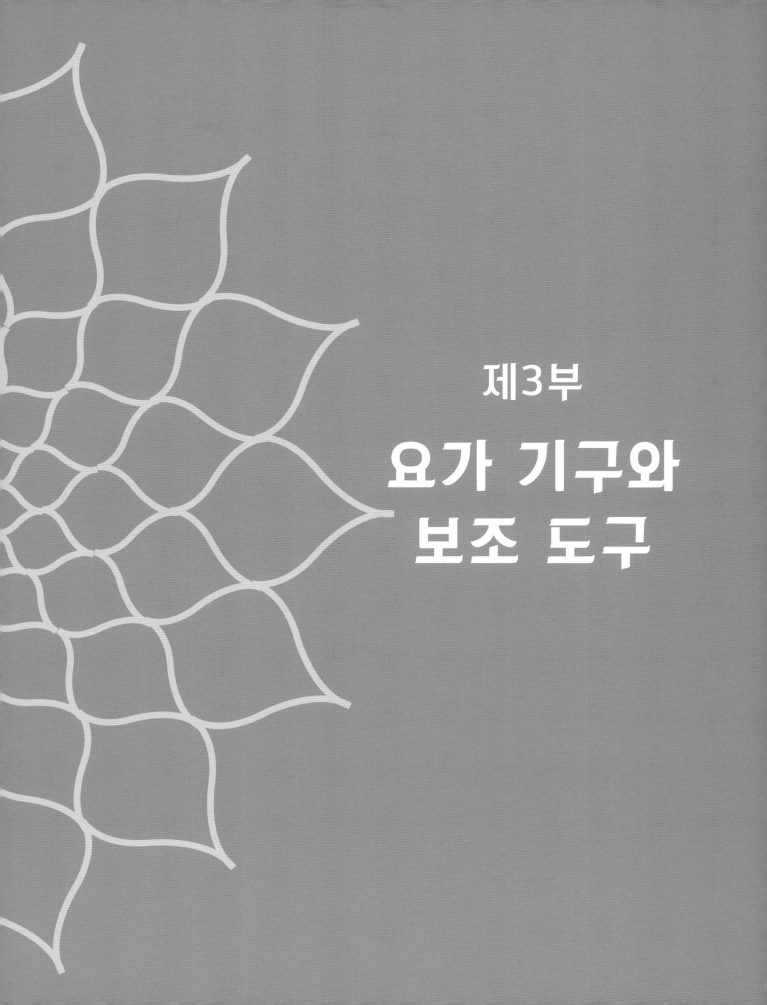

제3부

요가 기구와
보조 도구

요가 수트라에 따르면 '아사나의 완성은 이원성이 사라질 때 성취된다. Tataḥ dvandvāḥ anabhighātaḥ' 몸과 마음, 몸과 호흡, 마음과 호흡 사이에 이원성이 사라져야 하고 이 세 가지가 한데 어우러져야 할 필요가 있다. 몸의 구석구석 모든 부분에 호흡이 이르고 마음이 가닿을 수 있도록 모든 아사나 속에서 몸의 완전한 정렬은 꼭 필요하다. 그래야만 몸과 마음과 호흡의 완전한 평정이 성취된다. 하지만 모든 아사나에서 이러한 수준의 평정을 얻는 것은 최고 요가 수련자들도 어려워한다. 그러므로 정렬 원칙에 대한 수련자의 이해를 돕기 위해 도구들이 고안되었다. 도구들은 아래의 설명처럼 여러 다른 역할들도 수행한다.

아사나의 효과는 아사나를 일정 시간 이상 지속해야만 나타난다. 음식도 마구 입에 집어넣기만 하면 그 맛을 음미할 수 없다. 꽃 향기도 억지로 맡으면 그 향을 느낄 수 없다! 이와 마찬가지로 아사나를 단순히 행하는 것이 아니라, 아사나를 유지하는 속에서 아사나의 정수를 경험할 수 있다. 처음에 대부분의 사람들은 뻣뻣함과 두려움 때문에 아사나를 유지하기가 굉장히 어렵다. 그러므로 아사나를 유지하기를 스스로 강요한다면 근육을 다치거나 극도로 피곤해질 수 있다. 도구는 수련자가 너무 힘들게 애쓰지 않고도 아사나를 유지하고 아사나의 효과를 누리며 수련을 즐길 수 있게 돕는다.

도구는 수련자의 에너지를 보호한다. 피곤할 때는 수련하고자 하는 동기가 일지 않는다. 무기력감과 나태가 찾아오지만, 이런 기분일 때 도구는 기적을 낳는다.

도구는 두려움을 이기고 여러 다른 아사나 속에서 균형 잡는 법을 배우는 데 반드시 필요한 도움도 제공한다.

자주 사용되는 도구들에 대해 이 책에서 설명했다. 하지만 운동선수들은 삶의 대부분을 경기장에서, 일부는 여행으로, 아주 약간의 시간만 집에서 보낸다! 그러므로 그들은 꼭 필요한 도구가 옆에 없거나, 도구가 없을 땐 어떻게 해야 하는지를 몰라서 요가 수련에 어려움을 겪는다.

선수들은 직접 몇 가지 도구를 챙겨 다닐 수도 있고 호텔 방이나 경기장에서 흔히 구할 수 있는 장비나 물건을 이용해서 수련할 수도 있다. 크리켓 선수들에겐 작은 '요가 도구 세트'를 꾸려서 들고 다니기를 권한다.

요가 도구 세트의 구성

스티키 매트(두께가 얇고 밀착력이 좋은 매트) : 길이 180cm, 폭 45cm 되는 고무 매트이다. 매트는 서서 하는 아사나들을 행할 때, 다리가 미끄러지는 것을 방지한다. 땀을 자주 많이 흘리는 사람들은 바닥에서 수련하는 중에 발이 잘 미끄러지지만 매트는 이를 안정적으로 지지해 준다. 특히 대기실이나 호텔 방에서 바닥이 지저분할 때 수련할 수 있는 깨끗한 공간을 마련해 주기도 한다.

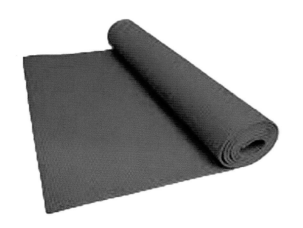

요가 벨트 : 한쪽 끝에 특수한 요가 버클이 달린 길이 75~90cm 되는 벨트이다. 질긴 면직물로 만들어졌다. 벨트가 자주 사용되는 경우는

- 숩타 파당구쉬타아사나
- 숩타 받다 코나아사나
- 숩타 비라아사나
- 몸을 앞으로 뻗는 모든 아사나 (몸이 굳은 사람)
- 살람바 사르반가아사나
- 나바아사나
- 아도 무카 브륵샤아사나

탄력 붕대 : 길이 240~300cm, 폭 10cm 되는 탄력 붕대는 눈의 피로와 두통에 기적과 같은 효과를 가져온다. 붕대를 눈과 이마에 두르면 안면 근육이 이완된다. 더운 곳에서 장시간 보낸 후에 회복을 꾀할 때는 탄력 붕대로 이마와 눈을 가리고 모든 아사나를 행할 수 있다. 눈에 붕대를 두르고 앞으로 뻗는 아사나들을 행하면 몸을 빨리 식히는 데 도움이 된다.

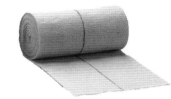

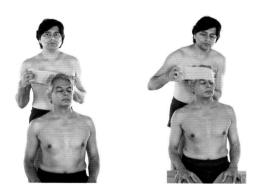

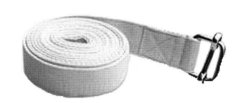

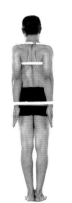

타다아사나

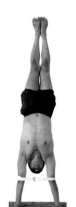

아도 무카
브륵샤아사나

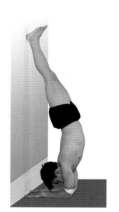

핀차 마유라아사나

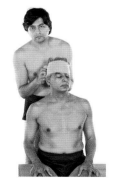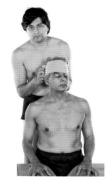

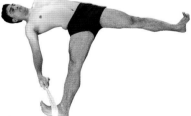

파르스바 숩타 파당구쉬타아사나

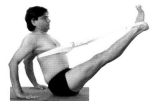

우바야 파당구쉬타아사나

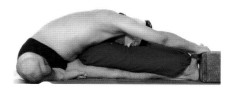

자누 시르사아사나

로프 : 양끝이 어부 매듭(fisherman's knot 두 밧줄의 양쪽 끝을 잇는 매듭의 일종)으로 묶인 길이 270cm 되는 면 로프. 이 로프들은 요가 쿠룬타에서 설명한 여러 아사나들을 행할 때 사용된다. 무릎이 뻣뻣해서 고생하는 사람들을 위해 비라아사나와 받다 코나아사나에서 무릎 뒤를 늘이는 데도 활용된다.

요가 쿠룬타를 위해서는 벽에 여러 쌍의 고리가 설치되어야 한다. 이때 각 고리들의 높이는 다음과 같아야 한다 :

바닥으로부터의 높이
맨 위의 고리 : 208cm
중간 고리 : 98cm
맨 밑의 고리 : 13cm
쌍을 이루는 두 고리 사이의 간격 : 45cm

로프는 강한 철 창살에 끼울 수도 있다. 고리 설치에 관해서는 전문 설계자와 상의한다.

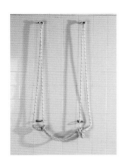
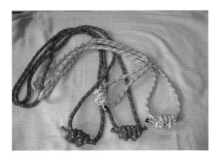
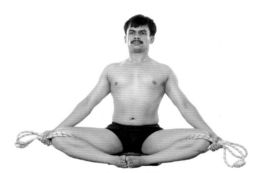

받다 코나아사나

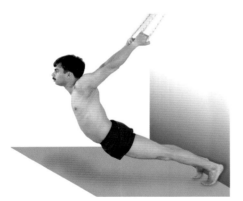

로프 우르드바 무카 스바나아사나

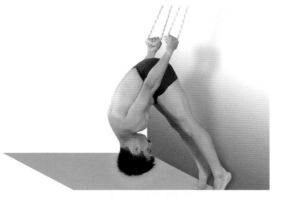

로프 파스치모타나아사나

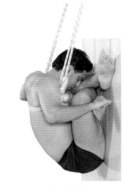

아도 무카
스와스티카아사나

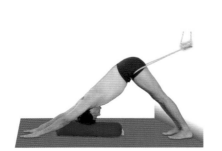

아도 무카 스바나아사나

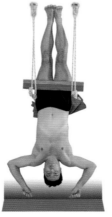

시르사아사나

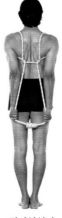

타다아사나

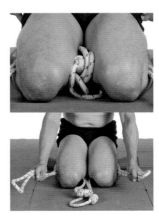

비라아사나

목침 : 이 목침의 크기는 가로 23cm, 세로 11.5cm, 높이 7.5cm
이다. 다양한 아사나들에서 손과 발, 몸통을 받치는 데 사용된다.
서서 하는 아사나, 앞으로 뻗는 아사나, 비트는 아사나를 위해서
흔히 활용되고 세투 반다 사르반가아사나에서는 꼬리뼈를 받친다.

담요 : 가로 200cm, 세로 120cm 크기의 면 담요가 좋다. 각 담요를
4번 접어서 살람바 시르사아사나, 살람바 사르반가아사나의 보조
도구로 이용하고 숩타 비라아사나처럼 등을 대고 누워서 하는
아사나들에서는 등을 받쳐서 가슴을 여는 데 활용하기도 한다.
앞으로 뻗는 아사나들, 몸통을 비트는 아사나들에서 이 담요를
더 접어서 엉덩이 밑에 받치기도 한다. 가능하면 담요 3장을 챙겨
다니기를 권한다.

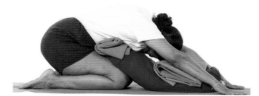

아도 무카 비라아사나

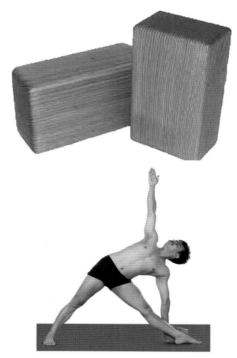

우티타 트리코나아사나

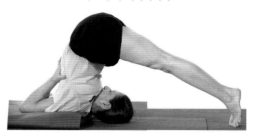

할라아사나

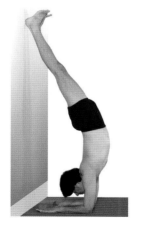

핀차 마유라아사나

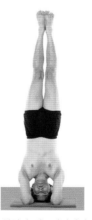

살람바 시르사아사나

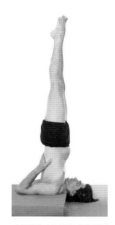

살람바 사르반가아사나

이 모든 도구들은 부피가 그리 크지 않아서 여행 중에도 챙겨 다닐
수 있다.

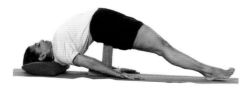

세투 반다 사르반가아사나

다른 요가 도구들

선수들이 직접 들고 다닐 수 있는 요가 도구 세트에 덧붙여 그 외 다른 요가 도구 몇 가지의 목록을 여기 소개하겠다. 아래의 규격에 따라 직접 주문 제작하거나 규격이 비슷한 것으로 간단히 구매하면 된다. 그러나 주변에서 쉽게 구할 수 있는 재료를 목적에 맞게 혁신적으로 이용할 수도 있다.

베개 : 긴장 없이 몸을 뻗고 동시에 이완시키기 위해서 몸을 베개로 받친다. 길이 60cm, 직경 23cm 되는 베개를 탄탄한 솜으로 속을 꽉 채운다. 탈부착 가능한 커버를 마련해서 주기적으로 세탁할 수 있어야 한다. 새 베개는 일반적으로 너무 둥글 수 있지만 계속 사용하다 보면 점점 편평해지고 사용하기 더 편해진다. 베개를 활용하는 아사나들 중 몇 가지는 :

- 숩타 받다 코나아사나
- 특히 몸이 많이 뻣뻣할 때, 비라아사나와 숩타 비라아사나
- 머리를 받치고 행하는 비파리타 단다아사나
- 사르반가아사나
- 할라아사나
- 세투 반다 사르반가아사나
- 비파리타 카라니
- 머리를 받치고 행하는 앞으로 뻗는 아사나들
- 사바아사나

베개가 없으면 너무 푹신하지 않은 얇은 베개 두 개를 이용하거나 담요 2~3장을 단단하고 둥글게 말아서 베개처럼 이용해도 된다.

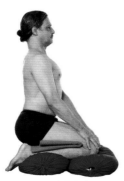

비라아사나

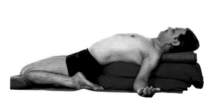

숩타 비라아사나

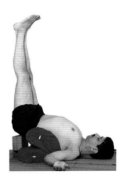

비파리타 카라니

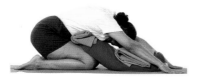

아도 무카 비라아사나

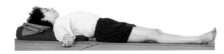

사바아사나

의자 : 의자는 아사나 수련 시 다양한 용도로 이용된다. 단, 앉아서 쉴 때는 예외이다. 등받이 쿠션 없이 쇠로 된 접이식 의자가 가장 유용하다. 의자가 이용되는 경우는

- 우타나아사나를 비롯하여 앞으로 뻗는 아사나들에서 머리를 받칠 때
- 드위 파다 비파리타 단다아사나
- 바라드바자아사나
- 살람바 사르반가아사나
- 아르다 할라아사나

쇠로 된 접이식 의자가 없으면 아무 의자나 이용할 수 있지만, 유념할 것은 의자가 매우 안정적이어서 바닥에 단단히 서 있어야 한다는 점이다. 너무 가벼운 의자는 수련자를 넘어뜨릴 수 있다.

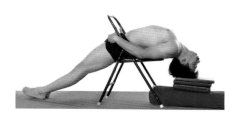

드위 파다 비파리타 단다아사나

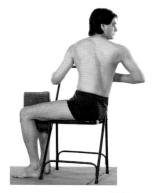

바라드바자아사나

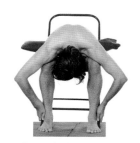

아도 무카 파반 묵타아사나

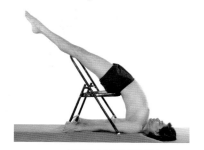

살람바 사르반가아사나

세투 반다 사르반가아사나 벤치 : 높이 60cm 되는 나무 벤치로 세투 반다 사르반가아사나에 사용된다. 나무 벤치의 폭은 몸통을 편히 누이기에 적당해야 한다.

벤치가 없을 때, 특히 세투 반다 사르반가아사나를 행하고자 할 때, 너무 푹신하지 않다면 침대를 이용해도 된다.

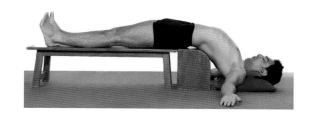

아르다 할라아사나 스툴 : 높이 45cm, 양다리 사이의 간격이 45cm 되는 나무 벤치이다. 이 스툴은 아르다 할라아사나에서 넓적다리를 이완시킬 때 사용된다. 파리푸르나 나바아사나에서 양발 뒤를 받칠 때도 사용되고, 우스트라아사나에서 등을 받치는 용도로 쓰이기도 한다.

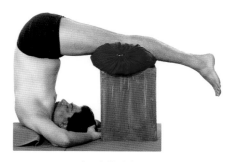

아르다 할라아사나

트레슬러, 비파리타 단다아사나 벤치, 다양한 스툴을 포함한 더 많은 도구들이 사용된다. 이들의 용도는 제1부와 제2부에서 설명했다.

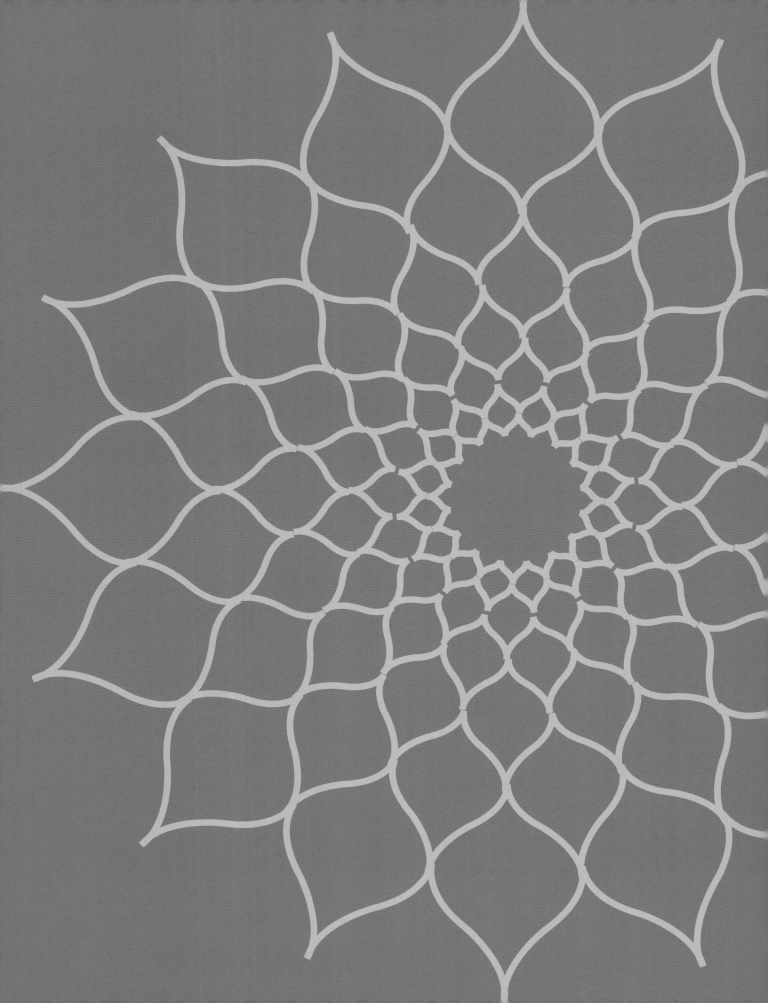

제4부

요가를 수련하는 운동 선수들 : 추천 글과 경험담

요가 수련의 효과를 몸소 체험한 많은 스포츠인들과 스포츠 행정가, 코치들이 자신의 훈련법으로 요가를 소개해 왔다. 이러한 기록의 일부는 공식적인 출력물이나 인터넷 상의 자료로 남아서 그들이 훈련의 일환으로 요가를 수련하고 있음을 분명히 보여주고 있으며, 심지어 그들이 수련에서 얻은 특별한 혜택들을 직접 이야기하기도 하였다.

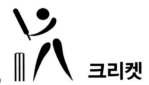

크리켓

사친 텐둘카르가 말하는 BKS 아헹가

'제가 처음으로 구루지를 아주 가까이에서 뵌 것은 아주 오래 전, 그러니까 1999년 당시 제가 등의 통증으로 몹시 괴로워하자, 키란 모레가 저를 그분께 소개했을 때였습니다. 저를 너무나 평화롭고 편안하게 대해 주시는 모습이 놀라웠습니다. 저는 일주일 간 구루지의 보살핌을 받았습니다. 그분께서 가르쳐 주신 훌륭한 아사나들에 대해 언제나 감사한 마음을 지닐 것입니다. 그 아사나들을 수련한 것이 제 선수 생활 내내 아주 커다란 도움이 되었습니다.'

Sachin Tendulkar 사친 텐둘카르
DNA, 2014년 8월 21일

요가에 환호하는 호주인들

'현재는 호주 크리켓 대표팀이 세계 최강이다. 세계 크리켓에서 압도적인 우위에 있고, 최근 2004년 말 인도 원정 경기에서 지난 30여 년 만에 처음으로 테스트 시리즈에서 우승했다. 여기서 잘 알려지지 않은 사실은 이번 원정 경기에서 팀의 성공을 이끄는 데 요가가 매우 중요한 역할을 했다는 점이다. 호주 크리켓 팀이 요가 지도자를 보조 스태프로 선수들과 함께 파견한 것은 이번이 처음이었다.'

"'그는(BKS 아헹가 선생) 비범한 분이었습니다.'라고 저스틴 (랭거)은 말했다. "정말 큰 감화를 받았습니다. 눈이 수정처럼 맑았어요. 20대의 눈처럼요. 요가 수련실 안을 마치 표범처럼 성큼성큼 걸어다니셨어요. 그분의 정확한 연세는 모르지만 영적으로 지혜롭고 육체적으로는 여전히 튼튼한 전형적인 노신사 같으셨습니다.'"

Australian Yoga Life
(2005년 3-7월호)

요가, 호주 팀 우승 뒤에 숨은 비밀

'시드니 모닝 헤럴드(Sydney Morning Herald)의 어느 기사는 호주 팀 우승의 비밀이 요가에 있다고 아주 상세히 보고했다. "인도를 물리친 비밀 무기는 명백히 요가였다"고 보도 기자 캐더린 먼로가 말했다. "요가 지도자가 호주 선수들을 돕기 위해 처음으로 실무협조팀에 합류해서 정신적, 육체적 훈련에 관한 인도의 비밀을 탐사할 기회를 그들에게 선사했다." 그 기사는 어떻게 해서 오프닝 타자인 저스틴 랭거가 요가 수업에 등록한 첫 선수가 되었는지 말하면서 매튜 헤이든, 데미언 마틴, 마이클 카스프러위츠, 셰인 원이 그의 뒤를 따랐다는 이야기도 다뤘다. 랭거의 말을 인용하면 "이보다 더 건강하고 강하다고 느껴본 적이 없었다." 그리고 그는 "그 유명한 인도 요가 수행자가 내게 필요한 요가 동작을 빠짐없이 가르쳐 주려고 2시간이나 할애했다는 사실에 무척 놀랐다."고 했다.'

PTI, 2004년 10월 30일
(http://www.expressindia.com/criket/fulleistory.php?content_id=37844)

크리켓 선수들의 눈이 요가를 향하다

'목전에 다가온 힘든 시즌의 혹독함을 극복하기 위해서 유력한 우승 후보인 인도 크리켓 팀이 선수들의 신체 단련 수준을 향상시키고자 요가로 눈을 돌렸다. 방갈로르에서 여전히 진행 중인 체력 단련 캠프에서 코치 존 라이트가 착상한 아이디어대로 선수들은 매일 한 시간 요가 수업으로 하루를 시작한다. 유명한 요가 지도자이자 항공우주 과학자인 S N 옴카르 박사는 코어 근육의 안정화에 초점을 맞춰 선수들에게 요가와 연계된 운동을 시킨다. "선수들의 반응이 상당히 좋고 요가에 많은 관심을 보이고 있다"고 옴카르 박사가 말했다.'

'그는 또한 천재 타자 사친 텐둘카르가 요가 수업을 더 연장해서 듣고 있다고도 했다. "그는 아주 기본적인 스트레칭을 충실히 하는 데 30분을 더 할애하고 있다"고 42세의 옴카르가 말했다.'

PTI, 2004년 8월 19일
(http://www.rediff.com/cricket/index.html)

인도 크리켓 조정 위원회(BCCI)가 호주와 남아프리카공화국 원정 스케줄을 발표하다

'그 회의에서는 또 크리켓에 맞춘 요가 훈련서(BKS 아헹가 박사 집필)와 스포츠 심리학에 관한 책(샌디 고든 집필)의 출간이 승인되었다. "요가는 시니어 크리켓 선수들 사이에서 대단히 성공적이고 인기가 있다. 이와 비슷한 맥락에서 샌디의 책도 강인한 정신력을 기르는 데 도움이 될 것이다"라고 달미야가 말했다.'

PTI, 2004년 7월 19일

(http://sify.com/sports/cricket)

성공엔 지름길이 없다 : 카필 데브

'카필이 그만두겠다고 한 지 10년이 흘렀다. 그는 특히 체력 단련 분야에서 크리켓을 휩쓸고 간 변화들을 잘 인식하고 있다. "최근 10년 사이 인도 크리켓에서는 체력 단련에 대한 의식이 아주 높아졌어요. 네, 요즘 점점 더 많은 선수들이 부상을 당하고 있긴 하지만 모두들 올바른 방향으로 발전해 가고 있습니다"라고 카필이 말했다.'

'"요가는 건강을 유지하는 데 도움을 줍니다. 일단 선수들이 요가를 배우면 혼자서도 할 수 있습니다. 모든 건 요가를 하겠다는 선수들의 동기가 어느 정도이냐에 달렸지요."라고 캠프의 요가 수업 중에 그가 덧붙였다.'

The Hindu, 2004년 6월 12일

(http://hinduonnet.com/thehindu/thscrip/pgemail.
pl?date=2004/06/12)

크리켓 협회의 새로운 만트라는 체력 단련이다

'바로다의 자히르 칸은 혼자서 어렵사리 요가를 배웠지만, 바로다 크리켓 협회(BCA)는 선수들이 그 수업을 빨리 듣기를 바란다. 국내외 크리켓 경기로 일정이 꽉 차서 선수들이 엄청난 스트레스를 받는 때에 바로다 크리켓 협회는 엄격한 체력 단련 프로그램에 착수했다.'

'우선, 협회는 첨단기술 장비를 갖춘 체육관을 마련했다. 또한 이완을 돕기 위해서 요가 수업을 진행했다. "고된 훈련 후에는 선수들이 휴식할 시간을 갖는 것이 필수적이다. 요가를 통해서 스트레스가 상당히 해소된다"고 그가 덧붙였다.'

Ahmedabad Newsline, 2004년 6월 11일

(http://cities.expressindia.com/fullstory.php?newsid=87359)

네라는 팀을 위해 요가 전문가를 원한다

"방갈로르에서는 언제나 최소한 하루 한 시간은 요가를 할 수 있어요. 그게 굉장히 큰 도움이 되지만 그것으로는 충분하지 않아요. 좀더 영구적인 방안에 기반해서 우리를 도와줄 사람이 우리 옆에 있었으면 좋겠어요."라고 가장 빠른 투수들의 체력 단련 캠프에서 기량을 최고로 끌어올리려고 고군분투 중인 네라가 말했다.

Mid Day, 2004년 6월 11일

(http://web/mid-day.com)

텐둘카르, 요가를 계속하다

'사친 텐둘카르와 그의 인도 팀 선수들은 정신적, 육체적 민첩성을 기르고자 고대 요가 기술을 배우고 있다.'

'텐둘카르가 요가에 마음을 빼앗기는 데는 분명 시간이 오래 걸리지 않았다. "하면 정말 좋아요."라고 그가 말했다. "도움만 주고 전혀 해치지 않아요. 그래서 긍정적으로 보고 있어요. 전반적인 정신 상태랄까요, 그 기분 좋은 느낌이 이완을 도와요. 누구에게나 요가를 하라고 권하고 싶어요."

BBC, 2003년 8월 20일

(http://news/bbc/co.uk/sport2/hi/cricket)

강굴리, 첫 원정 시리즈의 우승을 얻고자 긍정적인 마음으로 요가에 기대하다

'인도 대표팀 주장인 사우라브 강굴리는 그의 팀이 지난 13년 만에 처음으로 해외 원정의 승리를 좇는 지금, 집중력과 정신력을 기르는 데 있어 고대의 수행법인 요가에 기대를 걸고 있다.'

'"시즌과 시즌 사이에 일주일 정도 여유를 두고 쉼 없이 9개월 간 경기를 펼치는데, 이게 쉽지 않습니다." 라고 방갈로르에서 기자 회견 중 강굴리가 말했다. 그의 팀이 다음 9개월 간 연속으로 경기를 뛰어야 한다는 점을 감안했을 때, 강굴리는 요가가 필수적인 역할을 할 것이라고 생각했다.'

USCricket.com, 2001년 5월 18일

(http://www.uscricket.com)

요가, 뭄바이의 란지가 거둔 승리의 비밀

'지난 시즌 뭄바이의 코치 직을 수락한 후, 선수들이 슈퍼 리그의 출전에 실패하는 엄청난 충격을 받아들여야 했던 만카드는 민첩함과 자신의 지략을 모아서 지금의 그를 있게 한 불굴의 의지를 이번 트로피 우승으로 보여주었다.'

'만카드가 밝힌 바에 따르면 "요가를 적용한 것이 팀에 도움이 되어, 생각의 통합, 즉 특정 목적을 향해서 집단적으로 사고하는 것을 이루어 냈고 그 목적은 이기는 것이 아닌, 우리가 최선의 노력을 다하는 것이었다. 바로 그 노력의 결과가 경기 결과로 이어졌다.'"

Cricinfo live, 2000년 6월 18일

(http://www.cricket.org)

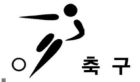

축 구

퀸, 요가 테라피에 환호하다

'선덜랜드 스트라이커인 나이얼 퀸이 요가의 도움으로 등의 부상으로부터 돌아올 준비가 된 듯하다. 퀸은 선덜랜드와 애스턴 빌라가 1:1로 비기고 있었던 전반전에 경기장을 떠난 이후로 나머지 시즌에 결장하게 될까 봐 두려워했다. "등의 통증이 거의 사라졌습니다. 요가 형태의 운동 처방을 매일 받은 덕분이에요. 2주 안에 팀 훈련에 정상 복귀해야죠."라고 클럽 공식 홈페이지에 그가 말했다.'

BBC Sports, 2001년 3월 27일
(http://news.bbc.co.uk/sport/hi/english/football)

프레키, 요가의 힘을 전하다

'메이저 리그 사커(Major League Soccer)의 공식 홈페이지인 MLSNET.com과의 최근 인터뷰에서 캔자스 시티 포워드인 프레키는 20년 선수 생활 후의 자신을 지탱하는 데 있어서 큰 도움을 주는 중요한 것이 요가라고 말했다.'

'"특별한 식이요법 같은 건 없어요. 건강하게 먹으려고 노력해요. 술이나 담배는 거의 안 하고요. 대신 요가를 하는데, 그게 내 몸의 유연성을 지키는 데 도움이 되죠. 그게 바로 비결입니다."'

US Soccer Players, 2002
(http://www.ussoccerplayers.com)

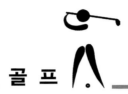

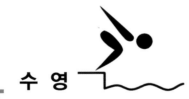

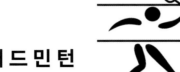

배드민턴

'전 배드민턴 코치인 허프리시 나리만은 그녀의 훈련법에서 요가가 필수적이고 중요한 부분을 차지하며, 그게 결국 커다란 차이를 만들었다고 말한다. "전 세계적으로 선두를 달리는 선수들 대부분은 기량 강화를 위해 요가를 수련합니다." 아헹가 요가는 마음과 몸, 영혼에 유연성과 힘, 감수성을 기르도록 돕는다.'

The Pavillion End 1.1; 2003
(Magazine of the Cricket Club of India)

골 프

'미국 여자프로골프 원정에서 첫 우승을 거둔 후, 머핀 스펜서-데블린은 경기 전날 밤 읽었던 요가에 관한 책 덕분에 이길 수 있었다고 언론에 말했다. 그녀에게 인상 깊었던 메시지는 현재에 집중하라는 BKS 아헹가의 권고였다. "한 번에 하나씩 해결하자는 개념에 충실했어요."라고 그녀는 New York Times (1985년 8월 15일)에 말했다.'

Roger Yepsen 로저 옙슨, 1992
(How to Boost Your Brain Power, University Book Stall, India)

수 영

'마크 핸더슨, 그는 전 세계 기록 보유자이자 아틀란타 올림픽대회에서 단체전 4X100미터 메들리 릴레이 부문 금메달리스트이다. 이 경이로운 선수가 요가를 시작했다. 마크의 수련은 최근 시작됐고 그는 그 결과에 대단히 놀랐다. 그 중 몇 가지만 들면 체력의 증가, 침착성, 수면의 질 향상 등이다. 이 목록엔 끝이 없다. 그는 한탄했다: "어째서 한창 선수 생활 중일 때 이걸 하지 않았을까요!?"'

'"솔직히 1980년대 내가 한창일 때 요가를 알았더라면 정말 좋았겠다 싶어요. 그랬더라면 내가 훨씬 더 나은 선수가 되었을 거라고 확신하거든요. 더 나은 인간이 되는 것은 말할 것도 없구요."'

Rich Roll 리치 롤
http://www.mindbodygreen.com/0-4806/Why-Every-Athlete-Should-Do-Yoga.html

육상경기(달리기)

'스포츠에 필요한 평범한 요건 이상의 것들은 당연히 스포츠만으로는 성취할 수 없다. 그래서 달리기 선수들은 보통 이상의 힘과 유연성을 위해서 스포츠를 벗어나야 한다. 웨이트 트레이닝과 요가가 가장 실천적인 추가 훈련법인 것 같다.'

Joseph Zohar 조셉 조하르 (스포츠 물리 치료사)
서문, Exercise for Runners, 1973
(World Publications, USA)

달리기 선수들을 위한 요가

'몇 주 간 수련을 하고 요가에 조금 익숙해졌을 때, 나는 달리기를 완전히 멈췄어요. 솔직히 나는 달리기에 싫증을 느꼈고, 요가도 달리기만큼이나, 어쩌면 그보다 더 만족스러웠거든요. 다시 달리기를 시작해야지, 생각은 했지만 구체적인 계획 같은 건 없었어요. 중간에 그만뒀다가 이후로 다시는 달리지 않은 선수들 중 하나가 될 뻔 했지요. 그런데 요가가 나로 하여금 그만두지 않게 했어요. 내가 긴장을 내려놓고 편안해지면 그 가벼운 느낌이 갈수록 더 지속되었고, 그러면 어느새 나는 바로 달리기로 돌아가 있었죠. 다시 부드럽고 리듬감 있게 달리고 싶다는 저항할 수 없는 욕구가 내 속에서 느껴졌어요.'

'요즘은 달릴 때 그 느낌이 예전과 좀 달라요. 미세한 차이이긴 하지만 굉장히 유쾌한 느낌이에요. 진부한 표현으로 최고 효율, 이런 것이라기보다는 뻣뻣한 내 몸의 한계를 넘어서서 전반적인 움직임들에서 일종의 능숙함과 수월함을 느껴요. 그게 바로 그 가벼운 느낌이에요. 자연스럽고 여유 있게 사지를 흔드는 해방감이요. 요즘은 달릴 때 예전만큼 에너지를 쓰지 않아도 되는 것 같고 아마 사실이 그럴 거에요.'

Ian Jackson 이안 잭슨,
장거리 주자이자, Pacific AAU 1972년 5km 달리기 우승자
이안 잭슨, Exercises for Runners, 1973
(World Publications, USA)

'미세한 근육 조정에 대한 아헹가의 접근법에 크게 기초한 하타요가는 달리기 훈련에 완벽한 보완책이다. 이는 수련자가 균형과 자세, 정렬에 주의하도록 해서 그의 동작을 향상시키고 기량 발휘를 도우며 부상을 예방한다. 요가는 한 마디로 자기 발견의 과정이라 할 수 있다. 나는 마라톤 훈련 중에 요가 수련을 시작했다. 그리고 얼마 지나지 않아 내 인생 25년 간 지금껏 내가 체중을 오른쪽 다리에만 실었다는 사실을 알게 되었다. 결과적으로 내 골반은 바르게 정렬되어 있지 않았다. 장거리 달리기에서 줄곧 나를 괴롭혔던 무릎 통증도 바르지 않은 정렬 때문이었다. 내 의식을 깨워서 내가 나의 문제를 알게 한 것은 요가였고, 그 문제를 해결해서 미래의 부상을 막아준 것도 요가였다.'

David Ansel 데이빗 앤슬, The Latest and Greatest?
http://www.runtheplanet.com/traininggracing/training/
alternative/yogarun.asp

럭 비

캣, 아이리시크림을 차지하다

'… 규칙적인 요가 수련이 뒤넓다리근 부상을 해결해 줬어요.'

Paul Ackford 폴 액포드, Sport Telegraph, 2004년 5월 9일
(http://www.sport.telegraph.co.uk.sport)

'지난 40여 년 간 선수로, 또 코치로 국제 럭비 경기를 뛰면서 아헹가 요가가 여러 모로 굉장히 유익하다는 것을 알게 됐다. 부상 예방의 관점에서만 보자면, 더 유연한 선수일수록 연조직 부상이 덜 일어난다는 데는 의심의 여지가 없다. 아헹가 요가는 럭비 선수들의 유연성을 기를뿐더러, 럭비 월드컵에 출전하여 수십억 시청자들 앞에서 경기를 펼쳐야 하는 엄청난 스트레스를 다스리도록 돕는다. 여러 면에서 프로 럭비의 세계가 정신없이 빨리 돌아가는 것 같다. 아헹가 요가는 건강과 균형, 안정감 유지를 위한 훌륭한 방책이다.'

Brian Smith 브라이언 스미스,
1987년 호주 상대의 럭비 월드컵 선수이자,
2011년 영국 상대의 럭비 월드컵 코치

'내 유연성과 체력 향상에 요가가 큰 도움이 되고 있다. 게다가 요가는 프로 럭비의 혹독함과 요구사항들 속에서 내 몸의 회복도 돕는다.'

Tomas O'Leary 토마스 오리어리,
런던 아이리시 럭비 25 아일랜드 대표 선수

저자 | Yogacharya B.K.S. Iyengar

아헹가 선생은 1918년 인도에서 태어나 17세부터 요가를 가르치기 시작했다. 혁신적이고 엄격한 스승으로 70여 년 동안 요가를 가르치며 40여 개국에 걸쳐 수 백개의 「아헹가 요가 연구소」를 두었다.

금세기 요가계를 이끈, 세계적으로 명망 높은 요가 스승으로 아헹가 선생은 많은 질병과 스트레스성 질환의 치료에 적절한 요가를 개발했다. 그러한 업적으로 「유엔 평화 헌장」의 과학 박사, 「미국 전기 협회」의 '올해의 요가 교육자상', 「세계 연합 전인 치유 의학회」의 Purna Swasthya상을 비롯한 많은 상을 수상했다.

저서로는 요가의 고전으로 널리 알려진 「Light on Yoga 요가 디피카」, 「YOGA : The Path To Holistic Health 아헹가 요가」, 「Light on Pranayama 요가 호흡 디피카」, 「Light on Life 요가 수행 디피카」, 「Light on the sutras of Patanjiali 요가 수트라」 등 삼십여 종이 있으며, 2004년 타임지에 의해 세계에서 가장 영향력 있는 100인 중 한 사람으로 선정되었다.

역자 | 현천스님

현천스님은 대학시절 요가에 입문했으며 백양사 승가대학에서 수학 후, 동국대학교 불교대학원과 서울 불학승가대학원을 졸업했다. 백담사 무문관(3년 결사) 및 봉암사, 해인사, 범어사, 불국사 선원 등에서 10여 년 안거, 참선하였고, 제9교구 동화사 교무국장을 역임했다.

여러 선방에서 좌선하다 문득 해탈 도구로 육신의 중요성을 느끼고 인도의 여러 수행처에서 요가를 배웠다. 특히 요가계 세계 제 1 의 도장인 인도의 아헹가 요가 연구소(RIMYI)에서 최고급 과정을 20년 동안 10여 차례 수료, 'Advanced Level'을 취득했다. 현재 사단법인 한국 아헹가 요가 협회장으로 대구를 비롯 서울과 부산에 아헹가 요가 센터를 열어 전통 아헹가 요가 보급에 힘쓰고 있으며 특히 요가를 학생들에게 가르쳐 전인 교육에도 크게 이바지하고 있다. 또한 요가가 선 수행에 지대한 도움이 됨을 체험하고 아헹가 선생의 저서를 우리말로 옮기는 작업에도 매진하고 있다.

저서로 「현대인을 위한 요가(동영상 포함)」, 역서로 요가의 고전으로 불리는 「요가 디피카」와 「아헹가 요가」, 「아헹가 행법 요가」, 「요가 호흡 디피카(공역)」, 「요가 수행 디피카」, 「초급 아헹가 요가(공역)」, 「요가 수트라」, 「아헹가 임산부 요가」, 「요가와 스포츠」 등 10여 권이 있다.

발행 정보

GEETA S IYENGAR

GAUTAM PADMANABHAN, CEO WESTLAND LTD.

편집 및 자료 모음 정리	RAJVI H MEHTA
편집	ARADHANA BISHT
디자인	SUPRIYA SARAN
아사나 사진 촬영	NATIONAL CRICKET ACADEMY, BANGALORE
아사나 시연 모델	BIRJOO H MEHTA, JAWAHAR BANGERA, UDAY BHOSALE, ZUBIN ZARTHOSHTIMANESH, BHUPENDRA SHARMA, MANOJ NAIK, SIDDHARTH BANGERA, RATAN SHAH, HS ARUN, RAYA UD, CHANDRA SUBRAMANIUM, N RAJALAXMI, GULNAZ DASHTI, ABHIJATA SRIDHAR, ARTI H MEHTA
삽화	MANASAVI BHATT
사진 제공	크리켓 선수들 : NCA, BANGALORE 하키 : ASA SINGH